心内科疾病诊断与治疗

北京医轩国际医学研究院　组织编写

XINNEIKE

JIBING

ZHENDUAN

YU

ZHILIAO

U0196745

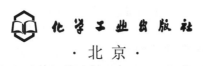

化学工业出版社

·北京·

内 容 简 介

本书主要介绍心内科疾病常见症状、心力衰竭、心律失常、心脏性猝死、心源性休克、冠心病、心脏瓣膜病、先天性心血管疾病、心肌炎、心肌病、高血压等内容，每个病种均介绍了定义、分类、病因、病理过程、临床特点、实验室检查、诊断与鉴别诊断、治疗等内容。本书力求深入浅出，既有理论高度，又注重实践中的指导；旨在帮助临床医师特别是低年资心内科医师提高诊断治疗水平和操作技术水平。本书适用于低年资内科医师，尤其是心内科医师、规培医师、实习生阅读参考。

图书在版编目（CIP）数据

心内科疾病诊断与治疗/北京医轩国际医学研究院
组织编写 . —北京：化学工业出版社，2021.1
ISBN 978-7-122-37915-3

Ⅰ.①心…　Ⅱ.①北…　Ⅲ.①心脏血管疾病-诊疗
Ⅳ.①R54

中国版本图书馆 CIP 数据核字（2020）第 198794 号

责任编辑：戴小玲　刘亚军　　　　　　　文字编辑：何　芳
责任校对：王　静　　　　　　　　　　　装帧设计：史利平

出版发行：化学工业出版社（北京市东城区青年湖南街 13 号　邮政编码 100011）
印　　刷：北京京华铭诚工贸有限公司
装　　订：三河市宇新装订厂
710mm×1000mm　1/16　印张 17¾　字数 355 千字　2021 年 3 月北京第 1 版第 1 次印刷

购书咨询：010-64518888　　　　　　　售后服务：010-64518899
网　　址：http://www.cip.com.cn
凡购买本书，如有缺损质量问题，本社销售中心负责调换。

定　　价：68.00 元

编写人员名单

付爱荣　山东省青岛市黄岛区中心医院

赵　力　山西医科大学第一医院

郭　丽　山东省济宁市兖州区中医医院

李　进　山东大学齐鲁医院（青岛）

张　杨　贵州省人民医院

王　琨　温岭东方医院

前 言

　　近年来我国心血管内科疾病患病率逐渐增加，高血压、冠心病、心律失常等疾病高发。同时，近年来心内科诊疗技术取得很大进展，尤其是在心力衰竭药物治疗，调脂药物对动脉粥样硬化的干预，抗栓治疗理念的更新，结构性心脏病介入治疗新技术的临床应用以及经皮肾动脉去交感神经术对顽固性高血压治疗的突破等方面。为了让临床医生了解心内科常见病的诊断与治疗特编写本书。

　　本书重点讨论心血管内科临床较常见疾病的诊断与治疗。依照临床诊断思维的方法，以主要症状为纲，以疾病为目，辩证地讨论疾病诊治的步骤。对于心血管内科临床疾病按概述、病因、诊断与治疗加以叙述，以诊断、治疗为重点。内容新颖、重点突出，兼顾理论性与临床实用性。本书适合基层医疗单位的心血管内科临床医师阅读。

　　由于水平有限，书中难免有不足之处，恳请同行和读者批评与指导。

编者
2020 年 10 月

目 录

第一章
心内科疾病的常见症状

心血管疾病的常见症状主要有胸痛、心悸、呼吸困难、晕厥、发绀、水肿、咳嗽、咯血、眩晕、意识障碍等。

第一节 胸　痛

一、胸痛的发病机制

各种化学因素或物理因素刺激肋间神经的感觉纤维，刺激支配心脏及胸段主动脉的感觉纤维、膈神经感觉纤维，刺激支气管、气管、食管的迷走神经纤维等而引起胸痛。

二、胸痛的常见病因

常见病因归纳如下：①心脏性胸痛；②浆膜性胸痛；③食管性胸痛；④神经疾病引起的胸痛；⑤胸壁疾病引起的胸痛；⑥精神性胸痛。

1. 心脏性胸痛的疾病及特点

（1）心绞痛　常见病因是冠状动脉硬化性心脏病（简称冠心病）、主动脉瓣狭窄和（或）关闭不全、肥厚型心肌病等。其主要机制是心肌发生缺氧缺血时，心肌无氧代谢产物刺激心肌感觉器，传至第 1～5 胸神经的脊神经节，由此引起疼痛。部位在胸骨后或心前区，可放射到左肩、左前臂内侧、咽部、口腔。为钝痛性质。

（2）急性心肌梗死　是冠状动脉闭塞致心肌持久性缺血而发生的坏死。胸痛较心绞痛剧烈，持续时间长，一般超过 30min，含化硝酸甘油不能缓解，心电图及心肌酶学的演变规律有助于确诊。

（3）心肌病　常为钝痛，持续性痛，比心绞痛程度轻。

（4）二尖瓣脱垂　是二尖瓣瓣叶过长，心室收缩时瓣叶入左心房引起的二尖瓣关闭不全。常为胸部闷痛，与体力无关，伴有心悸、头晕、乏力，有时在胸骨左缘可闻及咯喇音，借助超声心动图可以确诊。

2. 浆膜性胸痛的疾病及特点

（1）心包炎　心包炎所致胸痛是由于炎症累及心包膜壁层下部或胸膜，呈锐痛或闷痛，在心前区部位，可放射至肩顶及颈咽部，可随呼吸、咳嗽、体位改变而加重。

（2）肺栓塞　体循环或右心内血栓脱落进入肺循环，堵塞肺动脉或其分支，引起肺组织缺血、缺氧。大块肺栓塞引起急性肺动脉高压，发生剧烈胸痛，酷似急性心肌梗死的典型胸痛，小块肺栓塞多位于肺边缘，刺激胸膜引起胸膜性胸痛。

（3）肺与胸膜疾病　肺部炎症或肿瘤累及胸膜壁层时才会出现胸膜性胸痛，疼痛较局限，以腋前线、腋中线处最明显，为单侧，呈刀割样锐痛，吸气时加重，可以闻及胸膜摩擦音。

（4）纵隔气肿　常为食管穿孔所致。为胸骨后剧烈锐痛，可向肩部放射，伴有呼吸困难、发绀、颈部及前胸皮下气肿，X线提示纵隔增宽。

（5）主动脉夹层　主动脉中层囊性坏死，动脉内血液经撕裂的内膜进入动脉的中层，从而与外层之间形成血肿，它可以刺激血管外膜引起剧烈胸痛。在胸骨后，呈撕裂样痛，心电图无心肌梗死表现，心肌酶正常，可通过超声心动图、CT、MRI确诊。

3. 食管性胸痛的特点

上消化道疾病，特别是食管疾病，如反流性食管炎、食管痉挛、食管癌以及胃、胆囊、胰腺疾病均可引起胸痛。它的特点是胸痛常伴有消化道症状如食物反流，吞咽时发作，常为烧灼感，多位于上腹部或胸骨后，平卧后、摄入刺激性食物后加重，服用治疗消化系统疾病药物有效。

4. 神经疾病引起的胸痛特点

见于颈椎、胸椎骨质增生和椎间盘突出、胸脊髓外肿瘤压迫神经后根、带状疱疹、肋间神经痛等。呈烧灼样、闪电样胸痛，沿肋间神经走行分布。

5. 胸壁疾病引起的胸痛特点

见于胸大肌和肋间肌劳损、痉挛，常有局部压痛点。肋软骨炎、肋骨骨折等引起的胸痛常局限于某部位，有局部压痛点，随呼吸或身体活动加重，有相应病史。

6. 精神性胸痛的特点

胸痛呈多样性，易变，常在心尖部或左胸部痛，呈锐痛或针刺样痛，持续时间短暂或呈持续性隐痛，常呈点状或线条状分布，常伴有心悸、头晕、喜长出气等神经衰弱症状。但需排除器质性疾病后方可确诊。

三、询问胸痛病史的注意事项

① 胸痛起病缓急，严重的程度，疼痛的部位、性质，有无放射痛。

② 胸痛与呼吸、咳嗽、吞咽，体力活动、情绪有无关系。

③ 有无诱发因素或加重因素。

④ 有无伴随症状，如发热、咳嗽、咯血、咳痰、心悸、恶心、呕吐、强迫

体位。

⑤ 有无缓解因素，如休息、含服硝酸甘油、应用抗酸药、特定体位等。

⑥ 既往有无类似病史，如何进行治疗的。

⑦ 有无循环、呼吸、消化系统疾病病史。

四、胸痛患者的体格检查内容

（1）呼吸 有无呼吸困难、发绀等一般状况。

（2）颈部 注意有无颈静脉怒张、气管移位。

（3）胸部 有无胸壁异常，如局部压痛点、皮疹。

（4）呼吸系统 有无气胸、胸膜摩擦音及肺实变体征。

（5）循环系统 心脏大小、心率、心律，有无杂音与附加音，心包摩擦音等。

（6）脊柱 有无畸形、压痛、叩击痛。

五、胸痛病因的辅助检查

① 心电图、心肌酶谱检查。

② 胸部 X 线检查。

③ 拟诊主动脉夹层者可做超声心动图检查、胸部 CT 检查、磁共振检查。

④ 拟诊肺栓塞者可做放射性核素肺扫描。

⑤ 脊柱病变可做脊柱 X 线检查或磁共振检查。

⑥ 消化道疾病可做食管造影、胃镜、食管压力测定。

六、胸痛部位分类

① 胸壁的炎症性病变，局部可有红、肿、痛、热表现。

② 带状疱疹是成簇的水疱沿一侧肋间神经分布伴神经痛，疱疹不超过体表中线。

③ 非化脓性肋骨软骨炎多侵犯第一、二肋软骨，呈单个或多个隆起，有疼痛，但局部皮肤无红、肿表现。

④ 食管及纵隔病变，胸痛多在胸骨后。

⑤ 心绞痛及心肌梗死的疼痛多在心前区及胸骨后剑突下。

⑥ 自发性气胸、胸膜炎及肺梗死多位于患者的腋前线及腋中线附近。

七、胸痛性质分类

（1）带状疱疹 呈刀割样痛或灼痛。

（2）食管炎 多为烧灼痛。

（3）心绞痛 多呈绞窄性并有窒息感。

（4）心肌梗死 胸痛剧烈、持久，呈压榨性，有濒死感，常伴有放射痛，放射至左肩、左臂内侧、后背部。

（5）干性胸膜炎　常呈尖锐性刺痛或撕裂痛。

（6）肺癌　常有胸部闷痛。

（7）肺梗死　表现突然的剧烈刺痛、绞痛，并伴有呼吸困难与发绀。

八、胸痛诱因鉴别方法

劳累、过强体力活动、精神紧张均可诱发心绞痛发作，应用硝酸甘油等可使心绞痛缓解而心肌梗死时应用则无效。胸膜炎及心包炎时的胸痛可因大力呼吸及咳嗽而加剧。反流性食管炎的胸骨后烧灼痛在服用抗酸药和促动力药物后症状可减轻或消失。

九、根据伴随症状鉴别胸痛的方法

（1）胸痛伴吞咽困难　提示食管疾病，如反流性食管炎。

（2）胸痛伴有咳嗽或咯血　提示为肺部疾病，可能为肺炎、肺结核或肺癌。

（3）胸痛伴呼吸困难　提示肺部较大面积病变，如大叶性肺炎、自发性气胸、渗出性胸膜炎。

第二节　心　悸

一、心悸的定义

心悸是指患者主观感觉上对心跳的一种不适感，自觉心慌，心动过速，多伴有心前区不适感，很多人把心悸和心脏病联系在一起，事实上心悸本身的临床意义并不大，它不能完全与心脏病等同，它可以是神经、精神障碍的表现。

二、心悸的发生机制

目前尚不十分清楚，一般认为与心动过速、每搏量大和心律失常有关。健康人在一般情况下不会感觉到心脏的规律性跳动，只有在重体力劳动、情绪激动时才会感到心悸。心悸的发生也因各人感觉不同而有差异。神经过敏的人对轻度的心律失常或心动过速就会感到心悸，但有些严重心脏病者如慢性心房颤动可因逐渐适应而无明显不适。

三、心悸的常见病因

根据临床表现，心悸见于心脏搏动增强、心律失常和心脏神经官能症三种。

1. 心脏搏动增强所致心悸

心脏收缩力增强引起的心悸，可分为生理性和病理性。

（1）生理性 由于健康人过度体力劳动或情绪激动、紧张，大量饮酒、浓茶或咖啡，应用某些药物如麻黄碱、肾上腺素皮质激素、阿托品、甲状腺素等导致心悸。

（2）病理性

① 心脏疾病：由于心脏本身病变导致心肌肥厚，心肌收缩增强，心排血量增加，从而引起心悸，如高血压病、心肌病；风湿性心脏病主动脉瓣关闭不全、二尖瓣关闭不全；先天性心脏病室间隔缺损、动脉导管未闭等。

② 心排血量增加：临床上常见于 a. 甲状腺功能亢进，因基础代谢率增加，交感神经兴奋性增强，心率加快，心排血量增加；b. 贫血，以急性失血时心悸为明显，因贫血时血液携氧量减少，组织缺氧，机体通过增加心率、提高心排血量来代偿；c. 高热时基础代谢增高，心率加快；d. 嗜铬细胞瘤发作时，血中儿茶酚胺增加，心率加快引起心悸。

2. 心律失常所致心悸的表现

（1）心动过速 见于窦性心动过速、快速心房纤颤、心房扑动、室上性心动过速、室性心动过速。因心率加快，心室舒张期缩短，充盈不足引起心室在收缩期紧张度增高，心搏增强而致心悸。

（2）心动过缓 见于窦性心动过缓、房室传导阻滞、房室交界性心律、病态窦房结综合征等。由于心率慢，心室充盈度增加，舒张期延长，每搏量增加，心搏增强引起心悸。

（3）心律失常 见于房性或室性期前收缩、心房颤动，由于心脏搏动不规则或有一段间歇而感到心悸。

3. 心脏神经官能症所致心悸的表现

由于自主神经功能失调导致心脏血管功能紊乱、心率增加、心搏增快引起心悸，临床多见于神经循环无力症、β受体高敏（β受体反应亢进综合征）、更年期综合征、神经衰弱者。本病多发生于青中年，以女性多见。除心悸外，常伴有头晕、失眠、无力、注意力不集中等神经衰弱症状。

四、询问心悸病史的注意事项

① 询问心悸发生的缓急，病程的长短，是阵发性还是持续性，发作和终止是突然还是徐缓，突然发作与消失的心悸可能是心动过速所致。

② 心悸时患者有无突然冲击感或停顿感，若有，可能是期前收缩所致。

③ 心悸伴有呼吸困难、不能平卧、尿少、水肿等，可能是心功能不全所致。

④ 心悸是否与劳累、情绪波动、失眠有关，有无头晕、头痛、健忘、乏力等神经衰弱症状。

⑤ 有无心脏病、高血压病、甲亢等病史。

⑥ 有无服药史，如麻黄碱、阿托品、肾上腺皮质激素等。

五、心悸患者体格检查的方法

① 心界是否扩大，有无病理性杂音，心率、心律情况。

② 测血压，注意脉压。

③ 注意甲状腺有无肿大，有无震颤与血管杂音。

④ 有无贫血体征。

六、心悸患者实验室检查

① 血常规，了解有无贫血、感染。

② 心电图、动态心电图，必要时做电生理检查，了解心悸是否由心律失常所致。

③ 超声心动图，了解有无心脏病变。

④ 怀疑甲状腺功能亢进所致的应检查 T_3、T_4、TSH 等。

⑤ 怀疑嗜铬细胞瘤所致的应查尿 VMA、血儿茶酚胺。做腹部 B 超了解肾、肾上腺病变。

⑥ 电解质如血清钾、钠、氯、镁。

七、根据心悸时心率、心律了解心悸病因

（1）心悸伴随心率快而规整　常见于阵发性室上速、室性心动过速、心房扑动、窦性心动过速。

（2）心悸伴心率慢而规整　常见于窦性心动过缓、三度房室传导阻滞、病态窦房结综合征、室性自主心律等。

（3）心悸伴心律不整齐　常见于窦性节律伴期前收缩、窦性静止、窦房传导阻滞、交界性逸搏、二度Ⅰ型房室传导阻滞、不规则心房扑动、心房纤颤等。

八、根据心悸伴随症状了解心悸病因

（1）心悸伴昏厥、抽搐　可见于高度房室传导阻滞、心室纤颤或阵发性心动过速、病态窦房结综合征。

（2）心悸伴心前区疼痛　可见于冠状动脉硬化性心脏病（如心绞痛、心肌梗死）、心肌炎、心包炎、心脏神经官能症。

（3）心悸伴呼吸困难、不能平卧　见于心力衰竭。

（4）心悸伴消瘦出汗　常见于甲状腺功能亢进、低血糖、嗜铬细胞瘤。

（5）心悸伴贫血　可见于各种原因引起的急性失血，此时常有虚汗、脉搏微弱、血压下降或休克，慢性贫血则心悸多在劳累后较明显。

第三节 呼 吸 困 难

一、呼吸困难的定义

呼吸困难是指患者感到空气不足，客观上表现为呼吸费力，严重时出现鼻翼扇动、张口呼吸、发绀、辅助呼吸肌也参与活动，并可有呼吸频率、深度、节律的异常。

二、呼吸系统的主要功能

呼吸系统的主要功能是通过正常通气和换气将空气中的氧输送到血液，并将组织代谢所产生的二氧化碳排出体外，以维持细胞的正常代谢和酸碱平衡的稳定。呼吸具有节律性，通过中枢神经和神经反射等进行调节，同时也受体液因素的支配和调节。呼吸反射包括肺牵张反射、颈动脉窦和主动脉化学感受器的呼吸反射，它们对缺氧敏感，二氧化碳升高到一定程度或 pH 值下降均可引起反应。

三、端坐呼吸、哮喘、夜间阵发性呼吸困难的定义

① 因呼吸困难而被迫采取坐位称为端坐呼吸。
② 因呼吸困难而伴有响声者称为哮喘或喘息。
③ 因呼吸困难在夜间睡着后发作，醒后坐起或下床活动后症状减轻又可入睡，称为夜间阵发性呼吸困难。

四、呼吸困难常见病因

① 肺源性呼吸困难。
② 心源性呼吸困难。
③ 中毒性呼吸困难。
④ 神经性呼吸困难。
⑤ 精神性呼吸困难。
⑥ 血源性呼吸困难。

五、常见肺源性呼吸困难的疾病及特点

（1）上呼吸道疾病　常见于喉头水肿、喉及气管异物、咽后壁脓肿、喉癌等。
（2）气管及大支气管病变　常见于肿瘤、甲状腺肿大、主动脉瘤压迫、支气管炎、哮喘。
（3）肺部病变　常见于肺炎、肺不张、肺气肿、弥漫性肺纤维化、ARDS、肺水肿。

（4）胸膜病变　见于气胸、大量胸腔积液、严重胸膜肥厚。

（5）纵隔病变　常见于肿瘤和纵隔气肿。

（6）胸廓病变　见于肋骨骨折、呼吸肌麻痹、膈疝、重症肌无力、硬化症、周围性麻痹。

六、肺源性呼吸困难的类型

（1）吸气性呼吸困难　特点是吸气显著困难。严重时，由于呼吸肌极度用力，胸腔负压增大，吸气时胸骨上窝、锁骨上窝和肋间隙明显凹陷，称"三凹征"。伴有干咳和吸气性哮喘。常见于各种原因引起的喉、气管、大支气管的狭窄与梗阻。

（2）呼气性呼吸困难　特点是呼气显著困难，时间延长，常伴有哮鸣音，这主要是由于肺组织弹性减弱及小支气管痉挛性狭窄所致。常见于肺气肿、支气管哮喘、喘息性支气管炎。

（3）混合性呼吸困难　特点是呼气、吸气均费力，呼吸频率增快。由肺部病变广泛，呼吸面积减少，影响换气功能所致。可见于重症肺炎、肺纤维化、大块肺不张、大量胸腔积液和自发性气胸等。

七、心源性呼吸困难的病因和发生机制

（1）心源性呼吸困难是循环系统疾病引起的。常见有高血压心脏病、风湿性心脏病、扩张型心肌病、冠心病、心肌炎、心包积液等。也见于内分泌代谢疾病引起的心脏病变如甲状腺功能亢进性心脏病、甲状腺功能减退性心脏病、糖尿病性心脏病和尿毒症性心脏病。这些疾病引起左、右心功能不全时会产生呼吸困难。左心功能不全的呼吸困难的症状重于右心功能不全。

（2）左心功能不全时呼吸困难的主要原因是肺淤血和肺泡弹性降低。发病机制如下。

① 肺淤血，使气体弥散功能降低。

② 肺泡张力增高，刺激牵张感受器，通过迷走神经反射兴奋呼吸中枢。

③ 肺泡弹性减退，其扩张与收缩能力降低，肺活量减少。

④ 肺循环压力升高，对呼吸中枢的反射性刺激加重。

（3）右心功能不全时呼吸困难的主要原因为体循环淤血，其发生机制如下。

① 右心房与上腔静脉压升高，刺激压力感受器反射性地兴奋呼吸中枢。

② 血氧含量减少，以及乳酸、丙酮酸等酸性代谢产物增多，刺激呼吸中枢。

③ 淤血性肝大，腹水和胸腔积液，使呼吸运动受限。

八、左心功能不全出现端坐呼吸和阵发性夜间呼吸困难的发生机制

① 夜间睡眠时迷走神经张力增高，使冠脉收缩，从而引起心肌供血不足。

② 平卧位时，膈肌上升，致使肺活量减少。

③ 平卧位时，下半身静脉回心血量增多，致肺淤血加重，轻者夜间憋醒，重者呈端坐呼吸，伴有口唇青紫、出汗、有哮鸣音，咳浆液性粉红色泡沫痰，双肺底有湿啰音，心率加快，此种呼吸困难，又称心源性哮喘。

九、与中毒性呼吸困难有关的疾病

（1）代谢性酸中毒（尿毒症、糖尿病酮症酸中毒） 酸性代谢产物刺激呼吸中枢，出现深而大的 Kussmaul 呼吸，见于代谢性酸中毒。

（2）急性感染，急性传染病 由于发热及毒性产物的影响，刺激呼吸中枢，使呼吸加快。

（3）巴比妥类安眠药中毒、吗啡中毒 这些均可使呼吸中枢受抑制，呼吸浅而慢，也可呈潮式呼吸。

十、神经性呼吸困难、精神性呼吸困难、血源性呼吸困难的常见疾病

（1）神经性呼吸困难 常见于脑水肿、脑疝、脑血管病、脑炎等。因颅内压增高，呼吸中枢因血流减少或直接受压力的刺激，使呼吸变得慢而深，并常伴有呼吸节律的异常。如双吸气、呼吸抑制等。

（2）精神性呼吸困难 自觉呼吸困难，但无客观表现，患者偶尔深吸气之后叹气样呼气，常伴有神经官能症的其他症状。

（3）血液源性呼吸困难 常见于重度贫血、高铁血红蛋白血症、红细胞增多症或一氧化碳中毒，因红细胞携氧量减少，血氧含量降低，致呼吸变快。

十一、呼吸困难病史询问

① 询问起病急缓，既往有无类似发作史，与季节、体力活动的关系如何。
② 了解有无咽痛、咳嗽、咳痰、咯血、发热、胸痛。
③ 有无心悸。
④ 有无腹痛，排便、排尿情况如何。
⑤ 既往有无心脏病、支气管哮喘、慢性肾炎、糖尿病病史。

十二、呼吸困难体格检查注意事项

（1）注意是哪种类型呼吸困难 吸气性、呼气性、混合性、中枢性。
（2）注意患者体位 端坐位、平卧位。
（3）颈静脉有无怒张。
（4）胸廓外形。
（5）呼吸的频率、节律、深度，有无三凹征现象。
（6）呼出的气体有无特殊的气味。
（7）有无发绀、杵状指、下肢水肿。

（8）有无心力衰竭体征与心脏病体征。

（9）有无肺部与胸腔病变体征。

（10）有无脱水征。

十三、呼吸困难辅助检查

① 胸部 X 线检查，了解有无心脏、肺、胸腔病变。

② 怀疑有心脏病者，可做心电图、超声心动图、心导管检查等。

③ 血气分析。

④ 肺功能、支气管镜检查。

⑤ 尿常规检查，看有无肾病、糖尿病。

⑥ 必要时做肾功能检查，监测血糖、二氧化碳结合力。

十四、呼吸困难的鉴别方法

（1）吸气性呼吸困难　病变为上呼吸道由各种原因引起的梗阻。在吸气时显著困难，可发生喉鸣，由于胸腔在吸气时负压增加，故可有三凹现象。见于喉水肿、白喉、气管异物。

（2）呼气性呼吸困难　病变在小支气管。由于水肿、狭窄或肺组织弹性减低，表现为呼气性困难，呼气相对延长，见于肺气肿及支气管哮喘。

（3）混合性呼吸困难　吸气、呼气均感困难，见于大叶性肺炎或胸膜炎、肋骨骨折、胸痛而不敢呼吸时。

（4）中枢性呼吸困难　因中枢病变影响中枢，临床表现为呼吸节律改变或呼吸暂停。常见的中枢性呼吸衰竭有以下几种。

① Biot 呼吸：表现为均匀较深的过度呼吸后暂停，后再重复。见于大脑半球及间脑病变。

② Cheyne-Strokes 呼吸：表现为开始呼吸微弱后逐渐增强而达高峰，后又逐渐减弱而暂停。反复发生，见于大脑半球、间脑、中脑、脑桥病变。

③ 中枢型呼吸：表现为快而深大呼吸，节律规则而持续。见于间脑、中脑下部及脑桥上部病变。

④ 双吸气样呼吸：表现为吸气时间长，呈双吸气，见于脑桥病变。

⑤ 延髓性呼吸：表现为呼吸次数减少，呼吸深浅不匀，节律不整。为延髓损害所致。是呼吸中枢衰竭的晚期表现。

（5）精神性呼吸困难　常见于癔症，为浅而快的呼吸，因而过度排出 CO_2 致呼吸性碱中毒，血浆 Ca^{2+} 低，肌肉抽搐。

十五、阻塞性呼吸困难与限制性呼吸困难的鉴别

阻塞性呼吸困难是指由于气道的梗阻引起的通气障碍，常见的疾病有喉部疾

病、支气管炎、支气管哮喘等。限制性呼吸困难是指由于肺扩张受限，引起通气功能障碍，常见的疾病有肺间质疾病、肺水肿、气胸、胸腔积液、胸壁外伤等，主要鉴别见表 1-1。

表 1-1　阻塞性呼吸困难与限制性呼吸困难的鉴别

鉴别要点	阻塞性	限制性
呼吸方式	呼气延长,可稍快	浅而快
肺容量	增加	减少
通气功能	减少	正常,或稍减少
弥散功能	正常或降低	明显降低
鉴别要点	阻塞性	限制性
顺应性	不降低	降低
气道阻力	增加	正常
$PaCO_2$	升高	降低
PaO_2	下降	下降
病因	气道梗阻	肺扩张受限

十六、支气管哮喘与心源性哮喘的鉴别

主要鉴别要点见表 1-2。

表 1-2　支气管哮喘与心源性哮喘的主要鉴别要点

鉴别要点	支气管哮喘	心源性哮喘
病史	过敏史	心脏病病史
发病年龄	幼年开始	中老年发病
与季节关系	有	无
发作时间	任何时间	多在夜间
症状	咳嗽,咳白黏痰	泡沫痰,有时为粉红色泡沫痰
体征	无水肿,哮鸣音广泛分布,肺气肿征,心脏正常	可有水肿,湿啰音主要在肺底,无肺气肿征,心脏扩大,奔马律,心脏杂音
胸部 X 线	肺气肿,肺纹理少	心脏扩大,肺纹理呈蝴蝶状分布

十七、根据伴随症状鉴别呼吸困难病因

（1）呼吸困难伴有哮鸣音　见于支气管哮喘、心源性哮喘，伴有局限性哮鸣音者，见于肿瘤压迫气管。

（2）呼吸困难伴一侧胸痛　见于大叶性肺炎、急性渗出性胸膜炎、肺梗死、自

发性气胸、急性心肌梗死，并左心衰竭。

（3）呼吸困难伴发热　见于肺炎、肺脓肿、肺结核、胸膜炎、急性心包炎、咽后壁脓肿等。

（4）呼吸困难伴咳嗽、咳脓痰　见于慢性支气管炎、阻塞性肺气肿并发感染、肺脓肿等，伴大量泡沫样痰，见于急性左心衰竭和有机磷中毒。

（5）呼吸困难伴神志障碍　见于中枢神经系统病变、代谢性酸中毒、肺性脑病。

第四节　晕　　厥

一、晕厥的定义

晕厥是由于一时性广泛的脑组织缺血、缺氧，导致大脑皮质一过性功能障碍，引起突然的、可逆的、短暂的意识丧失的一种临床症状。在发生意识丧失前常伴有面色苍白、恶心、呕吐、头晕、出汗等自主神经功能紊乱现象。

二、晕厥的发生机制

脑组织是高代谢的组织，在休息状态下，脑血流量占心排血量的16％左右，占人体总耗氧量的20％左右，而脑组织储存氧很少，约10mL，所以脑细胞对缺氧的耐受力差，脑血流中断10s则储存的氧消耗殆尽，脑细胞电活动消失，脑血流中断5min脑组织中储存的能量即耗尽。临床上脑血液供应中断后几秒即可出现意识丧失，引起晕厥。

三、晕厥脑血流量骤减的主要原因

① 心排血量突然减少或心脏停搏。

② 血压急骤下降，导致脑灌注压下降。

③ 脑血管广泛性闭塞。

四、引起晕厥的原因

引起晕厥的原因很多，但总不外乎缺血和（或）缺氧所致。常见的原因有：①反射性晕厥；②心源性晕厥；③脑源性晕厥；④代谢性晕厥；⑤精神性晕厥。

1. 反射性晕厥的发生机制和常见类型

反射性晕厥在临床上最常见，约占各型晕厥总数的90％，大多数是通过血管迷走神经反射，导致心脏抑制和全身血管扩张，引起回心血量降低，心排血量降低，而致脑缺血、缺氧而发生晕厥，它们多系压力感受器反射弧传入通路上的功能障碍所致。临床上见于单纯性晕厥如血管减压性低血压晕厥、颈动脉窦过敏性晕厥、咳嗽性晕厥、排尿性晕厥、吞咽性晕厥。

2. 血管减压性晕厥的特点

血管减压性晕厥又称血管迷走神经性晕厥、单纯性晕厥。多见于青春期体质较弱的女性，有家族晕厥史和发作诱因。诱因多为情绪紧张、恐惧、疼痛、疲劳、站立过久、饥饿等。临床上常有短暂的前驱症状，继而出现意识丧失、血压下降、心率减慢，但迅速恢复知觉，常无严重后果。

3. 直立性低血压晕厥的特点

直立性低血压晕厥又称体位性低血压晕厥。常发生在由卧位或蹲位突然起立时或持续站立时，其特点是血压急骤下降，随之意识丧失，一般无前驱症状，其发生机制可分为以下几种类型。

（1）长时间站立，尤其在张力降低情况如慢性消耗性疾病，长期卧位者站立时，这类患者存在调节血压的压力感受器反射弧的生理障碍，使血液蓄积在下肢，回心血量减少，心排血量降低，而致一时性脑供血不足。

（2）低血容量致直立性低血压，见于使用大量利尿药、消化道出血、肾上腺皮质功能低下者。

（3）药物作用或交感神经切除术后，服用胍乙啶、哌唑嗪及 β 受体阻滞药者。

（4）特发性直立性低血压，多发生中年以上患者，可能是自主神经功能障碍所致。

4. 颈动脉窦晕厥的特点

颈动脉窦晕厥系颈动脉窦反射过敏所致。晕厥多发生在颈部突然转动或衣领过紧时，或发生于颈动脉窦附近有淋巴结大或肿物、颈部外伤、甲状腺手术时，发作时常有心动过缓、血压下降等先兆。

5. 排尿性晕厥的特点

多发生在睡醒后起来排尿时或排尿后。发作前无前驱症状，或仅有短暂头晕、眼花、下肢乏力。晕倒后 1～2min 可自行苏醒。其发生机制为膀胱收缩引起迷走神经反射致心脏抑制，使心排血量下降；卧位转为立位及排尿时腹压骤减，反射性引起周围血管扩张导致一过性脑供血不足。

6. 咳嗽性晕厥的特点

咳嗽性晕厥发生在剧烈咳嗽时，多见于慢性阻塞性肺部疾病、肺气肿患者，其机制可能是咳嗽时胸膜腔内压上升，阻碍静脉回流至心脏，使心排血量降低，或咳嗽时反射性引起颅内压增高，影响脑血液循环致脑缺血。

7. 吞咽性晕厥的特点

吞咽性晕厥多发生于吞咽时，出现疼痛或吞咽困难，食管壁扩张激惹迷走神经引起心动过缓、传导阻滞等心律失常而引起晕厥，多见于食管肿瘤、食管憩室痉挛、咽喉或纵隔疾病者，发作与体位无关，无前驱症状。

8. 心源性晕厥的常见原因

由于心脏停搏、严重心律失常、心肌缺血、心脏排血受阻等因素导致脑缺血而引起的晕厥，称为心源性晕厥。此类晕厥多无明显前驱症状，晕厥的发生与体位无关，引起心源性晕厥的常见原因如下。

（1）心律失常　常见有完全性房室传导阻滞、病态窦房结综合征、阵发性室上性或室性心动过速、心室扑动、心室颤动等。

（2）心脏搏出障碍　常见有急性心脏压塞、急性心肌梗死与心绞痛、左心房黏液瘤、主动脉或颈动脉严重狭窄等。

9. 脑源性晕厥的发生机制和特点

脑源性晕厥系指脑部血循环障碍或脑神经组织病变所致的晕厥，临床上常见于高血压脑病、椎-基底动脉供血不足、颈椎病、颅脑损伤后等。此类晕厥发作时伴有眩晕、无力、呕吐、视觉障碍等症状，或有神经系统器质性病变存在。

10. 代谢性晕厥和精神性晕厥的常见原因

由于血液成分异常导致脑缺氧产生的晕厥称为代谢性晕厥，临床见于低血糖、一氧化碳中毒、呼吸衰竭、二氧化碳潴留等。

由于精神因素所致晕厥称为精神性晕厥，临床上常见于癔症。

五、询问晕厥病史的注意事项

（1）发作的频度，持续时间的长短　一般来说，持续时间短，在数秒内者多见于心律失常、反射性晕厥；持续时间超过数分钟者多见于低血糖、癔症。

（2）发作的诱发因素　任何体位，尤其卧位时发作者多见于心源性晕厥、低血糖、癔症；由卧位转立位时发作晕厥多见于直立性低血压性晕厥；立位或坐位时发作见于反射性晕厥如颈动脉窦过敏、咳嗽性、排尿性、血管迷走性晕厥；体力活动时发作见于左心房黏液瘤、主动脉瓣狭窄、肥厚型心肌病；饥饿、空腹时发作见于低血糖；情绪波动发作见于单纯性晕厥、癔症。

（3）发作时的伴随症状　发作前有前驱症状如恶心、呕吐、头晕、耳鸣、眼前发黑、出冷汗、面色苍白等，多见于低血糖、血管迷走性晕厥；发作时伴心悸，见于心律失常等心源性晕厥；发作伴抽搐，见于心室颤动；心脏停搏见于阿-斯综合征。

（4）有无并发疾病　如高血压、糖尿病、心脏病、癔症、癫痫等。

（5）晕厥发作后的症状　晕厥发作后意识模糊、无力、头痛见于血管迷走性晕厥。

六、对晕厥患者体格检查的注意事项

① 神志状态。

② 血压、心率、心律有无改变。

③ 心脏大小，有无杂音或附加音。

④ 神经系统有无异常体征，注意瞳孔大小与对光反应，有无病理反射。

七、晕厥的辅助检查

① 怀疑心源性晕厥者，应做心电图、动态心电图、超声心动图检查，必要时可做电生理检查。

② 怀疑神经系统病变所致晕厥者，应做脑电图、脑血流图、头颅 CT、头颅磁共振、脑血管造影、脑脊液检查等。

③ 原因不明的晕厥，在排除心、脑器质性病变者，可做直立倾斜试验来确诊是否为血管迷走性晕厥。

八、直立倾斜试验的定义

受试者空腹，仰卧于电动倾斜台上，连接心电图和自动血压测定装置，仰卧 15～30min，记录心率、血压。然后将患者固定在具有一定倾斜度的平板上，头后仰，倾斜 60°～80°，持续 30～60min，每隔 5min 记录 1 次心率、血压、心律、症状。当患者由平卧位变倾斜位后一段时间内发生晕厥或晕厥先兆症状如头晕、恶心、呕吐、出汗、听力或视力下降的同时伴有以下之一者，判断为倾斜试验阳性。①舒张压＜50mmHg（6.67kPa）和（或）收缩压＜80mmHg（10.7kPa），或平均压下降 25％以上；②出现窦性心动过缓或窦性停搏超过 3s；或出现一过性二至三度房室传导阻滞；或出现交界区心律，包括逸搏心律与加速性自主心律。

直立倾斜试验鉴别血管迷走性晕厥的机制：血管迷走性晕厥的病理生理机制十分复杂且目前尚不十分清楚，可能与中枢容量减少和心脏自主神经代偿性反射受抑制两种因素有关。直立倾斜试验通过观察心率、血压的变化和患者的症状来检测某些晕厥患者心血管神经调节功能是否正常，以此来判断是否存在血管迷走性晕厥。已知人体在直立位时有 300～800mL 血液从胸腔移至双下肢，致使回心血量减少，导致心室充盈压降低，动脉压下降，这时通过颈动脉窦和主动脉弓压力感受器传入血管运动中枢的抑制冲动减弱，交感神经张力增加，心率加快，使血压得以维持在正常水平。而有血管迷走神经性晕厥者，可能存在这种自主神经代偿性反射受抑制而不能维持正常血压，结果血压下降，发生晕厥。

九、需与晕厥鉴别的疾病

主要有昏迷、癫痫发作、发作性睡眠和癔症。

1. 晕厥与昏迷的鉴别要点

晕厥与昏迷两者皆有意识丧失，但晕厥发病急骤，神志障碍持续时间短暂，发生晕厥前多有自主神经功能紊乱。昏迷发生相对缓慢；神志障碍持续时间长，有引起昏迷的基础疾病，多有病理反射。

2. 发作性睡眠、癔症的鉴别要点

（1）发作性睡眠　在任何情况下反复发生不可抑制的睡眠，可被唤醒，并无意识丧失。

（2）癔症　多见于年轻或中年女性，意识障碍不是真正的意识丧失，跌倒时常无外伤，发作常可用暗示而终止或加重，发作时无苍白或出汗，血压、心率无变化。

3. 根据伴随症状鉴别晕厥的要点

（1）伴出冷汗　见于内出血、低血糖、血管性晕厥。

（2）伴抽搐　见于心源性、中枢神经性晕厥。

（3）伴头痛、呕吐、病理性反射　见于中枢性神经性晕厥。

（4）伴呼吸浅表、快　见于癔症。

（5）伴低血压　见于大量失水、失血、低血糖、心源性晕厥。

（6）伴心律失常　见于心源性晕厥。

（7）伴高血压　见于高血压脑病。

4. 晕厥与癫痫发作的鉴别要点

（1）癫痫大发作　晕厥伴抽搐见于阿-斯综合征，癫痫大发作亦伴有抽搐，两者均有意识障碍，其鉴别要点见表 1-3。

表 1-3　晕厥与癫痫大发作的鉴别要点

鉴别要点	晕　厥	癫痫大发作
先兆症状	常有	常无
发作时体位	坐位或站位	不确定
自我保护	常有	无
抽搐情况	局部,短暂	全身,持续
持续时间	几秒	几分钟
面色	苍白、出汗	红润,流涎
咬舌	无	常有
大小便失禁	无	常有
心脏病体征	可有	无
脑电图	正常	异常
发作后	出汗、乏力、恶心	头痛、嗜睡、神志障碍

（2）癫痫小发作　两者皆有意识丧失，持续时间短暂，但癫痫小发作在发作前无先兆症状，不会跌倒，面色、血压、心率均无改变。晕厥的发作与终止均较癫痫

小发作为慢，晕厥发作后全身无力，不愿活动，而癫痫小发作后仍能继续工作或活动。

第五节 发 绀

一、发绀的定义

发绀亦称紫绀，是指血液中还原血红蛋白增多，使皮肤黏膜呈青紫色的现象。广义的发绀包含少数由于异常血红蛋白衍生物（高铁血红蛋白、硫化血红蛋白）所致皮肤黏膜青紫现象。发绀发生在皮肤较薄、色素较少和毛细血管丰富的部位，如口唇、鼻尖、颊部与甲床等处，较为明显，易于观察。

二、发绀的分类

发绀可以分为：①血液中还原血红蛋白增多所致发绀；②血液中存在异常血红蛋白衍生物所致发绀。

三、发绀的病因和发生机制

（1）中心性发绀　该发绀是由于心、肺疾病导致血氧饱和度降低引起。发绀的特点是全身性的，除四肢及颜面之外，也累及黏膜及躯干的皮肤，故又称为弥漫性发绀。中心性发绀又可分为以下两种。

① 肺性发绀：其发病机制是由于呼吸功能衰竭，通气或换气功能障碍，肺氧合作用不足，致体循环毛细血管中还原血红蛋白量增多而出现发绀。常见于各种严重的呼吸系统疾病，如呼吸道阻塞、肺部疾病、胸膜疾病等。

② 心性混血性发绀：其发生机制是由于心及大血管间存在异常通道，部分静脉血未通过肺进行氧合作用，即经异常通道分流混入体循环动脉血中，如分流量超过心排血量的 1/3 时，即可引起发绀。常见于先天性心脏病，如法洛四联症等。

（2）周围性发绀　此类发绀是由于周围循环血流障碍所致，发绀的特点是常出现于肢体的下垂与末梢部分，如肢端、耳垂与鼻尖，这些部位的皮肤发凉，若按摩或加温耳垂或肢端，使之温暖，发绀可消失。此点有助于与中心性发绀相鉴别。周围性发绀又可分为以下两种。

① 淤血性周围性发绀：其发生机制是因体循环淤血，周围血流缓慢，氧在组织中被过多摄取所致，临床常见于右心衰竭、缩窄性心包炎等。

② 缺血性周围性发绀：其发生机制是由于周围血管收缩，心排血量减少，循环血容量不足，周围组织血流灌注不足，缺氧，致皮肤黏膜呈青紫色，临床常见于严重休克。

（3）混合性发绀　以上两种发绀并存，可见于心功能不全，因血液在肺内氧合不足以及周围血流缓慢，组织耗氧过多所致。

四、异常血红蛋白衍生物所致发绀的病因和发生机制

（1）药物或化学药品中毒所致高铁血红蛋白血症　由于血红蛋白分子的二价铁被三价铁所取代，致失去与氧结合的能力，当血中高铁血红蛋白量达 30g/L 时，即可出现发绀，常见于由亚硝酸盐、伯氨喹、非那西丁、磺胺类药物中毒引起的发绀。发绀特点是急骤出现，暂时性，病情严重，若注射亚甲蓝溶液、硫代硫酸钠或大量的维生素均可使发绀缓解。

（2）先天性高铁血红蛋白症　患者自幼即有青紫，而无心肺疾病及引起异常血红蛋白的其他原因。

（3）硫化血红蛋白血症　硫化血红蛋白不存在于正常红细胞中，凡能产生高铁血红蛋白血症的药物或化学药品也能产生硫化血红蛋白，但这些患者同时伴有便秘，故有服用硫化物（主要为含硫的氨基酸）在肠内形成大量硫化氢的情况存在。当血中硫化血红蛋白含量超过 5g/L 时，即可出现发绀，其特点是持续时间很长，可达 10 个月或更长，血液呈蓝褐色。

五、发绀的诊断要点

（1）病史　①发绀从何时开始，持续时间。②何处发绀显著。③有无呼吸困难、咳嗽、咯血、水肿。④有无应用或接触某些化学药物历史。⑤有无心肺疾病及长期吸烟史。

（2）体格检查　①注意发绀分布部位、严重程度、局部温度。②有无杵状指（趾）。③有无心肺疾病体征。④有无循环衰竭的体征。

（3）根据病情可选择的检查　①血常规、尿常规。②胸部正位、侧位 X 线片。③肺功能检查、血气分析。④超声心动图、右心导管或选择性心血管造影。⑤血高铁血红蛋白、硫化血红蛋白检查。

六、发绀的伴随症状

（1）发绀伴杵状指　说明病程已久。见于先天性心脏病、慢性阻塞性肺疾病、支气管扩张症、风湿性心脏病、二尖瓣狭窄并发细菌性心内膜炎。

（2）急性发绀并有循环衰竭症状　见于休克、急性中毒、急性心力衰竭。

（3）发绀仅出现在身体的下部分，见于下腔静脉梗阻；出现在身体的上部分，见于上腔静脉梗阻。

（4）发绀表现在指（趾）端　见于雷诺现象、休克、血栓闭塞性脉管炎。

（5）发绀伴有呼吸困难　见于 ARDS、心力衰竭、急性呼吸道梗阻、急性肺梗死、自发性气胸。

第六节 水　　肿

一、水肿的定义

水肿是指组织细胞间隙中液体含量较正常增加。水肿可分为全身性与局部性。当液体在体内组织间隙呈弥漫性分布时呈全身性水肿，当液体积聚在局部组织间隙时呈局部性水肿，发生于体腔内称积液，如胸腔积液、腹腔积液、心包积液。一般而言，水肿这一术语不包括内脏器官局部的水肿，如肺水肿、脑水肿等。

二、水肿的分度

临床上根据水肿的程度可分为轻、中、重三度。轻度：仅见于眼睑、眶下软组织、胫骨前皮下组织、踝部皮下组织，指压后可见组织轻度下陷，平复较快。中度：全身疏松组织均有可见性水肿，指压后可出现明显的或较深的组织下陷，平复缓慢。重度：全身组织严重水肿时，低部皮肤张紧发亮，甚至有液体渗出。此外，胸腔、腹腔、鞘膜腔内可见积液，外阴部可见严重水肿。

三、水肿发生机制

水肿发生的机制为：①毛细血管内压力增加；②血浆胶体渗透压降低；③毛细血管通透性增加；④淋巴回流障碍。

四、引起全身性水肿的原因

（1）心源性水肿　见于各种心脏病。当心排血量不足时，心脏和大血管充血，血管通透性增加，致血容量降低而导致水钠潴留及水肿。水肿的特点是首先出现在身体下垂部分，即从下肢踝部开始，渐往上发展，可引起全身性水肿和浆膜腔积液。

（2）肾源性水肿　可见于各种肾炎和肾病。大量蛋白尿所致低蛋白血症和肾性水钠潴留是肾源性水肿的主要机制。水肿特点是疾病早期晨间起床时有眼睑与颜面水肿，以后发展为全身水肿，常见尿异常改变、高血压、肾功能损害的表现。

（3）肝源性水肿　由于营养不良与肝功能不全致低蛋白血症，以及肝硬化门脉高压，形成腹水造成血容量降低，而导致水钠潴留为水肿的原因。肝源性水肿的特点是发生缓慢，先出现腹水，而后踝部水肿渐向上发展，面部及上肢常无水肿，重者可有胸腔积液。

（4）营养不良性水肿　由于慢性消耗性疾病长期营养缺乏、蛋白丢失性胃肠病、重度烧伤等所致低蛋白血症或 B 族维生素缺乏，可产生水肿，其特点是水肿出现前有消瘦和体重减轻的表现，水肿从下肢开始向上发展。

（5）其他原因的全身性水肿

① 黏液性水肿：皮肤受压后不产生明显的凹陷性，称为非凹陷性水肿，是由于组织内含有黏蛋白较高所致，常在颜面及下肢出现水肿，皮肤干燥并有毛发脱落等表现。

② 经前期紧张综合征：来月经前 7～14d 出现眼睑、踝部、手部轻度肿胀，月经后症状消失。

③ 药物性水肿：可见于肾上腺皮质激素、雄激素、雌激素等治疗过程中，认为与水钠潴留有关。

④ 特发性水肿：几乎只发生在妇女，主要表现在身体下垂部分，原因不明，一般认为是内分泌功能失调与直立体位的反应异常所致。

五、引起局限性水肿的病因

局限性水肿常由于局部静脉、淋巴回流受阻或毛细血管通透性增加所致，如栓塞性静脉炎、丝虫病的象皮腿、局部炎症、创伤、过敏等。上腔静脉由于纵隔肿瘤、肿大淋巴结或动脉瘤等压迫，使血液回流受阻，则有头部及双下肢水肿，常伴有胸壁静脉曲张，称为上腔静脉阻塞综合征。当下腔静脉由于腹内肿块压迫或血栓阻塞时，则发生下肢水肿，常伴有腹壁静脉曲张和腹水。

血管神经性水肿是变态反应性疾病而致局限性水肿，特点是突发性、无疼痛的局限性显著水肿，常见于面部、唇部、喉头水肿等。

六、水肿的诊断要点

（1）病史
① 病程的长短，发病的缓急，水肿是持续性还是间断性。
② 局部还是全身性水肿，从哪个部位开始。
③ 是否伴有心悸、气短、不能平卧。
④ 是否伴有尿少、血尿、腰痛。
⑤ 有无肾炎、肝硬化、心脏病、营养不良史。

（2）体格检查
① 营养状态、神志状态、体位。
② 皮肤有无黄疸、苍白、蜘蛛痣、肝掌。
③ 哪个部位水肿最显著，有无胸腹腔积液，水肿是否为可凹性。
④ 呼吸情况，有无心肺病理体征。有无颈静脉怒张。
⑤ 肝、脾是否肿大，有无腹壁静脉曲张。
⑥ 肾脏是否触及，肾区有无压痛、叩击痛。
⑦ 有无维生素缺乏体征。

（3）辅助检查

① 血、尿、粪常规化验。

② 电解质（K^+、Na^+、Cl^-）、肾功能、血浆蛋白、肝功能等。

③ 怀疑有心脏病时，选做心电图、胸部 X 线片、超声心动图等。

④ 怀疑肝病时，选做肝功能、腹部 B 超、腹腔镜等。

⑤ 怀疑有肾病时，查肾功能、肾脏 B 超、静脉或逆行肾盂造影、肾脏穿刺等。

七、根据伴随症状鉴别发生水肿的原因

① 水肿伴肝大者为心源性、肝源性，同时有颈静脉怒张者则为心源性。

② 水肿伴重度蛋白尿，常为肾源性；伴轻度蛋白尿也可见于心源性。

③ 水肿伴呼吸困难与发绀者常提示由于心脏病、上腔静脉阻塞综合征等所致。

④ 水肿伴有维生素缺乏的临床表现，常见于营养不良性水肿。

⑤ 水肿与月经周期有明显关系者可见于特发性水肿。

八、肾源性水肿与心源性水肿的鉴别要点

肾源性水肿与心源性水肿的鉴别要点见表1-4。

表 1-4　肾源性水肿与心源性水肿的鉴别要点

鉴别要点	肾源性水肿	心源性水肿
开始部位	从眼睑、颜面开始而延及全身	从足部开始,向上延及全身
发展快慢	发展常迅速	发展较缓慢
水肿性质	软而移动性大	比较坚实,移动性较小
伴随症状	伴有其他肾脏病征,如高血压、蛋白尿、血尿、管型尿	伴有心力衰竭病征,如心脏增大、心脏杂音、肝大、静脉压升高等

第七节　咳　嗽

一、咳嗽的定义

咳嗽是机体的一种保护性反射动作，通过咳嗽反射能有效地清除呼吸道内的分泌物或进入气道内的异物。如长期频繁咳嗽影响工作与休息，则属病理现象。

二、咳嗽的发生机制

咳嗽是由于延髓咳嗽中枢受刺激引起，刺激可来自呼吸系统以外的器官，但大部分来自呼吸道黏膜，经迷走神经、舌咽神经和三叉神经的感觉纤维传入。激动经喉下神经、膈神经与脊神经，分别传到咽肌、声门、膈与其他呼吸肌，引起咳嗽动

作，咳嗽动作首先是快速短促吸气，膈下降，声门关闭，随后呼气膈肌与腹肌快速收缩，使肺内压迅速升高，然后声门突然开放，肺内高压气流喷射而出，冲击声门裂隙而发生咳嗽动作与特别音响。

三、引起咳嗽的疾病

（1）呼吸道疾病　从咽至小气管受到刺激时均可引起咳嗽，尤其喉部与气管分叉处对刺激最为敏感。见于喉、咽、气管、支气管、肺的炎症、肿瘤、出血、吸入刺激性气体或异物时。

（2）胸膜疾病　见于胸膜炎、肺内病变累及胸膜。

（3）心血管疾病　各种心脏病导致心功能不全引起肺淤血、肺水肿或因右心及体循环静脉栓子脱落引起肺栓塞时，肺泡及支气管内漏出物或渗出物，刺激肺泡壁及小支气管引起咳嗽。

（4）中枢神经性因素　大脑皮质发出咳嗽冲动传至延髓咳嗽中枢，引起咳嗽动作。

四、咳嗽的诊断要点

1. 病史
① 起病缓急，持续时间长短。
② 咳嗽呈阵发性、持续性。
③ 是干咳还是有痰，痰量、颜色、是否黏稠。
④ 咳嗽与季节、气候变化有无关系。
⑤ 咳嗽与体位、体力活动有无关系。
⑥ 是否伴有哮喘，发作诱因是什么。
⑦ 是否伴有发热、胸痛、咯血、虚汗。
⑧ 有无高血压、心脏病等病因。
⑨ 有无服用血管紧张素转化酶抑制药如卡托普利（开博通），有无接触过易挥发的化学药品。
⑩ 有无职业病史、吸烟史、过敏史。

2. 体格检查
① 患者体位、胸廓形态。
② 有无青紫、呼吸困难。
③ 有无心脏病体征与左心衰竭体征。
④ 有无呼吸道病变体征、肺内啰音及其分布部位。

3. 辅助检查
① 血常规、血沉。

② 胸部 X 线片或肺 CT 片。

③ 痰细菌培养，找瘤细胞或结核菌。

五、根据咳嗽特点判断引起咳嗽的病因

① 非持续性、无力型干咳，常见于肺结核。

② 连续性咳嗽，病程短见于急性气管炎、支气管炎，病程长见于慢性支气管炎、支气管扩张症。

③ 阵发性咳嗽，见于急性喉炎、气管异物、支气管肺癌、百日咳、支原体肺炎。

④ 咳嗽伴有声音嘶哑，见于声带炎、喉炎、喉癌、声带麻痹。

⑤ 咳嗽伴有散在哮鸣音，见于支气管哮喘、喘息性支气管炎；局限性哮鸣音见于肺癌。

⑥ 咳嗽伴有某肺野固定性湿啰音，见于支气管扩张症、肺脓肿；伴有散在大、中水泡音，见于肺水肿；双肺底湿啰音见于肺淤血。

⑦ 咳嗽伴有胸膜摩擦音，见于胸膜炎、肺炎。

⑧ 咳嗽伴胸痛见于肺栓塞、肺炎、胸膜炎。

六、根据痰的性状、痰量、颜色做诊断

① 咳痰与体位有关，见于支气管扩张症、肺脓肿。

② 痰黏稠不易咳出，见于上呼吸道感染、支气管哮喘、克雷伯杆菌肺炎、金黄色葡萄球菌肺炎。

③ 大量脓痰，见于支气管扩张症、肺脓肿、脓胸伴支气管胸膜瘘。

④ 血性痰，见于肺结核、肺癌。

⑤ 咳痰呈红砖色、胶冻状，见于克雷伯杆菌肺炎；痰呈铁锈色，见于大叶性肺炎；痰呈果酱样，见于肺吸虫病；痰呈脓性，见于细菌感染；痰呈粉红色泡沫样，见于肺水肿。

第八节 咯 血

一、咯血的定义

咯血是指喉及喉以下呼吸道任何部位的出血，经口腔排出体外，咯血大多数是由于呼吸系统疾病和心血管系统疾病引起。咯血量的多少视不同的病因和疾病的性质而异，与病变的严重程度并不完全一致。

二、引起咯血的常见疾病

（1）支气管疾病 常见的有支气管扩张症、支气管肺癌、支气管内膜结核；较

少见的有慢性支气管炎、支气管静脉曲张等。咯血系这些病变致支气管黏膜下血管破裂或内膜毛细血管通透性增高所致。

（2）肺部疾病　常见的有肺结核、肺炎、肺脓肿、肺梗死；少见的有肺转移癌、硅沉着病（硅肺）、肺寄生虫病、肺间质纤维化、肺真菌病等；这些病变侵蚀支气管、肺内小血管管壁破溃而导致咯血。

（3）心血管疾病　常见的有风湿性心脏病二尖瓣狭窄，少量咯血系左心房压增高肺淤血所致，大量咯血系支气管黏膜下层静脉曲张破裂所致，因肺静脉与支气管静脉间存在侧支循环，静脉压升高可导致支气管黏膜下层小静脉压力升高，致使其破裂而出血。

（4）全身性疾病　血液病、钩端螺旋体病、流行性出血热、结缔组织病、替代性月经等均可引起咯血。

三、咯血患者的病史询问

① 年龄：青少年咯血多提示肺结核，40 岁以上咯血多提示支气管肺癌。

② 咯血同时咳嗽、咳痰，先考虑支气管扩张症。

③ 咯血与月经周期有关，考虑替代性月经。

④ 咯血量：小量咯血（一次咯血＜100mL）多见于肺结核活动期、支气管肺癌等；大量咯血（一次咯血＞300mL）多见于空洞型肺结核、支气管扩张症等。

⑤ 咯血伴随其他症状：伴发热，见于肺结核、肺炎；伴胸痛，见于大叶性肺炎、肺梗死；伴脓痰，见于肺脓肿、支气管扩张症；伴皮肤黏膜出血，应考虑血液病、流行性出血热；伴黄疸，应考虑钩端螺旋体病。

⑥ 有生吃螃蟹经历者，考虑肺吸虫病；有煤矿工作经历者，考虑硅沉着病。

四、对咯血患者进行体格检查应注意观察的情况

① 注意有无心脏病体征，心尖部舒张期雷鸣样杂音提示二尖瓣狭窄。

② 肺部啰音的分布情况：双肺散在干、湿啰音，应考虑喘息性支气管炎；局限性哮鸣音，多见于支气管肺癌；局限性浊音和湿啰音，考虑肺炎可能性大；局限性固定的湿啰音，支气管扩张症可能性大。

③ 有无贫血、淋巴结肿大、肝大、脾大。有无杵状指（趾）。

五、咯血患者辅助检查

① 血常规、血沉。

② 胸部 X 线检查、肺部 CT 检查，可提供肺部病变性质的诊断。

③ 痰培养、痰找结核菌、痰找癌细胞。

④ 支气管镜检查：可确定出血部位，可做支气管黏膜活检与细菌学、细胞学检查。

⑤ 心脏方面可做心电图检查、超声心动图检查。

六、咯血与呕血的鉴别

经口腔排出的血，究竟是咯出还是呕出，有时不但患者回答不清，甚至连医生自己亦感到困惑，鉴别时需首先从口腔与咽部观察局部有无出血灶。其次，参考病史、体征及其他检查方法，对咯血与呕血进行鉴别。

（1）咯血常见于肺结核、支气管扩张症、肺癌、支气管炎、肺脓肿和二尖瓣狭窄等。咯血前多伴有喉部发痒、咳嗽、咳痰。血为鲜红色，呈碱性，常混有泡沫和痰液。咯血后数日内仍有痰中带血。

（2）呕血多见于胃或十二指肠溃疡、肝硬化、糜烂性胃炎等。呕血前常伴有上腹部不适、恶心、呕吐等症状。血呈黑褐色、咖啡渣样或暗红色血块，混有食物残渣，呈酸性。多伴有黑粪或柏油样便。

第九节　眩　　晕

一、眩晕的定义

眩晕是临床上常见的症状，是多个系统病变时引起的主观感觉障碍，是人体对于空间关系的定向感觉障碍或平衡感觉障碍。患者自觉周围景物或自身左右旋转或摇晃。眩晕发作时常伴有平衡失调、站立不稳、恶心呕吐、面色苍白、出汗、血压下降等自主神经功能失调等症状。

二、维持人体平衡的系统

人体的平衡依赖于前庭神经感觉系统、视觉和深层本体感觉系统三者功能的完整与协调一致，其中前庭神经系统是人体识别位置的主要机构，该系统的健全是人体维持平衡的根本。

1. 前庭神经系统

（1）前庭周围系统　即内耳前庭器官和前庭神经，前庭神经的中枢突从内耳门出来后直达脑桥小脑角进入脑桥到前庭核，前庭神经末梢终末支来自内耳道底部的前庭神经节周围突。

（2）前庭神经中枢　前庭神经核接受来自前庭器官神经末梢终器的传入神经纤维。

2. 前庭神经系统疾病导致眩晕的原因

（1）与脊髓联系　其功能在体位改变时调节肌肉张力。

（2）与眼肌联系　动眼神经核、滑车神经核、展神经核与前庭神经核和前庭外侧核联系，其功能是维持眼的姿势性偏视与协调头、眼、颈、身体运动与姿势。

（3）与网状结构联系　网状结构内有自主神经细胞，病变时可发生自主神经功能改变，出现呼吸加快、恶心、呕吐、面色苍白、出冷汗、血压下降、大便失禁、晕厥等。

（4）与小脑联系　前庭神经一小部分纤维直达小脑蚓部，与小脑共同维持身体的平衡。

（5）与大脑皮质联系　前庭器官传来的向心冲动前庭神经与前庭神经核到达大脑，所以，前庭神经系统病变时可发生平衡障碍导致眩晕。

三、眩晕常见疾病

（1）周围性眩晕　又称耳性眩晕，常见有梅尼埃综合征（Meniere 病）、迷路炎、急性中耳炎、位置性眩晕症、晕动病、内耳药物中毒性眩晕、前庭神经元炎。

（2）中枢性眩晕　又称脑性眩晕。

① 脑干病变：常见的有脑干（延髓、脑桥）肿瘤、椎-基底动脉供血不足、多发性硬化、外伤、炎症等。

② 小脑病变：肿瘤，小脑损伤等。

③ 大脑病变：颞叶肿瘤、缺血、癫痫等。

（3）其他原因的眩晕

① 眼源性眩晕：眼肌麻痹、屈光不正、先天性视力障碍等。

② 心血管病变：高血压、低血压、阵发性心动过速、房室传导阻滞等。

③ 血液病：中度或重度贫血及真性红细胞增多症等。

④ 全身中毒：代谢性、感染性疾病等。

⑤ 神经官能症：神经衰弱、癔症等。

⑥ 颈椎病变：颈椎间盘突出、颈椎肥大性改变等。

四、对眩晕患者询问病史及进行体格检查的注意事项

（1）询问病史的注意事项

① 发病的缓急。

② 眩晕的性质、程度、时间、是旋转性或非旋转性。

③ 诱发因素：眩晕发作与体位有无关系。

④ 伴随症状：有无耳鸣、耳聋、恶心、呕吐、出汗、心悸、视力改变等。

⑤ 有无用过损害第Ⅷ对脑神经的药物如链霉素、卡那霉素、庆大霉素、万古霉素等。

⑥ 有无可能引起眩晕的疾病如高血压、心脏病、贫血、脑肿瘤、外伤、中耳炎、迷路炎等。

⑦ 有无神经官能症。

（2）进行体格检查的注意事项

① 神经科方面：有无自发性眼球震颤、听力障碍、眼底水肿、颅内压增高症、共济失调、病理反射等。

② 内科方面：血压、心脏体征、心律失常、贫血、全身感染等。

③ 耳科方面：鼓膜穿孔、溢液、乳突压痛等。

五、眩晕辅助检查

1. 前庭功能检查

（1）眼震电图　能客观记录眼震。周围性眼震多为水平性一个方向颤动；中枢性眼震方向不一，可为水平、旋转、垂直、斜向性。

（2）平衡功能检查　评估平衡障碍的程度。a. Romberg 征：即闭目站立，看是否出现倾倒。b. 过指试验：即患者用手接触医师的手指，先睁眼试行，闭眼后再做同样的动作，看是否能触到医生的手指。c. 踵趾相接试验：患者双足站在一条直线上，一足足跟接另一足足趾，闭目站立 30s，看身体有无摇晃倾倒。d. 行走障碍试验：让患者走直线，行走向前，看步伐是否有偏斜。

2. 半规管功能检查

（1）旋转试验　利用旋转椅让半规管在水平面上沿一定方向进行旋转。观察出现眼震持续的时间，正常为 24～30s，过长或过短表示有前庭功能障碍。

（2）冷热试验　用 30～44℃ 热水 250～500mL，或用冷水从 5mL 开始，每次递加 5mL，注入外耳道以观察眩晕与眼震产生的情况。若上述反应低下或消失，说明半规管麻痹；若诱发出的眼震呈优势偏向，即眼震向一侧的时程较向另一侧的时程明显延长，优势偏向侧为病变部位，提示大脑颞叶后部病变。

3. 其他检查

包括脑电图、头颅 X 线片、头颅 CT、脑血管造影、颈椎 X 线片等。

六、梅尼埃综合征的临床特点

引起梅尼埃综合征的原因不明，可能由于自主神经功能失调引起迷路动脉痉挛，从而引起迷路水肿和内淋巴系统压力增高，内淋巴腔扩大和内耳末梢器缺氧、变性等病理改变，以发作性眩晕伴耳鸣、听力减退及眼球震颤为主要特点，严重时可伴有恶心呕吐、面色苍白和出汗，发作时患者喜闭目卧床，不敢翻身与转动头部，发作多短暂，很少超过 2 周，具有复发性特点，随着耳聋的进展而眩晕减轻，完全性聋时眩晕发作亦终止，检查为单侧感音性聋。

七、椎-基底动脉供血不足引起眩晕的原因

（1）动脉粥样硬化引起内听动脉血栓形成或小脑后下动脉血栓形成，前者除眩

晕外，尚伴有耳鸣、耳聋，后者常有病侧肢体共济失调与颈交感神经麻痹综合征，声带麻痹、呛咳、语言障碍、吞咽困难、病变侧面部与对侧肢体痛觉减退或消失。

（2）颈椎病变如颈椎骨质增生与退行性病变、椎间盘突出等压迫椎动脉引起脑缺血、缺氧而产生眩晕，多在转动头部时发作眩晕，可伴有枕部头痛、猝倒、视觉障碍、上肢麻痹。颈椎 X 线片示颈椎有上述病变。

八、颅内肿瘤导致眩晕的特征

由于肿瘤直接压迫、浸润前庭神经和（或）颅内压增高，尤其肿瘤阻塞脑脊液循环引起脑积水，则造成第四脑室底部前庭核充血、水肿而引起眩晕。肿瘤部位不同可有不同体征。

（1）听神经瘤　在脑桥小脑角部位，表现为短暂眩晕、耳鸣，继而耳聋、面部感觉迟钝、麻木、周围性面神经麻痹、同侧共济失调。晚期有颅内压增高症状与体征，单侧感音性聋，听力呈渐进性减退，同侧前庭功能消失。X 线片示病侧内耳门扩大。

（2）脑干肿瘤　呈持续性眩晕伴持久的眼震，早期出现第 V、VI、VII、IX 对脑神经损害表现，如复视、眼肌麻痹、交叉性瘫痪、一侧或双侧听力减退，晚期出现颅内压增高现象。

（3）小脑半球肿瘤　眩晕伴明显的振幅粗大的眼震，病侧肢体共济失调，咽肌协调障碍而出现语言缓慢、发音急促为水平性眼颤，龙贝格（Romberg）征阳性。小脑蚓部肿瘤眩晕与头部位置有关，双下肢共济失调者步态不稳，行走时双足分开，龙贝格征阳性，早期即有颅内压增高现象。

（4）颞叶肿瘤　表现为眩晕为主的癫痫样发作，多数患者可出现精神运动性发作，脑电图有痫样波发放。

九、药物中毒性眩晕的特点

药物中毒性眩晕是由于应用损害第 VIII 对脑神经的药物如链霉素、庆大霉素等所致，可伴有耳鸣、耳聋，如链霉素使用 4～28d 出现眩晕症状，系损害前庭部分和耳蜗，前庭功能检查无自发性眼震，龙贝格征阳性、冷热试验异常提示双侧前庭功能减退或消失，可有感音性聋，眩晕消失缓慢，需数月或数年，眩晕发生前常先有口周及四肢发麻。

十、真性眩晕与假性眩晕的定义及鉴别

真性眩晕为前庭神经系统疾病所引起。临床表现为运动性幻觉与自主神经功能紊乱，感觉自身或周围景物在旋转，伴有平衡功能障碍，不能站立、不能起床、不敢睁眼。有自主神经功能紊乱症状，如恶心、呕吐、出冷汗、心率慢、血压降低等。假性眩晕指头晕，系脑缺血、缺氧、高血压、低血压、镇静药所引起的眩晕，

临床表现为头晕、头胀、眼花、站不稳、无视物旋转，不伴自主神经功能紊乱症状，无眼震。

周围性与中枢性真性眩晕的鉴别要点见表 1-5。

表 1-5　周围性与中枢性真性眩晕的鉴别要点

鉴别要点	周围性	中枢性
病因	前庭器官病变	前庭中枢病变
发病情况	突然	缓慢
持续时间	较短,数分至数小时	长,数天至数月
程度	重	较轻
眩晕性质	旋转性,上下、左右摇晃	旋转性或固定物体向一侧转
耳鸣、耳聋	常有	不常有
自主神经功能紊乱	较重	较轻
眼震与眩晕程度	一致	可不一致
脑神经症状	无	有

第十节　意 识 障 碍

一、意识障碍的定义

意识障碍是指人体对内、外环境不能认识，是高级神经系统功能处于抑制状态的结果。引起意识障碍的疾病很多，有颅内疾病引起的，也有颅外病变引起的。

二、意识障碍的发生机制

意识有两个组成部分，即意识内容及其"开关"系统。意识内容即大脑皮质功能活动，包括记忆、思维、定向力和情感，还有通过视、听、语言和复杂运动等与外界保持紧密联系的能力。意识状态是否正常取决于大脑半球功能的完整性。急性广泛性大脑半球损害或半球向下移位压迫丘脑或中脑时，则可引起不同程度的意识障碍。意识的"开关"系统包括经典的感觉传导路径及脑干网状结构。意识"开关"系统可激活大脑皮质并使之维持一定水平的兴奋性，使机体处于觉醒状态，从而在此基础上产生意识内容。"开关"系统不同部位与不同程度的损害可发生不同程度的意识障碍。

三、引起意识障碍的疾病

（1）中枢神经系统疾病

① 局限性病变：常见于脑卒中、脑脓肿、脑血肿、脑肿瘤、脑血栓形成、脑

栓塞。

② 弥漫性病变：常见于脑炎、脑膜炎、脑水肿、感染中毒性脑病。

（2）全身性疾病　常见于糖尿病酮症酸中毒、糖尿病高渗性昏迷、低血糖昏迷、肝昏迷、尿毒症、脑缺氧、脑缺血、一氧化碳中毒、二氧化碳中毒、安眠药中毒、有机磷农药中毒等。

（3）其他　有物理因素的损害，如电击、中暑、溺水等。还有因脑外伤致意识障碍。

四、意识障碍的临床表现

（1）嗜睡　是最轻的意识障碍，是一种病理性嗜睡，患者陷入持续的睡眠状态，可被唤醒，并能正确回答和做出各种反应，但当刺激除去后很快又再入睡。

（2）意识模糊　是意识水平轻度下降但较嗜睡为深的一种意识障碍，患者能保持简单的精神活动，但对时间、地点、人物的定向能力发生障碍。

（3）昏睡　是接近于不省人事的意识状态。患者处于熟睡状态，不易唤醒。虽在强烈刺激下可被唤醒，但很快又入睡。醒时答话含糊或答非所问。

（4）昏迷　这是高度的意识障碍，意识完全丧失，呼唤或强力刺激时不能清醒，体格检查不能合作，按程度分为轻度、中度、重度、极重度。

① 轻度：各种反射存在，呼吸、循环功能正常。

② 中度：各种生理反射低下，可有病理反射，呼吸异常，循环正常。

③ 重度：生理反射消失，病理反射存在，呼吸、循环皆异常。

④ 极重度：生理反射、病理反射均消失，呼吸、循环明显异常。

（5）谵妄　是一种以兴奋性增高为主的高级神经中枢急性活动失调状态。临床表现有意识模糊，定向力丧失，感觉错乱，躁动不安，言语杂乱。谵妄可发生于急性感染的发热期，也可见于某些药物中毒、代谢障碍、循环障碍及中枢神经系统疾病。由于病因不同，有些患者可以康复，有些患者可发展为昏迷状态。

五、意识障碍的诊断要点

1. 病史

尽可能向陪送者询问下述情况。

① 起病缓急。

② 有无头颅外伤史。

③ 有无经常服用安眠药物史，有无残留毒物或药物。

④ 有无饮酒。

⑤ 室内有无火炉及通风情况。

⑥ 有无糖尿病及降糖药物使用情况，有无慢性肾炎、肺源性心脏病、高血压、肝病、癫痫等。

⑦ 有无传染病史。

⑧ 发生障碍前，患者曾说什么，情绪如何。

2. 体格检查

应做全面系统检查，对下述检查更应注意。

① 神经系统检查。

② 眼底检查。

③ 有无水肿、脱水、黄疸、皮疹、发绀、头部外伤，呼出气体有无特殊气味。

④ 生命体征：呼吸、脉搏、体温、血压。

3. 实验室检查

① 需做血常规、尿常规检查，需测血糖、二氧化碳结合力、血尿素氮、血钾、血钠、血氯等。

② 考虑为全身性疾病引起者，检查肝肾功能、血气分析、尿毒物分析及一氧化碳定性。

③ 考虑为颅内疾病引起者，做头颅 X 线片、头颅 CT、脑电图、脑血管造影、脑脊液检查。若有颅内压高者，则在脱水药物治疗后再做腰穿较为安全。

六、昏迷程度的鉴别要点

昏迷程度的鉴别要点见表 1-6。

表 1-6 昏迷程度的鉴别要点

鉴别要点	轻度	中度	重度	极重度
痛刺激反应	有	重时有	无	无
对光反应	有	迟钝	无	无
角膜反射	有	迟钝	无	无
腱反射	有	减低	无	无
肌张力	轻度减弱	减弱或增强	减低	消失
病理反射	可有	有	有	无
呼吸功能	正常	正常	有改变	严重损害
循环功能	正常	有改变	明显改变	难维持

七、昏迷的鉴别诊断

（1）精神抑制状态　对外界无反应，见于癔症或严重精神创伤之后，神经系统检查正常。

（2）闭锁综合征　由于血管病引起脑桥损害，神志清楚，除眼球及眼睑能活动外，其他皆不能活动。

八、昏迷原因的鉴别方法

1. 有神经系统定位体征

（1）锥体束征阳性　见于脑出血、脑血栓、脑栓塞形成、颅内血肿、脑肿瘤等。

（2）脑膜刺激征阳性　①伴有高热者，见于流行性脑脊髓膜炎、乙型脑炎、结核性脑膜炎等；②不发热者，见于蛛网膜下腔出血。

2. 无神经定位体征

① 在原有疾病基础上发生者，见于肝昏迷、尿毒症、糖尿病酮症酸中毒、糖尿病高渗昏迷、甲亢危象、肾上腺皮质危象等。

② 无原发病，有感染者，见于感染中毒性脑病。无感染者，见于安眠药、农药及一氧化碳中毒等。

九、根据伴随症状诊断昏迷的方法

（1）伴有抽搐　见于癫痫、子痫、尿毒症、高血压性脑病、感染中毒性脑病、肺性脑病。

（2）伴有高血压　见于高血压脑病、脑卒中、子痫、嗜铬细胞瘤危象。

（3）伴有低血压　见于各种类型的严重休克、低血糖、肾上腺皮质危象、甲状腺功能低下危象、心肌梗死、有机磷农药中毒等。

（4）伴有高热　见于各种感染、甲状腺功能亢进症等。

（5）伴有深大呼吸昏迷者　见于各种原因引起的代谢性酸中毒，如尿毒症、糖尿病酮症酸中毒。

（6）伴有浅而慢的呼吸　见于有机磷农药、巴比妥类药物、吗啡中毒。

十、根据呼出气味判断昏迷原因的方法

（1）氨味　见于尿毒症。

（2）烂苹果味　见于糖尿病酸中毒。

（3）酒味　见于酒精中毒。

（4）大蒜味　见于敌敌畏（DDV）中毒。

（5）肝臭味　见于肝性脑病。

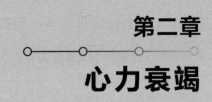

第二章

心力衰竭

第一节 概　述

一、心力衰竭的概念

心力衰竭是指在静脉血回流正常情况下，由于心脏收缩和（或）舒张功能障碍，使心排血量绝对或相对低于全身组织代谢需要的综合征，临床上可出现动脉系统灌注不足，肺和（或）体循环静脉淤血的各种症状与体征，心力衰竭不是一种独立的疾病，是各种病因心脏病的严重或终末阶段，病死率极高。

二、心力衰竭的分类

到目前为止尚没有一个能被广泛接受的完整的心力衰竭分类，一个理想的心力衰竭分类应能从诊断上了解心力衰竭的病因、起病方式、基本机制和发展趋势，同时还要简明实用。心力衰竭是一个极为复杂的综合征，要满足以上要求并不容易，目前从不同角度对心力衰竭进行分类，主要有以下 7 种方法。

（1）根据心力衰竭有无临床症状分类　①隐性心力衰竭，也称无症状性心力衰竭；②显性心力衰竭，也称有症状性心力衰竭。

（2）按身体休息时有无心力衰竭表现分类　①静息性心力衰竭；②负荷性心力衰竭。

（3）按心力衰竭发展的进程分类　①急性心力衰竭；②慢性心力衰竭。

（4）按心力衰竭的程度分类　①轻度；②中度；③重度。

（5）按心力衰竭发生的部位分类　①左心衰竭；②右心衰竭；③全心衰竭。

（6）按心力衰竭时心排血量的高低分类　①高心排血量心力衰竭；②低心排血量心力衰竭。

（7）按心力衰竭时心肌机械性能改变分类：①收缩性心力衰竭；②舒张性心力衰竭；③混合性心力衰竭。

其中按心力衰竭发展的进程分类和按心力衰竭发生的部位分类是临床上常用的方式。

三、慢性心力衰竭与急性心力衰竭的定义

（1）慢性心力衰竭 又称充血性心力衰竭，心脏的主要功能是通过不断的收缩和舒张，以保持正常血液循环，当心脏长期负荷加重，或由于各种因素使心肌收缩力减弱，导致静脉回心血液不能充分排出，引起静脉系统淤血和动脉系统供血不足，出现一系列临床综合征，称为充血性心力衰竭。

（2）急性心力衰竭 系指由于各种原因致使心脏在短时间内发生心排血量急剧下降而引起的临床综合征，其中以急性左心衰竭（肺水肿）最常见，属于临床急诊抢救范畴。

四、左心衰竭、右心衰竭、全心衰竭的定义

（1）左心衰竭 包括左心房及左心室衰竭，在左心衰竭时，由于收缩期排血量减少，心室内残余血量增多，舒张期充盈压增高，左心房和肺静脉淤血，致体液渗透到肺间质或肺泡内，引起一系列临床表现，如劳累后呼吸困难、端坐呼吸或阵发性夜间呼吸困难等，多见于高血压心脏病、冠心病等。

（2）右心衰竭 是指某些疾病引起右心室收缩期或舒张期负荷加重（如肺气肿、房室缺损等）产生右心功能不全，并发展为失代偿期，出现一系列体循环淤血征象如腹胀、右上腹痛、食欲缺乏、恶心、颈静脉怒张、肝大、双腿水肿等临床表现。右心衰竭多继发于左心衰竭，这是由于长期肺动脉压升高，加重右心负荷所致。单纯右心衰竭可由肺源性心脏病、某些先天性心脏病引起，其病理变化主要为体循环淤血。

（3）全心衰竭 心力衰竭开始常以一侧为主，多先有左心衰竭，随后逐渐发展为全心衰竭，即开始的左心衰竭症状逐渐变成左、右心力衰竭的症状，称为全心衰竭，但因右心衰竭时右心室排血量减少，使左心衰所致的肺淤血表现有所减轻。

五、高心排血量心力衰竭、低心排血量心力衰竭的定义

（1）高心排血量心力衰竭 主要指因静脉回流过多，心脏舒张期充盈过度，心排血量也相应增高，且心脏不能应付增加的静脉回流量所发生的心力衰竭，因此时心排血量高于正常人的心排血量，故把这种心力衰竭称为高输出型心力衰竭，主要见于甲状腺功能亢进症、贫血、妊娠、脚气病、动-静脉瘘等。

（2）低心排血量心力衰竭 是指心排血量在休息时低于或接近于正常，但在活动后心排血量不能相应增加，以满足机体代谢的需要，可分为急性和慢性两种，临床常见的心力衰竭多属于此型，见于冠心病、心瓣膜病、高血压、心包疾病、先天性心脏病等。

第二节 慢性心力衰竭

一、慢性心力衰竭的病因

引起心力衰竭的原因很多，有心内的、心外的，也有原发或继发的，从病理生理基础角度可以把心力衰竭的原因分为三类。

1. 原发性心肌收缩和（或）舒张功能障碍

（1）弥漫性和局限性心肌损害　心肌病、心肌炎、心肌梗死、心肌纤维化、心肌中毒（药物、化学品、重金属等）、异常物质沉积（心肌淀粉样变、糖原沉积等）。

（2）原发或继发心肌代谢障碍　心肌缺血、缺氧，维生素 B_1、维生素 B_{12} 缺乏，电解质紊乱和酸碱平衡失调，内分泌紊乱。

2. 心脏长期负荷过重

（1）前负荷（容量负荷）过重　①各个心脏瓣膜的关闭不全；②房间隔或室间隔缺损、肺静脉畸形引流；③甲状腺功能亢进症、慢性贫血、动-静脉瘘等。

（2）后负荷（压力负荷）过重　①导致左心系统压力负荷过度的疾病如高血压、主动脉或主动脉瓣狭窄、梗阻性肥厚型心肌病等；②导致右心系统压力负荷过度的疾病如肺动脉高压、肺动脉瓣狭窄、肺栓塞、肺源性心脏病、二尖瓣狭窄等；③导致全心系统压力负荷过度的疾病如血液黏稠度增加。

3. 心脏舒张充盈受限

① 心包疾病：心包积液、慢性缩窄性心包炎。

② 心肌疾病：心肌纤维化、限制型或肥厚型心肌病。

③ 胸廓变形或畸形。

二、慢性心力衰竭的诱因

很多心脏病患者可长期处于心功能代偿状态，只有当一些诱发因素发生时，心功能失去代偿状态而发生心功能不全，或使原已存在的心功能不全加重。常见的诱发因素如下。

（1）感染　这是最常见、最重要的诱发因素。感染可直接或间接影响心肌收缩力，临床上最常见的感染是病毒性或细菌性上呼吸道感染与肺部感染，其次为风湿热，女性泌尿道感染也较常见。

（2）心律失常　对心排血量影响较大的心律失常是快速型心律失常与显著性心动过缓。前者如心房纤颤伴快速型心室率、阵发性心动过速、频繁期前收缩；后者如三度房室传导阻滞、显著窦性心动过缓。它们均可使心排血量下降，增加心肌耗氧与缺血，从而加重心功能不全。

（3）体力活动或情绪激动　包括妊娠与分娩。体力活动或情绪激动可加快心率、增加心肌氧耗、加重心脏负荷而加重心功能不全。

（4）失血与贫血　失血可使静脉回流减少，心室充盈不足，心排血量减少，心肌供血减少，失血还可引起反射性心率加快，心肌耗氧量增加。贫血时心率加快，循环血量代偿性增加，心脏负荷加重，血红蛋白携氧能力降低，可使心肌出现慢性退行性改变。

（5）洋地黄中毒、减量或停服　洋地黄可使心肌收缩力增强而用于治疗心功能不全，但洋地黄过量则反使心肌收缩力降低而加重心力衰竭。某些心力衰竭患者必须长期服用洋地黄，当其不恰当地减量或停用时，则心力衰竭必然加重。

（6）使用抑制心肌收缩力的药物　如β受体阻滞药、抗心律失常药物等，有心功能不全患者使用此类药物时需谨慎，权衡利弊后再应用。

（7）电解质紊乱　如低血钾、低血镁可促使洋地黄中毒，降低心肌收缩力，或促发心律失常而加重心力衰竭。钠盐摄入过多亦可增加血容量，加重心脏负担而加重心力衰竭。

（8）输液量过大或输液速度过快　这些均可加重心脏负荷，诱发或加重心力衰竭，一般而言，有心功能不全者，输液速度应控制在 1mL/min 以内为宜。

（9）麻醉与手术。

三、慢性心力衰竭发病机制

心脏的主要功能是泵血功能，排出适量的血液来满足机体的需要，它的工作效能可用心搏出量或心排血量来代表。了解决定心泵功能的主要因素对研究心力衰竭的发病机制很有帮助。决定心泵功能的主要因素如下。

（1）前负荷　以心室舒张期末压力表示，指的是心室起始容量（或称回心血量）。

（2）后负荷　指心室收缩时所面对的射血阻抗，如主动脉压、肺动脉压、瓣膜阻力等。

（3）心肌收缩力　指的是与心室负荷无关的心肌本身的收缩力。

（4）心率　如心率增加时，则增加心肌的耗氧量和迅速调节心排血量等。

（5）左心室舒张期顺应性改变，当心脏功能减退时，早期通过代偿机制来调整心排血量以满足机体休息和活动时的需要，即通过改变上述因素之一项或几项来调整心脏功能，这种代偿功能是通过心血管的神经体液调节来实现的。

① 肾上腺素能活性增加，交感神经兴奋性增加，迷走神经抑制，结果使心率加快，心肌收缩力增加，因而可在一定程度上增加心排血量。

② 通过拟交感神经作用物质活性增加及肾素-血管紧张素-醛固酮系统活性增强使肾脏对钠、水的重吸收增加，血液在人体内重新分布，导致细胞外液与血容量增

加，回心血量增加，以增高左心室充盈压来维持心搏出量，结果心脏前负荷增加，心腔扩大。

③ 心肌肥厚：长期血流动力学负荷过量可使心肌肥厚以增加心肌收缩力，压力负荷过重时表现为向心性肥厚，容量负荷过重时表现为离心性肥厚。

这些代偿因素超过一定限度时可增加已有损害的心脏负担而出现一系列失代偿症状，即出现心功能不全的临床表现。例如，正常心脏，左心室做功曲线最适宜的舒张末期充盈压为 15～18mmHg，若超过此值，心搏出量反而降低；心率增快超过一定限度时，由于心室舒张时间缩短，引起舒张期充盈受限，则心搏出量降低；肥厚心肌的血供相对缺少，能量与氧供应不足，加之肥厚的心肌有质的变化，所以肥厚心肌工作能力较健康的心肌低，易引起心功能不全。

四、心室顺应性的定义，影响心室顺应性的因素

心脏顺应性包括心肌顺应性和心室顺应性两部分，心肌顺应性是指心肌在单位应力作用下所引起的长度改变（即应变），也就是心肌顺应性＝应变/应力。心肌僵硬度则是心肌顺应性的倒数，即单位心肌长度变化下所发生的应力变化，即应力/应变，心室顺应性是指心室在单位压力变化下所引起的容积改变，同样心室僵硬度是心室顺应性的倒数，临床上常以心室舒张末期压力为纵轴、心室容积为横轴描成曲线（即心室功能曲线、压力-容积曲线）来表示心室顺应性。

影响心室顺应性的因素很多，主要是心肌肥大、室壁增厚和室壁组成成分的改变。

五、左心室舒张功能、左心室舒张功能衰竭的定义

心肌舒张性是指心脏舒张时心肌张力下降和心肌伸长的能力，是决定心脏舒张功能的基础，而心室舒张功能是指在等容舒张期时心室肌主动舒张使室内压下降的速度和持续时间，以及在舒张充盈期时心室容积扩大的速度（充盈率）和扩张程度（充盈量）。心室舒张过程是由继收缩后的快速室内压下降阶段、等容舒张阶段、心室充盈阶段三部分组成，前两部分是舒张的主动过程，后一部分则为舒张的被动过程。

以往对左心室收缩功能衰竭研究很多，近年来随着分子生物学、心导管、超声多普勒技术等方面的进展，对左心室舒张功能及舒张功能衰竭的研究越来越多，左心室舒张功能衰竭可单独存在，也可与左心室收缩功能衰竭同时存在，那么什么是左心室舒张功能衰竭呢？目前认为，由于单一心室或双心室充盈阻力增加，使舒张期压力-容积曲线上移，从而出现充血症状的就称为左心室舒张功能衰竭。

引起左心室舒张功能衰竭的主要原因为高血压病、冠心病、肥厚型心肌病，其发生机制是心肌缺血，心肌纤维化、心肌肥厚和室壁肥厚均可导致心肌的僵硬度增加，舒张功能异常，导致左心室舒张末期压力升高，进而造成左心室、肺静脉压力

升高，引起肺淤血，若同时并发右心室功能异常，将导致体循环淤血，发生与收缩功能异常所致的充血性心力衰竭完全相同的症状和体征。在治疗上，确定患者是"收缩功能衰竭"还是"舒张功能衰竭"是至关重要的，临床上主要依靠超声心动图、心导管、放射性核素等检查来确诊。

六、慢性心力衰竭的临床表现

心功能不全的患者，由于发生功能障碍的心室不同，其临床表现亦不同，左心功能不全的临床表现主要是由肺充血、肺水肿所致。右心功能不全的临床表现主要是由于体循环静脉淤血及水肿所引起。

1. 左心功能不全

① 呼吸困难：是左心衰竭最常见、最重要、较早期的症状，它是肺淤血和肺顺应性降低而致肺活量减少的结果。根据程度可分为以下几种形式。a. 劳力性呼吸困难，这是最早发生的症状之一，最初仅在较重体力劳动时发生，休息后即缓解，随病情加重，在轻体力活动时亦发生。系体力活动使静脉回流增加，肺淤血加重所致。b. 夜间阵发性呼吸困难，这是左心衰竭的典型表现，常于夜间熟睡后突然憋醒，被迫坐起，可伴随阵咳，咳泡沫样痰，可呈喘息状态，轻者坐起后数分钟可缓解，重者需 30～60min 才缓解，呈阵发性。此系夜间迷走神经张力增高，平卧时回心血量增加，膈肌上升，肺活量减少之故。c. 端坐呼吸，指心力衰竭进一步发展时，患者因呼吸困难而不能平卧，被迫取坐位以缓解或减轻症状。端坐呼吸是严重肺淤血或肺水肿的表现。坐位因重力作用可使部分血液转移至身体下垂部位与膈肌下移，以此减轻肺淤血与增加肺活量。

② 咳嗽、咯血：咳嗽也是左心衰的常见症状，多于体力活动或夜间平卧时发生或加重，可伴咳痰，呈白色泡沫样痰或粉红色泡沫样痰，严重时伴咯血。

③ 疲乏、无力、嗜睡、烦躁等：系心排血量不足、器官（尤其脑）缺氧之故。

④ 心率增快。

⑤ 舒张期奔马律：是左心衰早期有意义的重要体征。

⑥ 肺部湿啰音：轻度左心衰竭者仅在双肺底可闻及湿啰音，肺淤血重时湿啰音可遍及双肺，当有继发性支气管痉挛时尚可闻及干湿啰音或哮鸣音。

⑦ 胸腔积液：以右侧多见。

2. 右心功能不全

① 症状：主要是各脏器慢性淤血而产生的脏器功能改变的症状，如胃肠道淤血出现食欲缺乏、恶心、上腹胀痛、腹泻、呕吐等症状；肾脏淤血出现少尿、夜尿增多、水肿症状。

② 心界向左侧或两侧扩大；胸骨左缘 3～4 肋间可闻及舒张期奔马律；若右心室显著扩大引起三尖瓣相对关闭不全，可在三尖瓣区闻及收缩期吹风样杂音。

③ 颈静脉充盈或怒张。

④ 肝脏淤血肿大、压痛，肝颈静脉反流征阳性，晚期肝硬化者可有黄疸、腹水。

⑤ 胸腔与（或）腹腔积液：以右侧胸腔积液多见，亦可见双侧胸腔积液；腹腔积液多见于晚期伴有淤血性肝硬化者。

⑥ 水肿：特点以身体下垂部为著，活动时，坐位时以下肢明显，卧位时以骶部为重。

⑦ 发绀：以口唇、脸部、四肢为著，系长期右心衰竭、静脉血氧浓度降低所致。

3. 全心功能不全

同时具有左、右心功能不全的临床表现，但以其中之一为主。左心功能不全、肺淤血的临床表现可因右心功能不全、右心排血量减少的发生而减轻。

临床上心功能不全多以左心功能不全较多见，以后由于血流动力学的改变可发展为继发性肺动脉高压而致右心功能不全，最终导致全心功能不全，仅部分疾病右心功能不全先出现，如肺心病。

七、慢性心力衰竭的实验室检查

检查如下：①胸部 X 线检查；②中心静脉压测定；③超声心动图检查；④核素心血池检查；⑤漂浮导管（Swan-Ganz 导管）检查；⑥心电图检查。

（一）慢性心力衰竭胸部 X 线表现

X 线检查显示：左心功能不全者有左心房和（或）左心室扩大与肺淤血，肺水肿可见 Kerley B 线；肺泡性肺水肿可见双肺广泛分布斑片状阴影、边缘模糊、融合成片，肺门增大模糊呈蝴蝶状或翼状阴影。单纯右心功能不全者可见右心扩大，肺野清晰，上腔静脉影增宽；慢性肺心病引起的右心功能不全者尚有肺气肿，右下肺动脉增宽＞15mm 及支气管感染的 X 线征象。

（二）中心静脉压

1. 测定方法

中心静脉压系指右心房、胸腔段上下腔静脉压力。它能反映测压当时患者的血容量、右心功能和血管张力的综合状况。测定方法如下。

（1）静脉选择部位

① 经锁骨下静脉或右颈内静脉穿刺插管至上腔静脉。

② 经右侧腹股沟大隐静脉插管至下腔静脉。一般认为上腔静脉测压，较下腔静脉测压更能准确地反映右心房压力。

（2）中心静脉压测定装量　用一直径为 0.8～1.0cm 的玻璃管和刻有 cmH_2O 的标尺一起固定在输液架上，接上三通开关与连接管，一端与输液器相连，另一端接中心静脉导管。

（3）插管前将连接管及静脉导管内充满液体，排尽气泡，往测压管内充液，使液面高于预计的静脉压。

（4）穿刺部位常规消毒、铺巾，局部麻醉穿刺后插入静脉导管，导管尖端达胸腔处。在扭动三通开关使测压管与静脉导管相通后，测压管内液体迅速下降，当液体降至一定水平不再下降时，液平面在量尺上的读数即为中心静脉压。

中心静脉压正常值为 $5\sim12cmH_2O$。

2. 中心静脉压测定的适应证及临床意义

（1）适应证

① 急性循环衰竭患者，测定中心静脉压借以鉴别是否血容量不足或心功能不全。

② 需要大量补液、输血时，借以监测血容量的动态变化，防止发生循环超负荷的危险。

③ 拟行大手术的危重患者，借以监测血容量维持在适当水平，以更好地耐受手术。

④ 血压正常而伴少尿或无尿时，借以鉴别少尿原因为肾前性因素（脱水）或为肾性因素（肾功能衰竭）。

（2）临床意义

① 低血压伴中心静脉压高于 $10cmH_2O$ 应考虑有心功能不全的可能，需采用增加心肌收缩力的药物如毛花苷 C 或多巴酚丁胺并严格控制入量。

② 中心静脉压高于 $15\sim20cmH_2O$ 提示有明显的心力衰竭，且有发生肺水肿的可能，需采用快速利尿药与洋地黄制剂。

必须指出，评价中心静脉压高低的意义，应当从血容量、心功能、血管状态三方面考虑，当血容量不足而心功能不全时，中心静脉压可以正常，故需结合临床综合判断。

（三）超声心动图检查的方法、特点及临床意义

超声心动图是利用现代电子和超声波原理及多普勒效应检查心脏的一种无创性技术。它主要包括 M 型超声心动图、二维超声心动图（2-DE）、三维重建超声心动图、四维超声心动图、造影超声心动图（C 型）、脉冲多普勒超声心动图（PW）、连续多普勒超声心动图（CW）和彩色多普勒血流显像等 8 种方法。前 4 种显示心脏内部的结构及动态变化，从而可以观测心脏各腔室大小、心肌厚度、瓣膜活动状态和心脏功能，后 4 种可以了解血液在心脏内的动态变化，有无异常的分流、反流及射流，可测心脏内某一部位一定容积内的血流方向、进度和性质，间接估计心腔内压力，可部分代替心导管检查。

对心功能不全患者通过超声心动图检查可了解心脏各房室大小及结构改变，协

助病因诊断；通过测量可了解心脏收缩功能与舒张功能不全的程度。

1. 超声心动图测定左心室收缩功能的方法

超声心动图测定左心室收缩功能的主要指标为每搏量（SV）、心排血量（CO）、心脏指数（CI）、射血分数（EF）、左心室短轴缩短率（FS）。而在收缩功能众多的参数中以测定的左心排血量最重要，由此可计算出心脏指数和射血分数。常用方法如下。

（1）M型超声心动图　M型超声心动图测定心排血量最早应用于临床，其计算公式为校正立方法（Teichholz公式）：$V=7D^3/2.4+D$（V为容量；D为左心室短径）。根据临床应用的经验，当心腔大小及形态无明显改变、室壁运动无明显失调以及取标线能垂直通过左心室室壁时，其准确性较高且简便。

（2）二维超声心动图　当左心腔扩大或心肌运动失调时，采用二维超声较准确，因其可显示多个断面的运动，对左心室容量的测定较准确，其测定心排血量的公式很多，应用较广的为面积-长度法：$V=8A^2/3\pi L$（A、L分别为左心室腔面积和长径）。

（3）多普勒超声　测定心排血量不依赖于任何几何假设，受2-DE图像质量的影响也较小，只需将2-DE测量的主动脉瓣环面积乘以多普勒血流量成像技术测量的主动脉血流频谱积分即可：$SV=A \cdot VI$（SV为每搏量，A为主动脉瓣环面积，VI为其流速积分）。但有主动脉瓣病变者不宜用此方法。

（4）三维重建超声心动图　心脏是一种具有空间结构特征的器官，该技术是通过2-DE定位和连续截取不同角度和部位的左心室多个切面，再经计算机图像处理重新组合，适用于临床左心室形态有改变的病理心脏。

（5）负荷超声心动图　通过无创性测量心脏病患者在运动、起搏、推力、药物等负荷状态下的血流动力学改变，从而对心脏病变程度和代偿功能做出评价。

2. 多普勒超声心动图测定左心室舒张功能的方法

心脏的泵血功能不仅取决于心脏的收缩功能，而且也取决于心脏的舒张功能。近年来，心脏舒张功能的研究引起人们的关注，脉冲多普勒技术为无创测定左心室的舒张功能提供了新的途径，其方法是将取样容积（SV）置于心尖四腔心切面左心室测的二尖瓣口水平，描记二尖瓣的血流频谱。评价左心室舒张功能的指标主要有以下几个。

（1）时间指标

① E峰加速时间（AT）：舒张期二尖瓣血流频谱的E波起点至E波峰值的时间。

② E峰减速时间（DT）：从E波峰值下降至零线的时间。

③ 1/2E波加速时间：从E波起点到达1/2E峰的时间。

④ 1/2E波减速时间：从E波顶峰降到1/2E峰的时间。

⑤ 等容舒张时间（IRT）：自主动脉射血频谱结束至二尖瓣充盈起始点之间的时间。

（2）速度指标

① E 波峰速度（E）：舒张早期充盈峰速度。

② A 波峰速度（A）：舒张晚期充盈峰速度。

③ E/A 比值。

④ E 波加速度（AC）：E 波峰速度除以 E 波加速时间。

⑤ E 波减速度（DC）：E 波峰速度除以 E 波减速时间。

（3）充盈分数

① E 波充盈分数（FFE）：E 波流速积分与整个舒张期二尖瓣血流频谱的流速积分的比值。

② A 波充盈分数（FFA）：A 波速度积分与整个舒张期二尖瓣血流频谱的流速积分的比值。

③ 1/3 充盈分数（1/3FF）：在二尖瓣血流频谱中将舒张期三等分，舒张早期 1/3 的流速积分与整个舒张期流速积分的比值即为 1/3 充盈分数。

（4）左心室舒张末压（LVEDP）和肺毛细血管楔压（PCWP）的测定　采用 M 型 UCG 与 ECG、PCG 同步记录，测 Q-C、A2-E 间期，然后根据以下公式计算。

$$LVEDP = 21.6(Q\text{-}C/A2\text{-}E) + 1.1(mmHg)$$
$$PCWP = 18.8(Q\text{-}C/Ac\text{-}E) + 1.8(mmHg)$$

（四）核素心血池心室造影测定方法及其诊断价值

核素心血池显像系静脉注入能暂时存留在血液循环内而不逸出血管的显像剂如 ^{99m}Tc 标记的红细胞或 ^{99m}Tc 标记的人血清蛋白，这样在心血池内就有较高的放射性，使用 γ 相机可显示心脏大小与形态影像，称为心血池显像或左心室造影。

（1）方法　受检者当日口服过氯酸钾，半小时后由肘静脉注入 ^{99m}Tc-RBC，1.5～20min 后患者平卧位，接上心电图监护导联，用美国通用电气公司（GE）Stram-300 移动式 γ 照相机在心前区进行采集前后位、左前斜 45°、左侧位三个体位的心血池影像，此法能得到心血池随心脏室壁收缩到舒张而变化的动态影像，可直观室壁运动情况，并据此计算出各种心功能参数。

（2）分析

① 局部室壁分析：正常室壁各个节段呈协调地向心收缩和向外舒张，在静息状态下心室轴缩短率＞25%。异常的室壁运动有三种情况——运动低下，无运动，反向运动（矛盾运动）。

② 心室容积曲线分析：根据左前斜 45°心血池系列影像，用计算机技术可获得左心室、右心室心动周期时间-放射性曲线，该曲线反映一个心动周期内的心室放射性变化，放射性与心室血液量成正比，血液量又与心室放射性变化，所以心室放

射性变化就代表了心室容积的变化，根据此曲线可计算出许多心功能参数。

a. 心室收缩功能参数：左心室射血分数（LVEF），正常≥50%。右心室射血分数（RVEF）≥40%。

b. 心室舒张功能参数：高峰充盈率（PFR），代表心室充盈期最大容量变速率，正常值为 LVPFR≥2.2EDV/s，RVPFR≥1.5EDV/s。1/3 充盈率（1/3FR）代表前 1/3 充盈期的平均充盈率，正常值≥1.6EDV/s。

③ 时相分析（phase analysis）：心血池影像的每一个像素都可生成一条时间-放射性曲线，1979 年 Adam 等提出对曲线进行傅里叶转换处理，即进行正弦或余弦的拟合，可以获得每个像素开始收缩的时间（即时相）和收缩振幅两个参数，这两个参数可重建成心室时相图、振幅图、时相电影、时相直方图。对这些图像进行分析即称时相分析，它是一个精细的心室肌局部功能与激动传导的分析方法。

a. 时相图：将每一个像素的时相以不同颜色显示，以度为单位，一个心动周期为 360°，主要看左、右心室收缩的时间早晚，色阶高表示收缩时间晚。

b. 振幅图：表示心脏各部位收缩幅度的大小，以不同颜色显示，色阶高示振幅大。

c. 时相直方图：为心室时相度数的频率分布图，横坐标为时相度数，以 360°代表一个心动周期，纵坐标代表像素频率。正常心室、心房时相直方图呈正态分布，心室峰底的宽度称相角程（phase shift），即代表心室早收缩与最晚收缩的时间之差，它是反映心室收缩协调性的一个重要指标，正常值<60°。

d. 时相电影：它可形象地显示心脏何处最早收缩以及随后依次收缩的部位。动态地显示心肌激动传导过程。

心功能不全时，核素心血池检查所测值如 LVEF、RVEF、LVPFP、RVPFR 均降低。

（五）漂浮导管检查的适应证和方法

将带气囊漂浮导管（Swan-Ganz 导管）经静脉右心房、右心室送至肺动脉分支，测量各部位压力，用以分析血流动力学情况，即为漂浮导管检查。

1. 适应证

① 急性心肌梗死血流动力学分型用以指导治疗，尤其是大面积梗死或并发低血压、休克、机械性并发症时。

② 辅助诊断急性右心室梗死。

③ 判断血容量及心功能状况，借以鉴别低血压的原因。

④ 各种原因所致休克。

⑤ 多器官功能衰竭。

⑥ 研究药物对血流动力学的影响，评定疗效，判断预后。

2. 方法

现多采用四腔漂浮导管。其第一腔开口于导管顶端用于测压；第二腔开口于距顶端30cm处，在导管顶端位于肺动脉分支时该处恰位于右心房，可用于测量右心房压力及作为输液通道；第三腔开口于导管头部的气囊，用于气囊充气及放气，在插管时帮助导管顺血流方向运动，插管成功后用于测量肺毛细血管楔压；另一"腔"连接于导管顶端的热敏电阻，用于测量心排血量。

插管步骤如下：

① 穿刺静脉置入带单向止血阀的鞘管。

② 连接测压系统，用肝素盐水清洗导管外壁、冲洗其内腔并排尽空气，检查气囊充气量、充气是否均匀、有无漏气。

③ 用三通将导管第二腔关闭，第一腔经连接管连接于压力换能器，确认整个管道内气体均已排出，校准零点，调好量程。

④ 将导管头端弯成弧形在凉水中浸泡数分钟塑形。

⑤ 插入导管至压力监测显示右心房压力曲线（颈内静脉路径进管10～15cm，股静脉路径35～45cm，锁骨下静脉10cm），充盈气囊，继续推送导管将顺次进入右心室及肺动脉，到达肺动脉后继续缓慢推送导管直至出现肺毛细血管楔压曲线，略加调整直到气囊放气时显示肺动脉曲线，气囊充盈时显示毛细血管楔压曲线。经股静脉路径时，导管有时易进入下腔静脉属支，此时压力曲线上抬且较平直，应将导管回撤后重新送入。如果反复多次都不成功，可在导管进入20cm左右后即将气囊充盈，使其顺血流漂向心房。有时导管到达心室后不宜进入肺动脉而在心室内盘曲，可将导管逐渐后撤，在压力曲线由心室图形变为右心房图形时重新向前推送进入右心室，然后嘱患者深呼吸，在吸气时向里送导管，同时将导管顺时针方向旋转，一般即能进入肺动脉。

⑥ 导管位置满意后用丝线固定于鞘管上，局部用无菌敷料覆盖、包扎。

3. 漂浮导管检查的临床意义

通过漂浮导管检查测定血流动力学的一些参数，借以评价心功能不全的程度，区分左、右心功能不全的情况，并指导临床进行不同的治疗。

（1）右心房压（RAP）　正常值0～6mmHg，右心衰竭时此值升高。

（2）右心室压（RVP）　正常值（17～30）/（0～5）mmHg，右心衰竭时此值升高。

（3）肺动脉压（PAP）　正常值（15～30）/（6～12）mmHg，平均压10～20mmHg，左心衰竭时，PAP升高。

（4）肺毛细血管楔压（PCWP）　正常值6～12mmHg，左心衰竭时此值升高，它是反映左心功能不全的最佳指标。

（5）心排血量（CO）：正常值4～6L/min，它是精确地反映左心室排血功能的指标，心功能不全时 CO 降低。

（6）心脏指数（CI）：正常值 $2.6\sim4.0L/(min\cdot m^2)$，它亦是反映左心室排血功能的精确指标，心功能不全时 CI 降低。

（六）心力衰竭时心电图的改变

心力衰竭时心电图 PV_1 终末电势（$PtfV_1$）为 V_1 导联 P 波后半部负向的深度（mm）与宽度（s）的乘积，其值 $\leqslant-0.04mVs$ 为阳性，对诊断左心衰竭有帮助，心力衰竭控制后可变小或消失。

此外，心电图检查还可发现心房肥大、心室肥大、心律失常、心肌梗死等基础心脏病变，为心力衰竭的诊断提供依据。

八、心力衰竭代偿期和失代偿期的定义

（1）心力衰竭代偿期　心脏有相当大的储备力量，使之能适应机体需要的变化。当心排血量因上述病因而降低时，心脏即通过神经体液的调节作用，动员其储备力量进行代偿，使心排血量恢复或接近正常，以满足机体组织代谢的需要，临床上可不出现症状。

（2）心力衰竭失代偿期　如引起心力衰竭的基本病因持续存在，心脏负荷不断加重，超过了心功能代偿的限度，则心肌收缩力逐渐减弱，心排血量减少，临床上出现一系列静脉系统淤血和动脉系统供血不足的症状和体征，即为心力衰竭失代偿期。

九、心力衰竭前心脏主要代偿方式

（1）增加心率　加速心脏收缩的频率，是常见的一种代偿方式，举例说明，当心脏患病影响了它的收缩能力，妨碍了它的排血功能时，都会使心室第 1 次排出的血液量较未患病前有不同减少，这时心室的收缩频率相应增加，就使心脏每一分钟内排出总量仍与健康时相对接近，从而保证全身供血的需要，这是心脏代偿功能中最迅速、简单的一种方式，但由于心室收缩频率的增加使有病的心脏消耗更多的能量，故难以持久。

（2）心脏扩张及肥厚　患者有主动脉瓣膜口狭窄时，左心室排血遇到了增大的阻力，那么左心室腔便会适度地扩张，左心室壁的肌肉也随着逐渐增生肥厚，适度扩张肥厚的心室，在每一次舒张时，就能充入比平常更多的血液，心肌收缩的时候，也能产生更大的力量来排出血液，这样，就能够补偿由于瓣口狭窄而引起的排血不足。

十、亚临床型（隐性）心力衰竭的诊断

亚临床心力衰竭（早期心力衰竭、隐性心力衰竭）是指无明显症状和明确体征

的心力衰竭，常不被患者本人注意，也容易为医生所忽略，但血流动力学测定证明患者已有心力衰竭存在。临床上，通过详细询问病史和细致查体，必要时结合超声心动图等心功能测定，能够早期发现心力衰竭这一综合征。

临床诊断早期心力衰竭的线索包括下列几项。

① 心悸、气短：一般体力活动即感心悸、气短，尤其在短时期内体力显著"下降"者，无心外原因可解释时。

② 夜间阵发性咳嗽或睡眠呼吸困难：心脏病患者出现夜间阵发性干咳或睡眠时憋醒，头部需垫高，无心外原因可解释时。

③ 尿少：心脏病患者尿量减少或体重短期内增加，是心力衰竭的早期征象。

④ 肺底呼吸音降低：为肺淤血的早期征象，但特异性差。

⑤ 交替脉：常提示左心功能受损。

⑥ 肝颈静脉逆流征阳性：提示右心功能不全。

⑦ 第 3 心音奔马律：是心力衰竭的重要征象。

⑧ 肝脏淤血性肿大：提示右心衰竭，尤其在婴幼儿。

⑨ 心电图 $PtfV_1$ 阳性（需排除左心房增大）。

⑩ 中上野肺纹理增粗：为肺淤血的早期征象，提示左心功能不全。

十一、心力衰竭时评价心功能的方法

临床上通常根据患者胜任体力活动的能力，结合其临床表现，将心功能分为四级，心力衰竭分为三度（按纽约心脏病协会即 NYHA 分级标准略加增补）。

Ⅰ级：一般体力活动不受限，无疲劳、乏力、心悸、呼吸困难等症状，无体征。通常称心功能代偿期。

Ⅱ级：体力活动稍受限，休息时无症状，但中等体力活动时（如常速步行 2km 或登 3～4 层楼等）即有上述症状及心力衰竭体征（如心率增快、肝大），也称Ⅰ度心力衰竭。

Ⅲ级：体力活动明显受限，休息时无症状，轻微体力活动，如日常家务劳动、常速步行 1km 路、登二层楼即出现心悸、呼吸困难、心绞痛等症状及肝大、水肿等体征。卧床休息后可好转，但症状或体征不能完全消失，也称Ⅱ度心力衰竭。

Ⅳ级：丧失劳动力，休息时仍有乏力、心悸、呼吸困难或心绞痛及明显心力衰竭体征，久病者可有心源性肝硬化，也称Ⅲ度心力衰竭。

上述分级方法使用方便，但欠精确，尤其受主观感觉影响很大，加之个人体质和耐受性差异，常不能完全代表心功能受损程度。鉴于目前尚无更好的分级方法，故此种分类法仍在继续使用。

十二、临床型（显性）心力衰竭的诊断标准

临床型心力衰竭是指有明显临床表现，并有客观检查证据的心力衰竭，又称显

性心力衰竭或充血性心力衰竭。有关临床型心力衰竭的诊断目前国内尚无统一的标准，现将 Framingham 标准和 Boston 标准介绍如下，供临床参考。

1. Framingham 标准

（1）主要条件　①夜间阵发性呼吸困难和（或）睡眠时憋醒；②颈静脉怒张或搏动增强；③肺部啰音和（或）呼吸音减低，尤其肺底；④心脏扩大；⑤急性肺水肿；⑥非洋地黄所致交替脉；⑦第 3 心音奔马律；⑧颈静脉压升高 [>0.147kPa（15cmH$_2$O）]；⑨循环时间>25s；⑩X 线示中上肺野纹理增粗，或见到 Kerley B 线；⑪肝颈静脉反流征阳性。

（2）次要条件　①踝部水肿和（或）尿量减少，体重增加；②无上呼吸道感染的夜间咳嗽；③劳力性呼吸困难；④淤血性肝大；⑤胸腔积液（心源性）；⑥潮气量降低最大量的 1/3；⑦心率≥120 次/分。

具备上述两项主要条件或一项主要条件加两项次要条件即可确定临床型心力衰竭诊断。

2. Boston 标准

即心力衰竭的量化诊断标准，如下所示。

（1）病史　休息时间呼吸困难；端坐呼吸；夜间阵发性呼吸困难；平地步行呼吸困难；爬坡时呼吸困难。

（2）查体　心率 90～100 次/分；心率>110 次/分；颈静脉压>11mmHg；肺底湿啰音；中下肺野有湿啰音；哮鸣音；第 3 心音；颈静脉压>11mmHg 并有肝大、水肿。

（3）X 线　肺泡性肺水肿；间质性肺水肿；双侧胸腔积液；心胸比率>0.50；肺尖血流重新分布。

注：上述三大项目，每项取一条，若积分≥8，则可确认为心力衰竭；若积分为 5～7，则为可疑心力衰竭；若积分<4 分，则无心力衰竭存在。

十三、心力衰竭的疗效标准

随着心力衰竭治疗手段的改善，不少心力衰竭可望彻底治愈，其疗效判断标准亦应有所提高。

（1）治愈　原发病因去除，心脏功能完全恢复正常，患者无心力衰竭症状与体征。

（2）显效　心脏功能改善Ⅱ级以上，或达到Ⅰ级水平，患者一般情况下无心力衰竭症状与体征。

（3）有效　患者功能改善Ⅰ级以上，或达到Ⅱ级水平，患者尚有心力衰竭症状与体征。

（4）无效　心脏功能改善不足Ⅰ级甚或加重，患者心力衰竭症状与体征不减轻或有加重。

由于 NYHA 关于心功能的分级方法本身就有明显的主观色彩，上述疗效判断标准的局限性亦难以避免，临床医师可结合无创或有创的心脏功能检查及血流动力学监测指标，综合判断某一治疗措施的疗效。

十四、心源性哮喘与支气管哮喘的鉴别

心源性哮喘和支气管哮喘在临床表现上极为相似，但处理原则迥异，因此两者的鉴别极为重要，鉴别要点见表 2-1。

表 2-1　心源性哮喘与支气管哮喘的鉴别要点

鉴别要点	心源性哮喘	支气管哮喘
病因	有引起肺淤血的心脏病基础，如高血压、冠心病、二尖瓣狭窄等，无过敏史，病史相对较短	部分有家族史或个人过敏史，过去有反复发作史，无心脏病史，病程长
症状	多见于中老年人，常在夜间熟睡12h后发病。坐或站立时减轻，每次持续时间较短（常小于1h），痰为泡沫状，无色或粉红色	多见于年轻人或从年轻时发病，任何时间都可发作，冬、春多发，每次持续时间长（数小时或数天），发作前有咳嗽、喷嚏、胸闷等先兆
体征	有高血压、主动脉瓣病变或二尖瓣狭窄。左心增大，常有奔马律。肺内可闻及水泡音或哮鸣者，无肺气肿体征	血压正常或暂时轻度升高，心脏不大，无器质性杂音，双肺满布哮鸣音者，有肺气肿体征
X线	左心大、肺淤血、急性心肌梗死时心影不大	心脏正常，有肺气肿体征
心电图	可有左心房、左心室大，或心肌梗死表现	可有右心室大，血嗜酸粒细胞计数升高
治疗反应	强心药、利尿药、扩张血管药物和吗啡（或哌替啶）治疗有效	支气管扩张药（如β受体兴奋药）、激素治疗有效，吗啡可使病情加重（抑制呼吸）

十五、充血性心力衰竭的治疗原则

临床医师对心力衰竭实施治疗时，都自觉或不自觉地遵循了心力衰竭治疗措施选择的基本原则，这些原则包括三大方面：治疗原有心脏病的病因和心力衰竭的诱因；减轻心脏负荷；增强心肌收缩力，改善舒张功能。

1. 心力衰竭的病因与诱因治疗

（1）心力衰竭的病因治疗　主要是防治各种器质性心脏病，对一些心脏瓣膜病和先天性心血管疾病，争取适时手术治疗。如高血压性心脏病要积极控制血压；风湿性心脏瓣膜病要检查有无活动性风湿，并积极予以抗风湿治疗，要予以治疗甲状腺功能亢进或减退。

（2）对于营养性、代谢性、结缔组织性疾病中并发的心力衰竭，亦可通过药物治疗减轻心脏损害，延缓心力衰竭进程，延长患者寿命。

（3）心力衰竭的诱因治疗　主要包括以下几项。

① 控制各种感染。

② 治疗心律失常。

③ 纠正电解质紊乱与酸碱平衡失调。

④ 补充失血量与纠正贫血。

⑤ 避免输血输液过多过快。

⑥ 纠正或停用各种不恰当用药。

⑦ 积极治疗其他伴发疾病。

2. 心力衰竭治疗中停药与持续用药的指标

① 高血压性心脏病、急性心肌梗死伴急性左心衰竭，在去除诱因后心力衰竭可控制者，病情稳定 2 周后可停药观察。

② 凡是心肌收缩力降低引起的反复发作的心力衰竭，各种心脏病的晚期，并发心房纤颤者、洋地黄治疗过程中心力衰竭未能完全控制者，都必须长期用药维持，其维持量根据不同时期的具体病情来调整。

3. 治疗心力衰竭时减轻心脏负荷的措施

① 休息治疗。

② 饮食治疗。

③ 氧疗。

④ 利尿药的应用。

⑤ 血管扩张药的应用。

⑥ 血管紧张素转化酶抑制药的应用。

4. 心力衰竭患者的休息治疗

休息是心力衰竭患者减轻心脏负荷的重要措施之一，广义的休息应包括体力、脑力和胃肠休息三种。其中脑力休息适当用些镇静药，保证情绪稳定和足够睡眠即可，胃肠休息只要注意软食、少食、减少胃肠刺激等即可，唯有体力休息如何掌握比较困难。一般讲休息的程度和方式取决于心力衰竭的程度、导致心力衰竭的基础心脏病及患者的年龄等。

（1）休息对治疗心力衰竭的作用

① 减少身体需要的血液量：体力活动时四肢肌肉及全身各脏器的需氧量增加，必然增加心脏负荷和心肌耗氧，休息则是减轻心脏负担的主要方法之一。

② 增加肾脏血流：活动时四肢供血增加，肾脏血流相对减少，休息时则发生相反的改变，加之卧位时刺激醛固酮生成的作用减少，而有排钠利尿作用，减轻心脏负荷。

③ 有利于心功能改善：休息时不仅心脏负荷减轻，而且休息时心率减慢，舒张期延长，有利于冠脉供血，促进心功能改善。

（2）休息的程度和方式应根据病情轻重而定。

① 心功能Ⅱ级（心力衰竭Ⅰ度或轻度心力衰竭）：限制体力活动，尤其停止比较强的运动。给予充足午睡，下午可卧床几小时，使下肢水肿消退。晚间少饮水，防止发生夜间阵发性呼吸困难，晚上睡眠时间也应比常人长。

② 心功能Ⅲ级（心力衰竭Ⅱ度或中度心力衰竭）：严格限制体力活动，日常生活（进食、大小便等）仍可自理。每天充分休息，晚间应睡高枕。

③ 心功能Ⅳ级（心力衰竭Ⅲ度或重度心力衰竭）：完全卧床休息，日常生活应由专人辅助。如无特殊情况（如端坐呼吸）应取半卧位。注意环境安静和温度适宜。

（3）休息时间必须足够，到心脏功能基本恢复为止。但也不宜过长，长期卧床弊多利少，可引起静脉血栓形成、肺栓塞、消化不良、大便秘结、肌肉萎缩、骨质疏松及压力性损伤等不良后果。应从整体出发，采取动静结合的原则。随心功能改善，应鼓励早下床，并根据体力恢复情况，逐渐增加活动量，以不使症状加重为原则。在心力衰竭急性期，卧床休息一般不少于2周。对风湿活动、急性心肌炎、急性心肌梗死等引起的心力衰竭，休息时间应适当延长，但卧床期间应鼓励床上活动（除急性心肌梗死外），如深呼吸及四肢被动，主动运动，防止血栓形成和栓塞发生。

5. 心力衰竭患者的饮食治疗

心力衰竭患者的饮食治疗是一个很重要的问题，通过食疗可减轻因胃肠道氧耗增加而加重的心脏负荷，同时给机体补充必要的营养物质，心力衰竭患者应进食易消化的清淡食品，以流质或半流食为宜，避免摄入难消化及产气多的食物，要少食多餐，每日可进食4~6次。对夜间有阵发性呼吸困难者，可将晚餐提前，餐量宜少，餐后不要再摄取其他食物，对伴有大量腹水、血浆蛋白偏低的患者，应给予高蛋白饮食，并注意补充维生素，尤其是维生素B_1。此外，低钾也可引起腹胀，故伴有低钾的患者，在饮食中应增加一些蔬菜、肉汤、瓜果和橘子汁等，心力衰竭患者除注意进食的种类和方式外，也应限制热量摄入，以减轻心脏的负荷。

对有心力衰竭水肿的患者，应适当地限制钠盐，因为钠盐的滞留是促使水肿和心力衰竭症状发生的重要原因，可采用"低盐""无盐""低钠"等饮食，低盐饮食要求每日食盐为3~4g。

此外，心力衰竭患者还应限制水分的摄入，一般每日以1.5~2.0L为宜，夏季可适当增至2.0~3.0L。

6. 心力衰竭患者的氧疗

缺氧是心力衰竭患者普遍存在的现象。通过吸氧增加患者血液中氧含量不仅可改善患者呼吸困难等低氧症状，而且还可通过增加心肌氧供，增强心肌收缩能力，改善心功能。对一般轻度心力衰竭患者，采用鼻导管吸氧方法（氧流量1~2L/min）即可，而对肺淤血较重者（呼吸困难明显，不能平卧），仍可采用鼻导管吸氧，但吸氧浓度和吸氧流量可适当增加，另外也可采用湿化问题，以免呼吸道干燥。另外，对急性肺水肿患者要吸入经 30％～40％乙醇湿化的氧气，以清除患者呼吸道内泡沫样痰。

十六、药物治疗

（一）利尿药

1. 分类和治疗作用

（1）利尿药的分类方法很多，一般根据其作用强弱分为强效（呋塞米、依他尼酸）、中效（噻嗪类）、弱效（潴钾利尿药、嘌呤类利尿药）三类，按其作用部位分为肾小球性利尿药（嘌呤类、氨茶碱）和肾小管性利尿药（包括作用于近曲小管的渗透性利尿药甘露醇；作用于远曲小管的潴钾利尿药氨苯蝶啶和醛固酮拮抗药螺内酯；作用于髓袢升支的呋塞米、依他尼酸和作用于远曲小管近端的噻嗪类利尿药）。

（2）利尿药在心力衰竭治疗中的有益作用

① 排出体内过多蓄积的液体，减少血容量，降低心脏前负荷。

② 排出钠离子，使血管壁顺应性增加，血管张力减低，减轻心脏后负荷。

③ 心脏前、后负荷减轻，使心室壁张力减低，心肌耗氧量减少。

④ 心排血量增加，可使静脉压下降，肺淤血减轻，改善心力衰竭症状，起到间接强心作用。

因此，利尿药的适应证不仅限于水肿，凡有左心室容量负荷（前负荷）增重、体循环或肺循环淤血表现者，均有应用利尿药的指征。

2. 心力衰竭治疗选用利尿药的原则

（1）按心力衰竭程度　轻度心力衰竭首选噻嗪类，必要时合用潴钾利尿药；重度心力衰竭应选用强效袢利尿药呋塞米。

（2）按心力衰竭急缓　急性心力衰竭应选用强效、速效、静脉制剂如呋塞米或依他尼酸钠；慢性心力衰竭可酌情选用口服噻嗪类利尿药氢氯噻嗪和潴钾利尿药螺内酯。

（3）按原发心脏病不同

① 冠心病：急性心肌梗死并发急性左心衰竭时应及时给予袢利尿药，但若出现心源性休克或有低血压倾向者，则不应给予快速强效利尿药。右心室梗死时也不宜使用利尿药，以免造成左心室前负荷过度下降，减少心排血量，加重心肌缺血。

② 慢性肺源性心脏病：一般慎用利尿药，因可造成痰液干结，不易咳出，增加气道阻力。

③ 高血压心脏病：除并发急性左心衰竭可选用袢利尿药外，一般应首选噻嗪类利尿药，因噻嗪类利尿药不仅能减少血容量，减轻心脏负荷，而且还有一定降压作用。

④ 风湿性心脏病：发生急性肺水肿时可用袢利尿药，到晚期发展为心力衰竭时则首选噻嗪类利尿药，必要时加用潴钾利尿药。

3. 心力衰竭常用利尿药使用方法

（1）噻嗪类 主要作用于远曲小管近端，服药后 1～2h 利尿作用开始，4h 达高峰，持续作用 12h。如氢氯噻嗪 25mg，每日 2～3 次。

（2）袢利尿药 主要作用于亨利袢升支，是强效利尿药。在低蛋白等情况下其利尿效果不受影响，在肾小球滤过率下降和肾灌注减少时仍可有利尿作用。静脉注射 5～10min 开始利尿作用，30min 达高峰，持续作用 2～4h。口服后 30min 起作用，2～4h 达高峰，持续作用 6～8h。如呋塞米静脉注射每次 20mg，口服 20～40mg，每日 1～2 次；布美他尼 1～2mg，口服或静注。

（3）潴钾利尿药

① 氨苯蝶啶：作用于远端肾小管，增加其对钠、氯、重碳酸根的排泄，有潴钾作用。用药后 24h 发生作用，数日后达最大利尿效果。50～100mg，每日 2～3 次。

② 螺内酯：作用于远端肾小管，拮抗醛固酮和去氧皮质酮，增加钠、氯、水的排出，可升高血钾浓度，一般用药 3d 才开始作用，用量 20mg，每日 2～3 次。

4. 利尿药的不良反应

（1）电解质紊乱 大多数利尿药都通过作用于肾小管的不同部位，抑制不同离子重吸收起到利尿作用，因而在使用中易引起各种电解质紊乱、低钾、低氯、低钠是利尿药使用中常见的离子紊乱，以低钾最常见，大剂量长期使用更易出现。强效利尿药大量长期使用还可引起低镁、低钙。保钾利尿药类长期使用可引起高钾血症。

（2）酸碱失衡 利尿药在引起电解质紊乱的同时可伴有低钾低氯性碱中毒，而碱中毒不利于利尿。碳酸酐酶抑制药可引起酸中毒。

（3）内分泌代谢紊乱

① 尿酸增高：呋塞米、依他尼酸、布美他尼、噻嗪类利尿药及螺内酯类均可引起尿酸盐潴留，有痛风史者可诱发痛风。

② 血糖升高：呋塞米及噻嗪类利尿药可使胰岛素分泌减少，引起血糖升高，对糖尿病性心力衰竭患者慎用。

③ 脂质代谢紊乱：噻嗪类利尿药由于干扰了糖代谢诸环节，可使胆固醇、三酰甘油、极低密度脂蛋白胆固醇及低密度脂蛋白胆固醇明显增加，高密度脂蛋白胆固醇趋于下降。

④ 其他方面：螺内酯类可引起男性乳房发育及女性多毛、月经紊乱等。

（4）胃肠道反应：呋塞米及螺内酯类可引起胃肠道反应，表现为恶心呕吐、腹痛、腹泻等。

（5）诱发或加重肝肾心功能不全：呋塞米和噻嗪类利尿药可引起肝功能损害，甚至诱发肝昏迷；有肾功能损害者，利尿药可加重肾功能不全；大量过度利尿使血容量减少，激活肾素-血管紧张素-醛固酮系统或因稀释性低钠血症而诱发或加重心力衰竭。

（6）其他：利尿药偶尔可引起耳聋、眩晕（多见于呋塞米）、皮疹、过敏性皮炎、粒细胞减少或缺乏、头痛、嗜睡、四肢麻木、血氨升高、脱水、血小板减少、尿潴留等。

5. 利尿药治疗心力衰竭有效的指标

在应用利尿药治疗心力衰竭过程中，动态观察以下项目，既是选用和调整利尿药的依据，也是判断疗效的主要标准。

（1）水肿减轻 是判断利尿药是否有效的最常用、最简便的方法。

（2）体重在短期内明显下降 是反映心功能和利尿药治疗效果的灵敏指标。

（3）尿量 尿量增多是利尿药有效的最直接证据。

（4）呼吸困难改善、呼吸频率减慢，常提示肺淤血减轻，也是利尿药有效的指标。

（5）肝脏回缩 肝区胀痛减轻是右心功能改善、利尿有效的反映。

（6）血压变化 由于存在个体差异，不同患者对利尿药的反应不同，一般利尿治疗不应出现大的血压波动。但短时间内大量利尿、血容量骤减，也可引起低血压状态。

6. 利尿药治疗心力衰竭的注意事项

（1）掌握指征，避免滥用 血容量增多，心脏负荷增重，明显水肿或有肺淤血表现者均为应用利尿药治疗的指征，但在血容量不足或血压偏低时应用要格外慎重。

（2）根据病情合理使用 急性肺水肿者，宜选用强效、快速的利尿药如呋塞米、布美他尼，静脉给药。慢性心力衰竭者，可选用作用时间长、作用缓慢的药物如氢氯噻嗪。

（3）联合用药 噻嗪类或袢利尿药可与潴钾利尿药联合应用，可减轻低血钾的发生。慢性充血性心力衰竭伴淤血性肝硬化时，应用螺内酯可增强利尿作用。

（4）间断用药，提高疗效 利尿药反复应用后容易产生耐受性，另外反复应用或连续应用也容易引起电解质紊乱，因此目前多数主张在病情允许的情况下间断给药效果较好，间断用药既可采用连续用药3～4d然后停药2～3d的方法，也可采用隔日给药法，这样既不容易产生耐受性，也给机体有一段电解质恢复平衡的时间，这在慢性心力衰竭的维持治疗阶段尤其重要。

（5）严密观察，注意变化 在应用利尿药过程中注意观察下列内容。

① 血压变化：血压偏低而无其他原因可寻，说明利尿过度。

② 电解质变化：长期应用排钾利尿药，容易引起低血钾，保钾利尿药在肾功能不全患者应用时容易引起高血钾。

③ 药物不良反应：如呋塞米可引起听力损害，氢氯噻嗪可加重糖尿病并可诱发痛风等。

（6）注意寻找利尿药效果不好的原因

① 休息不够充分。

② 未间断用药。

③ 没有限制食盐摄入。

④ 并发肾脏疾病。

⑤ 并发低蛋白血症。

⑥ 出现低渗血症。

⑦ 有严重疾病影响，如呼吸衰竭、体质衰弱、肝功能衰竭等。

⑧ 某些药物的影响，如吲哚美辛能拮抗呋塞米的利尿作用，阿司匹林对抗螺内酯的利尿作用等。

（二）血管扩张药物

1. 充血性心力衰竭用血管扩张药的机制

（1）通过改变动脉的柔顺性与阻力因素，使动脉血管床的容量、小动脉切面积等与血液黏稠度发生改变。因而减低了左心室的后负荷，使心脏血流动力学由高阻低排转变为低阻高排。换句话说，用血管扩张药后，使左心室喷血时血液通过主动脉瓣后所遇到的阻力降低了，因而使心脏每搏输出量、心排血量增加，左心室的充盈压下降。

（2）扩张体静脉，使右心静脉回流减少与肺静脉容量增加，进而使左心室充盈压下降，减轻了前负荷。

（3）扩张冠状动脉，增加冠状动脉血流，从而改善冠状动脉的血液供应与心肌营养。同时，由于左心室舒张压降低，也有助于心内膜下的血流灌注。

（4）使左心室壁的张力降低，心率减慢，心脏收缩力增加，进一步改善了心肌氧的供求平衡。因为室壁张力是心肌耗氧量的重要决定因素，同时心肌耗氧量与血压、心率成正比关系，故室壁张力降低与心率减慢可降低心肌耗氧量。由于心肌耗氧量降低，因而减少了心肌氧供求不平衡对心功能带来的直接损害。

2. 血管扩张药的分类及治疗心力衰竭的指征

（1）根据药物的血流动力学特点，常把血管扩张药分为以下几种。

① 动脉扩张药：其中有肼屈嗪、酚妥拉明、硝苯地平等。

② 静脉扩张药：包括硝酸甘油、硝酸异山梨酯等。

③ 动静脉扩张药：有硝普钠、哌唑嗪、卡托普利等。

（2）根据药物作用机制，血管扩张药又分为以下几种。

① 直接作用于血管平滑肌：如硝酸甘油、异山梨酯、硝普钠、肼屈嗪。

② α受体阻滞药（包括突触后和突触前 α$_1$受体）：如哌唑嗪、酚妥拉明。

③ β受体兴奋药：如沙丁胺醇、吡布特罗。

④ 血管紧张素转化酶抑制药（ACEI）：如卡托普利。

⑤ 钙通道阻滞药：如硝苯地平、尼卡地平。

心力衰竭伴有心室前（容量）和（或）后（压力负荷）过重，都是应用血管扩张药的适应证，此时临床上显示一系列肺循环和（或）体循环阻力增高征象，血流动力学监测，患者肺毛细血管楔压＞18mmHg，动脉收缩压在 90mmHg 以上，伴有低心排血量［心指数＜2.2L/(min·m^2)］者是使用血管扩张药的指征。

3. 血管扩张药治疗心力衰竭的用法

（1）扩张小动脉为主的血管扩张药　主要作用于体循环小动脉，使之扩张，减轻心脏后负荷，增加心排血量。如：①酚妥拉明，静滴，从 0.1mg/min 开始，每 10～15min 增加 0.1mg/min，视病情可加至 2mg/min；②硝苯地平，口服，10mg，每日 3 次；③肼屈嗪 50～100mg，每日 3 次。本类扩张药适于外周阻力增高、心排血量降低的心力衰竭者，如高血压性心脏病。

（2）扩张小动脉与静脉的血管扩张药　可减轻心脏的前、后负荷，减少心肌耗氧量，改善泵功能。如：①硝普钠，静滴，6.25～50μg/min，从 6.25μg/min 开始，每 10～15min 增加 3～6μg/min；②哌唑嗪 1～3mg，每日 2～3 次；③卡托普利 12.5～25mg，每日 2～3 次；④依那普利 2.5～5mg，每日 2 次。本类药适用于外周阻力增高、心排血量降低伴肺淤血者，如急性心肌梗死、心肌炎、心肌病、瓣膜关闭不全。

（3）扩张静脉为主的血管扩张药　扩张容量血管，减少回心血量，减轻肺淤血。如：①硝酸甘油，静滴，5～20μg/min，从 5～10μg/min 开始，可逐渐加量，至 20～50μg/min；②异山梨酯，口服，10～20mg，每日 3～4 次。适用于肺淤血、肺水肿为主要表现者，如二尖瓣狭窄、主动脉瓣下狭窄、心包缩窄等。

4. 血管扩张药治疗心力衰竭的注意事项

（1）掌握好适应证　适用于心力衰竭伴心室容量和（或）压力负荷过重的情况，临床上常用于以下疾病。

① 急性心肌梗死。

② 扩张型心肌病。

③ 二尖瓣或主动脉瓣关闭不全。

④ 先天性心脏病、心脏手术后心功能不全等。

⑤ 单纯二尖瓣狭窄者仅能用减轻心脏前负荷的血管扩张药如硝酸甘油。

（2）不宜应用血管扩张药的几种情况

① 主动脉瓣狭窄，肥厚型心肌病伴流出道梗阻者，因使用会加重梗阻，致血

压降低。

② 肺毛细血管楔压低于 15mmHg 者不宜单独使用血管扩张药，因静脉扩张，回心血量减少，心排血量降低。

③ 血容量不足者不宜使用，否则会引起血压急骤下降，心功能进一步恶化，甚至休克、死亡。

④ 严重低血压者慎用，估计低血压的原因，若为急性心肌梗死大面积致低血压、心功能不全，宜在血流动力学监测下使用，先小剂量试用，密切观察临床表现。

（3）正确掌握药物剂量　应密切观察病情和用药前后的血压、心率变化。宜先从小剂量开始，低速度开始，再逐渐加量至满意疗效。在应用中收缩压不宜下降过快、过大，一般收缩压下降不大于 20mmHg，原有低血压者不宜大于 5～10mmHg，收缩压维持在 95～100mmHg 以上为宜，原有高血压者血压降低以 10%～20% 为宜。心率增快以不大于 20 次/分为宜。

（4）需长期用药者，应严密观察病情和副作用，及时调整剂量或停药。硝普钠长期应用（7～14d）者应测血硫氰酸盐浓度，＞12μg/L 为中毒水平，氰化物中毒可引起中枢神经系统症状，致呼吸受抑制。

（三）血管紧张素转化酶抑制药

1. 血管紧张素转化酶抑制药（ACEI）治疗心力衰竭的机制

血管紧张素转化酶抑制药是近年来经临床观察用于心力衰竭较有前途的药物。因它具有防止急性心肌损伤后结构性再塑作用，也有降低血管紧张素对心肌细胞的直接毒性作用，同时还有延缓心力衰竭的发生和进展之效。血管紧张素转化酶抑制药的这一重要作用机制是：它可通过其他途径作用于压力感受器和中枢调节系统而改善动脉壁的顺应性。一般血管扩张药仅通过减轻心脏负荷而发挥其治疗心力衰竭的作用，对肾素-血管紧张素系统无抑制作用。而血管紧张素转化酶抑制药则可通过抑制循环性神经内分泌系统而抑制组织肾素-血管紧张素等多种机制发挥其预防和治疗心力衰竭的作用。这就解释了为何血管紧张素转化酶抑制药的抗心力衰竭作用优于一般血管扩张药。因血管紧张素转化酶抑制药对各种程度心力衰竭的疗效已为许多设计周密的大规模临床试验所充分证明，故目前将其作为治疗心力衰竭的第一线药物加以选用。

2. 血管紧张素转化酶抑制药治疗充血性心力衰竭的理论基础

心力衰竭时，肾素-血管紧张素-醛固酮系统明显激活，使体内血管紧张素Ⅱ（AgⅡ）含量明显升高而出现：①刺激醛固酮释放，引起水钠潴留和钾丢失；②直接引起外周血管收缩；③直接刺激交感神经系统。这些作用尽管在心力衰竭早期有一定代偿作用，但最终加重心脏的负担，加速心力衰竭的进展，用血管紧张素转化酶抑制药阻断 AgⅠ向 AgⅡ转化，从而阻断 AgⅡ的上述三方面的作用，在理论上对改善心力衰竭时的血流动力学有利，这就是血管紧张素转化酶抑制药治疗充血性心力衰竭的理论基础。

ACEI 除了抑制循环和局部肾素-血管紧张素-醛固酮外，尚能增加缓激肽和前列腺素 E1 的含量，后两者亦能扩张血管，降低外周阻力，并可降低心力衰竭患者静息和活动时的左心室充盈压，轻度增加心排出量，与利尿药合用可明显缓解充血性心力衰竭患者的呼吸困难，提高运动耐力，故可用于充血性心力衰竭。

3. 血管紧张素转化酶抑制药治疗心力衰竭的适应证和禁忌证

经过几组大系列多中心临床试验，结果提示血管紧张素转化酶抑制药是能降低心力衰竭患者病死率、改善患者的运动耐力、减少再次住院次数、延长顽固心力衰竭患者寿命的有效药物。

（1）适应证

① 用于严重心力衰竭。

② 用于治疗轻中度心力衰竭。

③ 治疗无症状性心力衰竭。

④ 应用于瓣膜反流性疾病。

（2）禁忌证

① 有肾脏疾病伴有肾功能衰竭者。

② 双侧肾动脉狭窄。

③ 低血压患者，有明显主动脉瓣狭窄、二尖瓣狭窄患者也不宜应用，因不但无效且常可引起脑循环和冠状循环供血不足。

4. 血管紧张素转化酶抑制药应用于心力衰竭的注意事项

（1）监测血压 用 ACEI 后易出现低血压，尤多见于用药最初 24h，此外也易见于用大剂量利尿药或低钠血症者。

（2）应用前应观察有无低血容量 常因过度利尿或患者液体摄取量不足而存在低血容量，此时给予 ACEI 不但无效反而引起血流动力学进一步障碍，故应先给予纠正，然后再用 ACEI。

（3）监测肾功能变化 心力衰竭时肾内肾素-血管紧张素-醛固酮系统（RAAS）适应功能失调，对肾脏的滤过率依赖血管紧张素 II（Ag II）维持的患者，应用 ACEI 后能诱发肾功能障碍，这种情况多见于重度心力衰竭、低钠血症、糖尿病等患者。

（4）注意血清钾变化 ACEI 偶可诱发高钾血症，除血钾测定外，心电图也易表现出来，可监测心电图。

（5）老年心力衰竭患者的治疗反应 老年人常伴有重度肾动脉硬化，加之对 ACEI 治疗的个体差异，故应注意其肾功能变化，电解质有无异常等。

5. 血管紧张素转化酶抑制药治疗心力衰竭的用药原则和常用方法

（1）用药原则

① 由小剂量开始而后逐渐增量，以便确定最低有效量，因 ACEI 的量效曲线是平坦的，故最低有效量时即可取得较好疗效，超越这一范围再增加剂量并不能增加疗效。

② 为维持 24h 稳定的血药浓度，每日分次服药较好。

③ ACEI 与利尿药联用虽可增加疗效，但应注意低血压的发生，故应适当减量。

④ 长期应用 ACEI 治疗不同程度的心力衰竭，可逆转肥厚的心肌，减轻患者症状，降低病死率，但必须有足够的疗程，一般不少于 6～8 周。

⑤ ACEI 的药动学和药效学并非一致关系，故应注意治疗的个体化原则。

（2）常用方法　各种 ACEI 其固有的药理作用有所不同，因此在具体应用时，它们的剂量和用法也应有所差异，原则上都由小量开始，然后逐渐加量以达到最佳疗效。目前国内常用的 ACEI 有以下几个。

① 卡托普利（captopril，开搏通），从 6.25mg 开始口服，每日 3 次，以后根据病情可逐渐加量至 12.5～25mg，每日 3 次。

② 依钠普利（enalapril，悦宁定），每次 2.5mg 开始，可增至 5～10mg，每日 2 次。

③ 培哚普利（aeertil，雅施达），每次 4mg，每日 1 次；或盐酸贝那普利（benazepril，洛汀新），每次 10mg，每日 1 次。

6. 血管紧张素转化酶抑制药的不良反应

①咳嗽；②皮疹；③味觉异常；④蛋白尿；⑤肾功能减退；⑥低血压；⑦高血钾；⑧中性粒细胞减少。

（四）增强心肌收缩力的药物

1. 能够加强心肌收缩力药物的分类

能够加强心肌收缩力的药物有洋地黄类药物、非洋地黄类正性肌力药物。

2. 洋地黄类药物的作用机制

（1）正性肌力作用　洋地黄类药物与细胞膜上的 Na^+-K^+-ATP 酶结合，抑制 Na^+-K^+ 泵的活性，因此心肌细胞兴奋时进入胞内的 Na^+ 不能泵出胞外，胞内 Na^+ 增加，Na^+ 与 Ca^{2+} 竞争与肌浆网结合，增多的 Na^+ 争夺了 Ca^{2+} 的结合，致肌浆网中游离 Ca^{2+} 增加，兴奋了 Na^+-Ca^{2+} 交换系统，Ca^{2+} 内流增加，Ca^{2+} 与收缩蛋白结合，兴奋了收缩-耦联过程，结果心肌收缩力增强，提高了心排血量。

（2）负性频率作用　增强迷走神经张力，致心率减慢，房室传导减慢，降低心房纤颤的室率。

（3）利尿作用　直接作用于肾小管，抑制肾小管对 Na^+ 的再吸收，起到直接的排钠利尿作用，减轻心脏的负荷。

（4）降低心肌耗氧量 使扩大衰竭的心脏缩小，减少室壁张力而降低心肌耗氧量。

（5）对外周血管的作用 心力衰竭患者由于交感反射常有显著的血管收缩，应用洋地黄后因心排血量增加而使外周血管张力降低。

3. 洋地黄制剂的适应证及禁忌证

（1）适应证

① 以收缩功能不全为主的心力衰竭，包括窦性心律的心力衰竭者和舒张功能障碍并发收缩功能障碍者。

② 心律失常：a. 室上性心动过速；b. 心房纤颤伴快速心室率；c. 心房扑动伴快速心室率；d. 未用洋地黄制剂的重度心力衰竭患者，若伴有室性早搏，又无低钾、低镁等，可试用洋地黄。

③ 预防用药：即心脏病心脏扩大者遇手术、分娩等应激时，可用洋地黄预防心功能不全。

（2）禁忌证 ①洋地黄中毒。②窦性心律的单纯二尖瓣狭窄。③特发性肥厚型主动脉瓣下狭窄（或特发性梗阻性肥厚型心肌病）。④旁道下传的预激综合征并发快速型室上性心动过速、心房扑动、心房纤颤。⑤室性心动过速。⑥低镁、低钾所致的尖端扭转型室速。⑦高度以上房室传导阻滞。⑧病态窦房结综合征。⑨电复律前24h。⑩单纯性左心室舒张功能障碍性心力衰竭。

4. 心脏病并发心力衰竭慎用洋地黄制剂的指征

（1）急性心肌梗死（AMI） AMI 发生 24h 内，尽量不用或慎用洋地黄制剂，原因如下。

① AMI 早期心排血量下降可反射性兴奋交感神经，使体内儿茶酚胺分泌增加，从而加强未坏死心肌的收缩，此时应用洋地黄制剂对坏死心肌无作用，对正常心肌犹如"鞭打快牛"，有害无益。

② 增加心肌耗氧量，导致梗死范围扩大。

③ 缺血心肌对洋地黄的敏感性增加，易致中毒。

（2）无流出道梗阻的肥厚型心肌病 此病多为舒张功能障碍性心力衰竭，用洋地黄无益；晚期出现心室扩大，或室上性心动过速、心房扑动、心房纤颤伴快速心室率时，可用洋地黄并合用改善舒张功能药物。

（3）风湿性心脏病单纯二尖瓣狭窄 此时发生肺淤血或肺水肿与二尖瓣口狭窄有关，若用洋地黄治疗，加强左心室收缩无效，而加强右心室收缩仅可增加肺充血，加重肺淤血、肺水肿。只有当并发心房纤颤时，需要减慢心室率时方可小剂量应用洋地黄治疗。

（4）心脏压塞、缩窄性心包炎 在多数情况下，心肌的收缩功能正常，只是心室舒张期充盈受阻，舒张期容量减少，压力升高，代偿性心动过速。用洋地黄不能增加心排血量。反之，减慢心率会降低心排血量，故用洋地黄无益。但若有心肌受损伤、收缩力降低和（或）并发心房纤颤伴快速心室率时，用洋地黄可能有益。

（5）高血压性心脏病 高血压性心脏病心力衰竭主要与血压升高所致的心脏后负荷增加以及心室肥厚继发的心室舒张功能障碍有关，治疗重点宜降压、减轻心脏后负荷，若降压后心力衰竭仍无改善，才可考虑应用洋地黄制剂。

（6）肺源性心脏病 此病常并发低氧血症，对洋地黄制剂的敏感性增高，易发生洋地黄中毒。必须用洋地黄时，需注意治疗或纠正影响洋地黄疗效和毒性因素，其用量应根据情况酌减。

（7）高心排性心力衰竭（甲亢、贫血等） 此时应用洋地黄制剂效果差，重在病因治疗。此外，对高龄、肝肾功能不全、严重心脏扩大、二度以上房室传导阻滞、并发低钾血症等患者都应慎用洋地黄制剂。

5. 判断洋地黄剂量不足或中毒的方法

（1）剂量不足 一般来说，在洋地黄制剂维持治疗过程中，如无其他诱因而心力衰竭加重，又能除外药物中毒后，多提示洋地黄剂量不足。测定药物血清浓度（地高辛<0.4ng/mL，洋地黄毒苷<1ng/mL）更可靠。此时可在严密观察下进行毛花苷C负荷试验，即静脉注射毛花苷C 0.2mg，观察给药前、给药后30min、给药后60min、给药后120min的心率及心律变化。若给药后1h心率较原来下降10次/分或心率不变、早搏减少，说明洋地黄不足；若给药后心率加快、早搏增加，说明洋地黄过量。

（2）中毒 在洋地黄制剂维持治疗过程中，若心功能一度改善，无其他诱因情况下心功能又继续恶化，且伴洋地黄中毒表现，尤其有心律变化者（心律由规整变不规整或由房颤变规整），应考虑洋地黄中毒，并积极寻找中毒诱因，如感染、风湿活动、低钾血症、低镁血症等，也可用钾盐做诊断性治疗，即用10%氯化钾15mL加入5%葡萄糖500mL静滴，若症状好转，则提示洋地黄过量。

6. 洋地黄类制剂的分类和给药方法

（1）洋地黄制剂按起效时间分为速效与缓效两类，其用量与作用时间见表2-2。

（2）给药方法

① 负荷量加维持量法：适于病情较重、欲在1～3d内控制者。地高辛0.25mg，每日2～3次，2～3d后改0.125～0.25mg/d维持。急重者可用毛花苷C 0.4mg加入50%葡萄糖20mL缓慢滴注，2h后若未达满意疗效，可再给0.2～0.4mg，病情好转后改用地高辛0.25mg/d维持。

② 单剂量投药法：适用于病情较轻或易发生洋地黄中毒者，即每日给予相同剂量的洋地黄制剂，一般用维持剂量，使洋地黄在体内缓慢蓄积，几天后可达有效

表 2-2 洋地黄类制剂的分类和给药方法

类别	药名	给药途径	开始时间	作用时间			维持量
				高峰时间	维持时间	消失时间	
速效	毒毛花苷 K	静脉	5min	30～60min	1～2d	2～3d	—
	毛花苷 C	静脉	5～10min	30～60min	1～2d	3～5d	0.2～0.4mg
缓效	地高辛	口服	1～2h	4～6h	1～2d	5～7d	0.125～0.5mg
	甲基地高辛	口服	10～30min	60min	1～2d	5～7d	0.1～0.3mg
	洋地黄毒苷	口服	2～4h	8～12h	4～7d	2～3 周	0.05～0.1mg

治疗血浓度，如地高辛0.125～0.25mg，每日1次。应用此法可减少洋地黄毒性不良反应的发生。

7. 洋地黄制剂的停药指征

① 洋地黄过量或中毒。

② 病因已消除：如风湿性二尖瓣病变行瓣膜成形术或瓣膜置换术后，心功能恢复正常或接近正常，应适时停用原先用于治疗心力衰竭的洋地黄制剂。

③ 诱因已解除：如精神、体力的应激、感染、手术、分娩等，导致心力衰竭加重，需用洋地黄，这些诱因去除后，心功能已恢复到较好状态，可停用洋地黄。

④ 长期应用维持量洋地黄患者，若心功能较长时间处于稳定状态，可做停用洋地黄试验。若停药后，心功能仍保持稳定，可停用洋地黄。若患者遭遇应激后心力衰竭加重，可再用洋地黄。

8. 应用洋地黄制剂的注意事项

（1）洋地黄用量应个体化，洋地黄负荷量与维持量个体差异较大，应根据病情和患者具体情况调节剂量。

① 老年人、肾功能减退者，地高辛用量宜小，地高辛80％以原型从肾脏排泄，可改用洋地黄毒苷；肝脏病变者，洋地黄毒苷量宜小，洋地黄毒苷在肝脏内代谢，可选用地高辛。

② 急性心肌梗死、肺源性心脏病、心脏极度扩大、严重缺氧者对洋地黄耐受性降低；风湿性心脏病伴活动性风湿病，心肌炎对洋地黄敏感性增加，故应用时剂量宜小，密切观察病情调整剂量。

（2）电解质紊乱与酸碱平衡失调可影响洋地黄的作用 在低钾、低镁、高钙、酸中毒、碱中毒时易发生洋地黄中毒，低钾、低镁、高钙可诱发洋地黄中毒时心律失常发生；酸中毒时心肌收缩力受抑制，洋地黄疗效差；碱中毒时对洋地黄敏感性增加。

（3）某些药物与洋地黄合用时会影响洋地黄的作用 吗啡类药物、抗胆碱能药物、抗生素（青霉素、红霉素、氯霉素、新霉素、四环素）、消炎镇痛药、抗心律失常药（β受体阻滞药、奎尼丁、维拉帕米、胺碘酮、丙吡胺）、抗高血压药（利血平、胍乙啶）、肾上腺皮质激素、利尿药可增加洋地黄的吸收，提高血浓度和延长半衰期，故洋地黄与上述药物联合应用时，宜适当减少剂量。考来烯胺、甲氧氯普胺、抗酸药如氢氧化铝、三硅酸镁可降低地高辛在胃肠道吸收；酚妥拉明、硝普钠等血管扩张药可加速地高辛从肾脏排泄；苯妥英钠、苯巴比妥、保泰松可加速洋地黄在肝内代谢，它们均使洋地黄制剂血药浓度降低。

9. 洋地黄中毒的临床表现及其处理方法

（1）心外表现

① 胃肠道症状：出现最早也最常见，表现为厌食、恶心、呕吐或腹泻。

② 神经精神症状：如疲乏、噩梦、躁动、精神错乱等，有时有头痛、眩晕或三叉神经痛等。

③ 视觉异常：有视物模糊、周围视野光闪烁、黄视、绿视等。

④ 其他：如尿量下降。

（2）心脏表现　主要为心肌收缩力改变和心律失常。

① 心肌收缩力下降：在洋地黄治疗过程中原有心力衰竭一度好转，又突然或缓慢加重，并进而发展成为难治性心力衰竭，这是洋地黄中毒的一种难以诊断的表现，临床并不少见，机制可能与过量洋地黄引起局灶性心肌变性或坏死有关。

② 心律失常：洋地黄中毒几乎可引起各种类型的心律失常，多出现于洋地黄作用高峰期，且有多变、易变、多样的特点，洋地黄中毒的心律失常大致可分为过速型和过缓型两大类。以过速型室性早搏为最常见，室性心动过速是重度中毒的表现，房性心动过速伴房室传导阻滞对诊断洋地黄中毒比较特异，而房性早搏、心房颤动及阵发性交界区性心动过速相对比较少见。过缓型心律失常中以窦性心动过缓、窦性停搏、房室传导阻滞比较常见。

（3）中毒处理方法　在应用洋地黄期间应严密监测，及时发现洋地黄中毒的早期表现，如偶发早搏、一度房室传导阻滞，立即停药，是治疗洋地黄中毒成功的关键，若已发生明显洋地黄中毒，必须根据病情，同时或先后采取下列积极治疗措施。

① 立即停药。

② 纠正影响洋地黄作用或中毒的因素：a. 补钾；b. 补镁；c. 纠正酸碱失衡；d. 停用利尿药。

③ 加速洋地黄排泄，可选用考来烯胺（消胆胺）、降脂2号树脂。

④ 治疗心律失常。

a. 快速型心律失常的治疗：频发多源性室性期前收缩、室性心动过速，首选利多卡因，而苯妥英钠可用于改善洋地黄中毒所致的窦房传导阻滞和房室传导阻滞，普萘洛尔也可用于某些洋地黄中毒性心律失常。在洋地黄中毒时不应用电复律，因可致更严重心律失常。但在出现威胁生命的心律失常病例，用其他方法又无效时可用低能量电复律，当已发生室颤时，则应立即电复律。

b. 缓慢型心律失常的治疗：阿托品是治疗洋地黄中毒引起的缓慢型心律失常唯一有效的药物。在用阿托品治疗缓慢型心律失常无效，又不能及时进行心脏起搏时，可谨慎使用异丙肾上腺素。当洋地黄中毒引起严重房室传导阻滞或反复发生阿-斯综合征时，需安装按需型临时起搏器。

若异位节律与心脏传导阻滞同时存在时，可选用上述治疗快速型心律失常和缓慢型心律失常的药物联合应用。

近年来有报道用地高辛抗体使心肌上地高辛转移到抗体上以治疗严重洋地黄中毒并获得成功，但它有时可使心力衰竭恶化。

10. 慢性心力衰竭长期应用地高辛对自主神经的影响

近来有人对长期应用地高辛的慢性心力衰竭患者进行了观察，这些患者的副交感神经活性明显增高，交感神经活性减弱，交感神经系统活性与慢性心力衰竭患者预后直接相关，交感神经活性减弱对预后可能有益。研究结果表明：①长期服用地高辛可改善慢性心力衰竭患者自主神经功能失调；②地高辛短期的神经激素效应在长期治疗中仍能持续存在。

11. 老年心力衰竭患者洋地黄维持量的措施

较年轻的患者口服地高辛，开始洋地黄化的累积剂量为 1～1.5mg，以后几天内服用的剂量比维持量稍大。上述剂量在年轻人是合理，但在老年人因肾排泄功能降低，会很快引起严重的洋地黄毒性反应。肾功能正常的老年人在 24～48h 内，最初服用的累积剂量为 0.5～0.75mg，以后每日 0.25mg，这样的洋地黄剂量是安全的。肾功能不全的老年患者，累积剂量为 0.5～0.75mg，因累积剂量取决于身体体积大小，而不是肾功能。但地高辛的维持量必须慎重。现有的片剂规格为 0.0625mg、0.125mg 和 0.25mg 三种，可选择使用。每周给服地高辛 5～6d 意义不大。地高辛的维持量必须根据患者肾功能来定。肾功能正常的老年患者，每日维持量为 0.25mg，肾功能不全患者的每日维持量为 0.125mg，即可达到满意效果。

12. 非洋地黄类正性肌力的药物及其给药方法

（1）多巴胺 是儿茶酚胺代谢的中间产物。它直接兴奋心脏 β_1 受体，使心肌收缩力增强而增加心排血量；同时可刺激 β_2 受体，使周围循环阻力降低（扩张肾和肠系膜血管），达到利尿作用。多巴胺的临床血流动力学效应与剂量大小有关，小剂量多巴胺 2.5～8μg/（kg·min）静滴时有上述效应，当剂量增大至 8μg/（kg·min）以上时，则兴奋。受体使周围小动脉与静脉收缩，周围阻力增加，回心血量增加，肾血流量减少，血压、心率均增高，而增加心肌耗氧量，诱发心律失常，对心功能不利。

（2）多巴酚丁胺 是 β 受体激动药，主要作用是兴奋 β_1 受体，加强心肌收缩力，对心率影响很小，对 β_2 受体、α 受体作用非常弱。一般常用剂量为 2.5～7.5μg/(kg·min) 静滴，心排血量增加，对血压、周围血管阻力、左心室充盈压影响很小；大剂量 [＞20μg/(kg·min)] 时，心率可加快。

多巴胺与多巴酚丁胺的血浆半衰期很短，约 2min，为了维持治疗的浓度，必须持续静脉滴注给药。它适用于心排血量低、左心室充盈压正常或中度增加、体循环血管阻力正常或低下者，特点是并发低血压或心源性休克者。由于该药只能静脉使用，故对心力衰竭的长期治疗作用有限，多用于重症患者，短期内可改善血流动力学、缓解症状。剂量偏大时可使心率加快、增加心肌耗氧量与诱发心律失常，这也限制了这个药的长期应用。

（3）氨吡酮（氨力农） 是双吡啶酮类药物，主要抑制磷酸二酯酶（cAMP）的降解，导致 cAMP 水平升高而增强心肌收缩力，同时还有扩张血管的作用，对心率影响不大。本药是治疗心力衰竭的辅助药物，适用于顽固性心力衰竭患者。静脉滴注给药，首次剂量 0.25～0.75μg/kg，以后每分钟 5～10μg/kg，24h 内剂量不大于 10μg/kg。本药宜短期应用，对心力衰竭的长期治疗无作用。

（五）β 受体阻滞药

1. β 受体阻滞药治疗心力衰竭的作用机制

从 20 世纪 70 年代开始应用 β 受体阻滞药这一类对心脏有负性肌力作用的药物来治疗充血性心力衰竭。随着实验技术的迅速发展及较为广泛的临床应用，近年来 β 受体阻滞药治疗充血性心力衰竭的作用机制研究已取得很大进展。研究表明，儿茶酚胺对心肌细胞有毒性作用，过高的儿茶酚胺可消耗大量能量，致线粒体损伤，使细胞死亡。而应用 β 受体阻滞药，可有部分阻断儿茶酚胺的作用，达到减慢心率、减少耗氧量、保护心肌的作用。使心脏对儿茶酚胺的反应性保持一定水平，使受损心肌得以恢复；延缓基础病程的发展，延长寿命。

2. 常用的 β 受体阻滞药及其应用注意事项

临床常用的 β 受体阻滞药有阿替洛尔（氨酰心安）6.25～12.45mg，每日 2～3 次，美托洛尔（倍他乐克）12.5～25mg，每日 2～3 次。应用时要谨慎地从很小的初始剂量开始并逐渐调整用药，考虑情况恶化时要减量，甚至暂时停药，待患者情况稳定后再重新用药。应用本类药不能期望患者的临床状况迅速改善。长期治疗后，β 受体阻滞药可防治心力衰竭的恶化，改善患者的血流动力学、运动耐量、生活质量和预后。

3. β 受体阻滞药治疗心力衰竭的适应证与禁忌证

（1）适应证
① 扩张型心肌病伴心力衰竭。
② 缺血性心肌病及心肌梗死并发心力衰竭。
③ 风湿性心脏病二尖瓣狭窄或关闭不全、心房颤动、心房扑动在用足量洋地

黄制剂后，心室率仍快，心力衰竭不能控制，可在应用洋地黄的基础上加用小剂量β受体阻滞药以改善心力衰竭。

（2）禁忌证

① 心脏指数≤2L/（min·m²），反映心功能极差。

② 无药物影响的窦性心律者心率偏慢时。

③ 收缩压低于100mmHg者。

④ 心脏极度扩大，心胸比率超过0.7者。

⑤ 有房室传导阻滞。

⑥ 慢性心力衰竭急性恶化时。

4. β受体阻滞药治疗心力衰竭的不良反应

① 心力衰竭恶化大多数发生在治疗早期，与β受体阻滞药的负性肌力作用和急性血流动力学效应有关，用量偏大时也易发生。

② 休克不多见，偶可见于晚期而严重的心功能不全时。

③ 窦性心动过缓或房室传导阻滞。

④ 雷诺现象。

⑤ 突停现象。

第三节 急性心力衰竭

一、急性心功能不全的定义

急性心功能不全（acute heart failure）系指由于各种原因致使心脏在短时间内发生心排血量急剧下降而引起的临床综合征。可表现为晕厥、心源性休克、急性左心衰竭、心脏骤停。其中以急性左心衰竭（肺水肿）最常见。急性右心衰竭较少见，多由大块肺栓塞引起，也可见于右心室心肌梗死。

二、急性心功能不全的病因和发病机制

（1）病因

① 急性左心功能不全（肺水肿）：常见病因如下。

a. 急性广泛性心肌梗死、急性心肌炎，使心肌收缩力在短时间内明显降低，左心室排血量急剧下降。

b. 急性机械性阻塞，如严重二尖瓣狭窄、二尖瓣口黏液瘤、主动脉瓣狭窄、急进型高血压等，在某些诱因下致左心房血液不能适时地进入左心室，左心室排血受阻，左心排血量急剧下降。

c. 急性容量负荷过度，如急性心肌梗死或感染性心内膜炎致乳头肌功能不全，

腱索断裂，室间隔穿孔，或心脏病患者静脉输液时过快和（或）过量等。

d. 急性心室舒张受限，如急性心脏压塞。

② 急性右心功能不全：常见病因有大块肺栓塞和急性右心室心肌梗死。

（2）发病机制　上述各种原因均可致使左心室在短时间内排血量急剧下降，或由于左心房排血受阻，或由于心收缩力降低，或由于急剧的左向右分流所致。左心室排血量降低致左心室舒张末压增高，左心房淤血加剧，引起肺静脉压和肺毛细血管静水压急剧升高，液体从毛细血管渗入肺间质、肺泡、肺细支气管而发生肺水肿。

正常人肺毛细血管静水压为 6～10mmHg，一般不超过 12mmHg，血浆胶体渗透压为 25～30mmHg，这两个压差很大，故有利于肺毛细血管对水分的重吸收，肺毛细血管内的液体不能进入肺泡和肺间质。一旦肺毛细血管静水压突然升高＞25mmHg 时，即超过了血浆胶体渗透压时，毛细血管内液体可渗入肺组织间隙，进而渗入肺泡，引起肺水肿。

肺水肿发生时，肺泡内液体与气体形成泡沫，表面张力增大，阻碍通气与肺毛细血管自肺泡内摄取氧，则发生缺氧，导致动脉血氧饱和度降低，组织乳酸产生过多，导致代谢性酸中毒。

肺水肿从病理生理角度可分为细胞水肿、间质水肿、肺泡水肿、休克和终末期。

三、急性心功能不全的诊断要点

（1）症状　有基础心脏病史，患者突然出现严重呼吸困难，呼吸频率可达30～40 次/分，烦躁、窒息感、大汗淋漓、咳嗽、咳粉红色泡沫样痰或咯血，严重者可昏迷。

（2）体征　面色苍白或青灰、口唇发绀，端坐呼吸，四肢厥冷，脉细速，可有交替脉，心界增大，心率加快，心尖部可闻室性奔马律，双肺布满湿啰音与干啰音，啰音随体位改变而变化，坐位时以中下肺野为著，仰卧位时以背部为著。严重者血压降低甚至出现休克。此外，有原有心脏病体征。

（3）实验室检查

① 动脉血气分析：氧分压（PaO_2）降低，二氧化碳分压（$PaCO_2$）降低，血氧饱和度降低，可并发代谢性酸中毒。

② 胸部 X 线检查：肺间质水肿时，胸片可见 Kerley B 线或 Kerley A 线；肺泡性肺水肿时，双肺门可有云雾状蝴蝶样阴影，或肺野有粗大结节型或粟粒样结节型改变。

③ 血流动力学监测：肺毛细血管楔压（PCWP）增高（正常 6～12mmHg），心搏指数（CI）下降 [正常 2.5～4.2L/(min·m^2)]。当 PCWP＞18mmHg、CI 正常时提示肺淤血；PCWP＞25mmHg、CI 在 2.2～2.5L/(min·m^2) 时提示肺水肿；PCWP＞28mmHg、CI＜2.0L/(min·m^2) 时提示心源性休克。

右心功能不全示右心房压升高≥10mmHg（正常值 1～6mmHg），PCWP 正常或降低，肺部 X 线示肺野清晰。

四、急性肺水肿所致呼吸困难与成人呼吸窘迫综合征的鉴别

成人呼吸窘迫综合征（ARDS）为进行性呼吸窘迫，用常规氧疗法无效，呼吸次数多大于 35 次/分，心率快而用强心利尿药无效，肺内啰音不多，晚期可有干、湿啰音。血气分析动脉氧分压（PaO_2）<60mmHg，动脉二氧化碳分压（$PaCO_2$）<35mmHg 或正常，肺泡氧与动脉血氧分压差（$PA-aDO_2$）增大。而急性肺水肿有心脏病史，咳粉色泡沫样痰，肺内啰音与体位变化有关，多在双肺底，有奔马律，用强心药、利尿药有效。经一般吸氧后，缺氧可改善。

五、急性肺水肿的抢救措施

① 患者取坐位或半卧位，两腿下垂减少静脉回流。

② 立即肌内或皮下注射吗啡 5～10mg 或哌替啶 50mg 使患者安静，并扩张外周血管，减少回心血量，减轻呼吸困难，但有呼吸抑制和休克者禁用。

③ 吸氧：持续高流量吸氧，每分钟 6～8L，用鼻导管经过 30%～70% 乙醇吸入氧气，可降低肺泡表面张力，使之易于破裂并改善缺氧情况。

④ 对近期未用过洋地黄类药物的患者，可用毛花苷 C 0.4mg 加入 25% 葡萄糖 20mL 静脉缓慢注射（但单纯二尖瓣狭窄所致的急性肺水肿慎用）。

⑤ 呋塞米 40mg 或依他尼酸 25～50mg 静脉注射，以减少血容量，减轻心脏负担。

⑥ 静脉注射地塞米松 10mg 或氢化可的松 25mg。

⑦ 应用血管扩张药：可选用硝酸盐类，如含化硝酸甘油或二硝酸异山梨酯，对降低肺循环和体循环压有效。也可选用硝普钠、酚妥拉明。后两者对高血压、肺源性心脏病心力衰竭引起的急性肺水肿尤其适宜。此外六甲溴胺、阿方钠特均有扩张全身小动脉、降低全身小动脉压、降低左心室射血阻抗、增加心排血量、减轻肺水肿的作用。后四种血管扩张药使用要非常小心，从小量开始，注意监测血压，调节用量。

⑧ 必要时于四肢交替应用止血带以减少静脉回心血流量。

⑨ 积极治疗原发病，如高血压引起者应同时降压治疗，快速型心律失常者需迅速纠正，严重呼吸道感染应加强抗感染的处理。

六、大块肺梗死所致右心衰竭的处理

（1）止痛 吗啡 5～10mg 或哌替啶 50mg 肌内注射或静脉注射。

（2）吸氧 鼻导管给氧 8L/min。

（3）溶栓治疗 一旦确立诊断，应及早给予溶栓治疗。常用尿激酶首剂

4000U/kg 静脉注射或注入肺动脉内，然后继以每小时 4000U/kg 持续静脉滴注 12～24h 或链激酶首剂 25 万 U 静脉或注入肺动脉内，继以 10 万 U/h 静滴维持 12～24h。

（4）肝素治疗　首剂 1 万 U，继之按 1000U/h，用药期间监测凝血酶原时间，持续滴注 5～7d。

（5）经内科治疗无效的危重患者（如休克），若经肺动脉造影证实为肺总动脉或其大分支栓塞，可在体外循环下切开肺动脉摘除栓子。

第四节　特殊类型的心力衰竭

一、难治性心力衰竭的定义及其处理措施

一般认为，部分心力衰竭患者，经休息、限钠、强心、利尿及血管扩张药等常规治疗无效，心力衰竭的表现持续存在甚至逐渐加重，这种恶化状态称为难治性心力衰竭或顽固性心力衰竭。近年来有人指出，难治性心力衰竭应是限于心肌大面积严重损伤，心脏有严重的机械性障碍，应用强心药、利尿药、血管扩张药等综合治疗难以治愈的心力衰竭患者。

分析查找形成顽固性心力衰竭的原因，有针对性地治疗。如发现有肺栓塞，则毫不迟疑地进行抗凝溶栓治疗。若肯定为洋地黄中毒，则立即停药，并补充足量的钾盐。

如发现低钠血症，必须找到缺钠的原因。如低钠血症不伴有水肿、低血压、意识障碍和持续的血尿素氮升高，这通常是利尿药过量引起的，治疗上应补充氯化钠，低钠血症常常伴有低血钾，在此情况下，需要 7～10d 纠正血清钾水平。低钠血症也可由于水分潴留所致，患者体重增加，出现水肿，血压一般正常，血尿素氮正常或轻度升高，这些现象都提示有严重的心力衰竭。

如经过分析和处理后患者仍处于持续的心力衰竭状态，对这样危重的患者治疗上又束手无策时，仍有两个办法可以考虑。首先必须延长卧床休息时间，在初期至少卧床 4 周，必要时可再延长，同时必须应用抗凝疗法，以防止静脉血栓形成和肺栓塞。其次是黏液性水肿疗法，开始时最好服用抗甲状腺药物，随后用放射性碘治疗，实验证明，此法对肺源性心力衰竭更有效，可使甲状腺功能低下、机体耗氧量减少、二氧化碳产生减少，从而使病情好转。

二、舒张性心力衰竭的治疗

应从预防和纠正左心室舒张功能不全开始，根据病因和发病机制采取有效措施。

① 治疗肺淤血症状：可应用静脉扩张药或利尿药降低前负荷，减轻肺淤血，

但长期治疗时，注意不能使前负荷过度降低，因单纯舒张性心力衰竭患者，心室充盈压需高于正常才能维持心排血量。

② 增加左心室松弛：增加左心室松弛在纠正左心室舒张功能衰竭中占据重要位置。β受体激动药和磷酸二酯酶抑制药可选用，但其有较严重的不良反应，应谨慎使用。

③ 调整心率和心律：心动过速时，舒张期充盈时间缩短，心排血量降低，窦性心律对维持房室同步、增加心室充盈十分重要。心房纤颤常致心功能明显恶化，必须迅速转变，并维持窦性心律。

④ 降低左心室室壁厚度：当后负荷增大时，代偿性左心室肥厚可增加心肌收缩力，但这是以损害左心室舒张功能作为代价的。因此，降低左心室室壁厚度不仅可增加左心室顺应性，而且可改善内膜下血供，对改善左心室舒张功能有利，可选用血管紧张素转化酶抑制药或螺内酯。

⑤ 去除引起舒张性心力衰竭的因素，如积极控制血压、改善心肌缺血等。

⑥ 如心腔大小和射血分数正常，正性肌力药不仅无效，还可能起不良反应。

三、老年性心力衰竭

1. 老年人心力衰竭的临床表现特点

① 老年人常同时有多种疾病，由于各种疾病并存，而各种疾病间的相互影响可掩盖或加重心脏病的症状和体征，或产生与心力衰竭类似的症状，导致诊断困难。

② 不少老年人即使有心力衰竭存在，但活动时并不感到明显气短，而表现为极度疲倦、不愿行走。

③ 老年人白天发作性阵发性呼吸困难并不少见，与夜间阵发性呼吸困难是有相同的临床意义。

④ 老年人心力衰竭往往使已有不同程度脑动脉硬化的脑供血不足进一步加重，从而导致意识障碍和失眠的情况比年轻人更为常见。

⑤ 老年人心力衰竭致肝和胃肠淤血引起的腹痛、恶心、呕吐比一般成人多见。

⑥ 老年人出现不寻常的大汗淋漓，特别在面部和颈部，往往是心力衰竭的象征，应给予注意。

2. 老年人心力衰竭的治疗特点

① 应给予老年患者足够的休息，早期必须严禁行走，但应鼓励床上运动，以免发生压力性损伤和静脉血栓，心功能明显改善后也不应过早过快地增加运动量，以免再次诱发心力衰竭。

② 对老年患者采用镇静药和吗啡应为常规量的 1/2 左右，尤其在伴有慢性肺部疾病者更应慎用，若出现呼吸中枢抑制的迹象，则应禁用。

③ 对烦躁的老年人给氧常有困难，可给予面罩吸氧。

④ 老年人肾小球滤过率可能有下降，致使地高辛的肾廓清率降低、半衰期延长，易致洋地黄中毒，因此用量应比常规用量小。若有急性肺水肿，可用静脉制剂，但其量为常规量的 1/2，而且一旦心功能改善，即应改为口服维持。

⑤ 利尿药的应用以口服为主，除有急性肺水肿时应给予呋塞米静脉注射，最好能联合使用保钾利尿药，可减少电解质紊乱的发生。

⑥ 老年患者使用血管扩张药应密切注意血压变化，并以口服制剂为宜。

四、严重心力衰竭患者入院前处理原则

① 采取半坐位，以减轻肺淤血、改善呼吸困难。此时不宜盲目地将其送往医院，因为搬动及途中颠簸会加重心脏负担，使心力衰竭加重，甚至造成死亡。

② 应用速效洋地黄制药：如近期未用过洋地黄制药，立即用毛花苷 C 0.4mg 加入 25％葡萄糖 40mL 内静脉注射，注射时间为 15min。

③ 应用氨茶碱 0.25g 加入 10％葡萄糖 20mL 内缓慢静脉注射，或氨茶碱加普鲁卡因做深部肌内注射。

④ 使用利尿药如呋塞米 20mg 加入 25％葡萄糖 20mL 内缓慢静脉注射。

⑤ 适量使用镇静药。

⑥ 有条件者吸氧。

⑦ 病情略稳定后，如需转运，应取半卧位，平稳抬送医院，途中要有人护理或叫救护车。

第五节　心力衰竭预后

一、心力衰竭患者的预后

心力衰竭患者的预后不仅取决于患者的心功能状态，还与原发心脏病的控制情况、心力衰竭诱因能否去除以及患者对治疗的反应等多种因素有关。严重或进行性心脏扩大，心功能Ⅳ级，奔马律，短阵室性心动过速，严重室内传导阻滞均为预后不良的指标，其中心功能Ⅳ级无疑是决定预后的最重要因素，另外治疗反应差，表现为难治性心力衰竭者预后也不好。应严密观察，积极寻找"难治"的原因并给予相应的治疗。

二、心力衰竭的预防措施

积极治疗各种心脏病，防止心功能进一步恶化，是预防心力衰竭最有效的措施，除此之外应注意以下几点。

(1) 避免过劳　体力或脑力劳动过度都是诱发心力衰竭的常见原因，因此各种

心脏病患者一经确诊即应注意保护心脏功能，根据心功能分级状况，从事一些力所能及的工作。

（2）积极治疗各种感染　人体各种感染，尤其是呼吸道感染是诱发心力衰竭的常见原因，感染不仅引起发热，增加心率并增加心肌耗氧，而且感染产生的毒素还可直接损害心肌细胞，抑制心肌收缩功能，诱发心力衰竭。

（3）及时治疗各种心律失常　心动过速或心动过缓超过一定水平可明显降低心排血量，诱发或加重心力衰竭。

（4）控制输血输液速度　过多或过快的输血、输液可造成血容量急剧增加，心脏负荷加重，尤其在心脏病患者心功能储备严重降低的情况下更易诱发心力衰竭。

（5）纠正酸碱平衡失调和电解质紊乱。

（6）对孕妇和产妇进行心脏监护　妊娠时孕妇血容量增加，心率增快以及经常出现的妊娠期贫血等都加重心脏负荷，减少心肌供氧，诱发心力衰竭。分娩时子宫的收缩、产妇的用力和精神紧张更易诱发心力衰竭。因此应积极对孕产妇进行心功能评价，有心力衰竭危险者提前住院，采取对应措施。

（7）慎用抑制心功能药物。

三、心力衰竭患者锻炼身体的注意事项

（1）避免激烈运动项目　要选择缓慢、不过分用力的运动如步行、慢跑、气功、太极拳等。对长期卧床的患者，要劝导其经常做深呼吸运动，并积极做肢体活动，特别是下肢活动，以防肌肉萎缩。体育锻炼前，最好经医生全面体检，了解情况，以便合理选择运动项目和掌握适度的运动量。

（2）锻炼要循序渐进，随时调节运动量　开始运动量要小，适应后逐步增加强度，要量力而行，运动过程中了解自己的心率情况，根据个人特点及运动中出现的问题控制运动量的大小，并随时调节。

（3）集中注意力，认真锻炼，按时锻炼，持之以恒。

（4）保持轻松和舒畅　老年人易患疲劳，在活动中应有张有弛，注意使气氛轻松，活动后精神愉快。

四、心力衰竭心功能恢复到相对稳定时的注意事项

心力衰竭是各种心脏病发展到一定阶段的共同结果，临床虽经积极治疗可使患者暂时度过危险期，使心功能恢复到相对稳定阶段，但患者心脏病理损害依然存在，若遇到适当诱因很容易再发，因此患者及其家属应尽量做到下列几点。

① 了解病情：掌握患者心功能损害程度，这不仅对临床制订治疗、康复计划有帮助，而且对预后估计也有重要意义。

② 熟悉常见药物的用法及其常见不良反应。

③ 合理安排休息与活动，根据心功能状况合理安排休息及活动，做到劳逸结

合，以维持和提高患者的心脏代偿功能。

④ 保持营养平衡并对饮食进行管理，在保证营养平衡的基础上，应给予低盐，低热量和易消化食物，适当补充多种维生素和微量元素。

⑤ 积极治疗原发病，避免心力衰竭诱因：如改善心肌缺血，控制风湿活动，治疗各种感染，避免劳累和精神紧张等。

⑥ 遵医嘱服用，定期门诊复查。

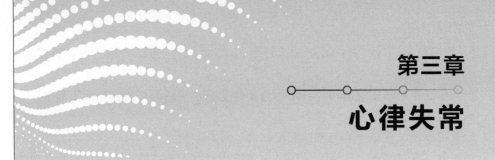

第三章

心律失常

第一节 概 述

1. 心脏传导系统的构成

心脏的传导系统由特殊分化的心肌细胞构成。它们组成一些结或束。作用是产生或传导兴奋，使心脏进行有节律的舒缩，心脏传导系统包括窦房结、结间束、房室结和室内传导系统。窦房结位于上腔静脉和右心房的交界处，主要含有起搏细胞（P细胞）和过渡细胞（T细胞），前者是自律性细胞，位于窦房结的中心部分，后者是非自律性细胞，位于窦房结的周边部分，其主要作用是将P细胞自动产生的窦性激动向外周传播到邻近的心房肌细胞。结间束有前、中、后三束。前结间束从窦房结头部发出又分两束，一束至左心房，另一束到房室结。中结间束从窦房结右缘发出，绕上腔静脉后方经房间隔至房室结。后结间束由窦房结下端发出，一部分至房室结后缘，另一部分至结前端或房室束，结间束由房肌纤维和浦氏纤维组成，传导速度较快。房室结主要由T细胞组成，P细胞较少，后者主要位于结的深层，因此仅具有传导性，不具备自律性，其传导性具有慢性反应特征，正常房室激动传导的生理性延搁主要由此造成，室内传导系统包括房室束、右束支系统、左束支系统、浦氏纤维网，房室束起自房室结前端，在室间隔膜部开始分为左、右束支。左束支呈带状沿途分支多，主要分布于左心室；右束支较细，沿途分支少，分布于右心室。浦氏纤维网由左、右束支的分支纤维交织而成。浦氏纤维直接和经过渡细胞与一般心肌细胞相连，传导速度极快，且分布致密，故来自心房的激动可迅速均匀地传播到整个心脏。

2. 心肌细胞的电生理特性

心肌细胞的电生理特性包括兴奋性、自律性、传导性。

（1）兴奋性 是指在受到刺激时产生兴奋的能力，这种兴奋能力的大小通常用刺激阈值来表示，如所需刺激阈值大，表示兴奋性低，反之则表示兴奋性高。心肌兴奋性是有周期性变化的，即有效不应期、相对不应期、超常期、应激期。

（2）自律性 是指心肌细胞在没有外来刺激的条件下，自发性产生节律性兴奋活动的特性。具有自律性的组织或细胞称为自律组织或自律细胞，其自律性的高低常用自动兴奋的频率来表示，即单位时间内能产生自动兴奋的次数。窦房结为100

次/分，房室结为 50 次/分，心室浦氏纤维为 25 次/分，即窦房结的自律性最高，称为正常起搏点。

正常情况下，房室结和浦氏纤维的自律性受到窦房结的抑制作用而不能显示出来，而只是起着传导作用，又称潜在起搏点。

（3）传导性　在单个心肌细胞膜任何部位所产生的兴奋不仅可以迅速传播至整个心肌细胞，而且可通过其特有的闰盘向邻近的心肌细胞传导，从而引起整个肌群或心肌的兴奋与收缩，心肌细胞传导性的大小可通过测量动作电位在细胞膜上的传播速度来进行衡量。

3. 心率、心律及心律失常的定义

正常心脏在窦房结控制下节律整齐地跳动。心脏的舒缩活动称为心搏，每分钟心搏的次数称为心率。正常或进入安静状态下的心率为 60～100 次/分，心率随年龄、性别及其他生理情况而不同。心律是指心搏的节律，一般情况下心律是规则的。

各种原因所致的心脏跳动节律和（或）频率的异常即谓心律失常。节律异常包括主导节奏点不是窦房结及节律不整齐两方面内容。每种心律失常可只表现一种异常，亦可同时有多种异常表现，比如 80 次/分的非阵发性交界区性心动过速只表现为心脏主导节奏点异常；140 次/分的窦性心动过速则为频率异常，而 120 次/分心室率的心房纤颤则节律与频率均不正常。

4. 心律失常的分类

（1）根据心律失常时心搏频率将其分为快速型与缓慢型心律失常两大类。

① 快速型心律失常：a. 期前收缩（早搏）如房性、交界区性、室性；b. 心动过速如窦性、室上性（房性、房室结折返性、房室折返性、非阵发性房室交界区性）、室性；c. 颤动如心房颤动（心房纤颤）、心室颤动（心室纤颤）；d. 扑动如心房扑动、心室扑动。

② 缓慢型心律失常：a. 窦房结功能低下（病态窦房结综合征）；b. 房室传导阻滞。

（2）根据发生机制可将其分为冲动形成异常及传导异常。

① 窦性冲动起源障碍：a. 窦性心动过速；b. 窦性心动过缓；c. 窦性心律失常；d. 窦性静止；e. 窦性早搏；f. 窦房结内游走心律。

② 异位冲动的形成：a. 被动性异位冲动形成（如逸搏、逸搏心律、游走心律）；b. 主动性异位冲动形成（如早搏、扑动、颤动、各种心动过速）。

③ 生理性传导障碍：干扰（包括隐匿性传导）和脱节。

④ 病理性传导障碍：按部位分为窦房、房内、房室和室内传导阻滞。

⑤ 解剖异常所致的传导障碍：预激综合征。

⑥ 冲动起源并发传导障碍及分类困难者：a. 并行心律（房性、交界性、室性、

混合性）；b. 房室分离（完全性、不完全性）；c. 异位冲动传出阻滞；d. 反复心律及反复心律性心动过速；e. 意外传导；f. 心房分离；g. 电交替。

⑦ 人工心脏起搏器引起的心律失常。

5. 心律失常的辅助检查

常用的有心电图、动态心电图、运动试验及电生理检查。

6. 心电图记录的分析方法

分析心电图图形前应了解心电图导联和导联轴这两个概念，将两个电极（金属板）放在人体两个不同部位，并分别用导线与心电图机导联，构成电路，这种放置电极的方法及其与心电图机相连接的线路，称为心电图导联，而两个电极（正极和负极）之间假想的连线称该导联的导联轴，导联轴具有方向性，即从负极指向正极。

在临床长期应用心电图的过程中，已形成了一个由 Einthoven 创立而为目前大多数心电图工作者所采纳的国际通用导联体系，称为"标准导联"，共包括 12 个导联。①肢体导联：包括双极肢体导联Ⅰ、Ⅱ、Ⅲ和加压单极肢体导联 aVR、aVL、aVF，其电极主要安放在三个部位，即右臂（R）、左臂（L）、左腿（F）。②胸导联：包括 $V_1 \sim V_6$ 6 个导联，也属单极导联。

拿到一份完整的心电图记录后，应从下列几个方面进行分析。

（1）首先检查心电图标记是否正确，如患者姓名、年龄、描记日期以及各导联装贴顺序。

（2）心电图描记质量如何　如基线是否平稳，有无伪差、肌电干扰、交流电干扰；定标电压是否准确；有无心电图机阻尼过度（定标电压曲线呈弧形）或不足（定标电压曲线有"过冲"现象）现象；心电图机走纸速度是否均匀；导联线连接（尤其左、右上肢）是否有误等。

（3）确定基本心律　正常窦性心律应符合下列四点：①P 波形态正常，即Ⅰ、Ⅱ、V_5 导联直立，aVR 导联倒置；②P 波频率 60～100 次/分；③P-R 间期≥0.12s；④同一导联 P-P 间隔之差最大不超过 0.12s。

根据：①、③条可确定窦性心律，②、④条异常为窦性心律失常。如果基本心律非为窦性应注意是哪种异位心律（房性、交界区性和室性）。

（4）判断 P 波与 QRS 波的关系并计算心率　P 波与 QRS 波可完全相关、部分相关（二度房室传导阻滞）或完全不相关（三度房室传导阻滞或干扰性房室分离）。根据 P-P 间期或 R-R 间期推算心房率和（或）心室率。

（5）心律是否规整　有无早搏、逸搏或异位心律性心动过速。

（6）分析 P 波和 P-R 间期　P 波有无增宽、切迹或高尖。P-R 间期有无缩短或延长。

（7）分析 QRS 波群　有无电压过高或过低（低电压），有无电轴偏移，尤其应注意有无病理性 Q 波及预激波，有无束支传导阻滞或室内传导阻滞。

（8）ST-T 是否正常　即 ST 段有无抬高或压低，T 波有无低平、双向或倒置，有无高尖 T 波。

（9）有无 U 波，方向是否和 T 波一致，振幅是否高于 T 波。

（10）Q-T 间期是否正常，尤其是校正的 Q-T 间期（Q-T$_C$）有无延长。

根据上述测量和分析，系统而重点地列出心电图特征，结合临床有关资料或过去心电图检查资料，做出心电图诊断。

7. 心电图检查的临床意义

心电图记录方法简便，已成为临床心血管疾病及其相关疾病的基本检查方法之一，但和其他辅助检查方法一样，心电图也有其局限性，现将其应用介绍如下。

（1）决定性诊断意义

① 各种心律失常：包括激动起源异常和（或）传导异常。心电图检查对诊断各种心律失常有很强的特异性，到目前为止尚无任何其他方法能替代心电图在这方面的应用。

② 心肌梗死和急性冠状动脉供血不足，心肌梗死尤其是急性心肌梗死具有特征性的心电图演变过程。它是诊断心肌梗死简单、实用而可靠的方法。急性冠状动脉供血不足也是如此。

（2）协助临床诊断或病情观察

① 心房、心室增大：无论是心腔扩张还是心肌肥厚，在心电图上均有特征性改变，且这种改变可先于 X 线表现出现。因此，心电图发现房室增大具有重要的临床意义，但不能反映心脏扩大的原因。

② 慢性冠状动脉供血不足：尤其是动态观察，对协助冠心病的诊断很有意义。

③ 心肌疾病：如原发性心肌病或各种继发性心肌病以及各种类型的心肌炎，心电图上可有心脏增大、心肌损害（ST-T 改变）和心律失常（包括房室传导阻滞或束支传导阻滞）表现，这些改变不具特异性，但有帮助。

④ 心包疾病：急性或慢性心包炎时心电图可有窦性心动过速、QRS 波群低电压和 ST-T 改变。

⑤ 药物作用及电解质紊乱：药物作用如洋地黄、奎尼丁、β 受体阻滞药、延长动作电位药（胺碘酮）等；电解质紊乱中尤为重要的是血钾的升高或降低等。

⑥ 其他：如急慢性肺源性心脏病、高血压性心脏病、风湿性心脏病、甲亢性心脏病等的诊断，往往需要心电图检查以辅助诊断。

⑦ 心电监护：包括导管检查监护、心脏病患者手术监护、危急重症监护等。

（3）心电图检查的局限性

① 心电图仅反映心脏电兴奋的过程，并不能说明心肌机械活动的强弱，也不能反映心脏贮备功能。

② 某些心电图改变并无特异性：如 ST-T 改变既可为缺血性改变，又可为心肌损伤性改变，既可为原发性（如冠心病）改变，又可为继发性（如心室增大、束支阻滞、预激综合征等）改变。

③ 心电图对心脏病的病因不能做出诊断：如左心室增大，既可是冠心病所致，又可是高血压、风湿性心脏病、心肌病等所致。心电图不能提示病因诊断。

④ 心电图正常并不能排除心脏病：如心血管病变早期、双心室增大、轻度心瓣膜病等心电图检查完全可以在正常范围，此时心电图报告正常，并不能说明心脏正常。

8. 动态心电图的定义

动态心电图也称 Holter 心电图监测，是一种利用计算机技术长时间连续记录患者心电信息变化的无创性检查方法，1961 年由 Norman J Holter 首先应用于临床，随着计算机技术的巨大进步，应用价值不断提高。除可回放 24h 心率、心律失常、ST-T 变化趋势图，并可在趋势图上寻找任何时间段的实际心电图形，还可回放 24~72h 心电图形的全览图。

9. 动态心电图的记录方法

（1）记录时间　目前一般连续记录 24h，即包括日间活动与夜间休息两个时相。根据病情需要及 Holter 功能，有时可延长至 48~72h 甚至更长。

（2）记录导联　常用两导联记录系统，一般为 CM1、CM5 或 MV1、MV5 双极导联，有人认为 MV2 或 MV3 结合 MV5 可提高心肌缺血检出率。目前三导联动态心电图亦得到广泛应用，即 MV2、MV5 加上 MaVF 导联，可反映下壁心肌缺血。近年来，12 导联 Holter 系统已研制成功并应用于临床，但与同步 12 导联心电图机的测量是否吻合尚无大量验证，未获普遍认可。

（3）心电信号采集与记录

① 充分备皮可减少皮肤阻抗、减少干扰。电极应有导电糊、粘贴紧密、避免松动。

② Holter 记录应在日常活动下进行，必要时检查前及检查时停用有关药物，记录中防止干扰。

③ 正确使用事件（event）记录及动态心电图日志记录，以观察临床症状与心电图改变的关系。

④ 认真遵守动态心电图操作规程，减少可能发生的错误造成记录失败。

（4）分析记录结果

① 自动分析：将记录信号输入主机后，由计算机根据特定程序完全自动进行分析，此法分析速度快，但错误较多。

② 人机对话分析：系半自动分析方式，较常用，一般先在自动分析后检查分析结果，操作者可根据自己的判断对其结果进行干预、编辑与修改，纠正自动分析

中的错误，使结果更准确。有些 Holter 系统，操作者可改变其判定条件及有关分析参数，使分析准确性增高。

③ 实时分析：指由微处理机一边记录一边分析的方法，主计算机只显示分析结果，此法可迅速获得分析结果，实质为自动分析，错误常较多。

④ 离线分析：指记录器仅完成记录，由主计算机完成心律失常及 ST 段分析任务，可采用人机对话分析，精确度较高。

10. 动态心电图观察的适应证

① 评价临床症状与心电图改变的关系，如心悸、胸痛、晕厥、头昏、气短等。此为 Holter 最常用的指征，与常规心电图比，动态心电图提高了心电图改变的检出率。

② 评价心脏病患者可能存在的心律失常及其危险性，筛选高危患者。

③ 评价抗心律失常药物治疗的效果及抗心律失常药物可能发生的致心律失常作用。

④ 评价有症状及无症状心肌缺血，特别是自发性心肌缺血及无症状心肌缺血监测，可定量地反映心肌缺血的频度、严重性及发作规律，评价治疗的效果。

⑤ 评价置入心脏起搏器的功能，对 ICD 的工作状态有监测作用。

⑥ 评价心率变异性变化、心室晚电位等。

⑦ 预测 Q-T 延长综合征、二尖瓣脱垂综合征、心肌梗死等的危险性和分析心源性猝死的机制。

⑧ 观察体育活动或一些特殊环境对心律及心脏血液供应的影响等。

11. 心电图运动负荷试验的意义

心电图是诊断冠状动脉性心脏病（冠心病）的一项重要检查方法，但约半数以上的冠心病患者在静息状态下心脏无缺血，静息心电图可以正常。心电图运动负荷试验即给患者以运动负荷，增加心肌的需氧量，促发病变的冠状动脉供血不足，从而诱发心肌缺血，此时心电图可出现缺血性 ST 段改变，借此提高冠心病的诊断阳性率。

有些患者的期前收缩、心房纤颤、心动过速在运动时易发生，可能与血液儿茶酚胺升高有关。运动试验有利于揭示这类患者的心律失常并对治疗有指导作用，β受体阻滞药有助于预防这类患者的心律失常。

12. 运动试验的原理

运动可增加心肌的耗氧量。运动时肌肉收缩，心血管系统发生很大变化：毛细血管开放数目和血流量增加 20 倍；心排血量在最大运动量时可上升 5～25L/min；血压在运动后 1～2min 开始轻度上升，主要是收缩压升高，可达 170mmHg，舒张压变化较少，可能由于运动时肌肉小动脉扩张、外周阻力下降之故；心率随运动量的增加而增加，并与心肌耗氧有关，心率变化的程度与年龄、性别、平素训练与否有关，最大心率随年龄增长而下降。

测定心肌的最大耗氧量是心率×收缩压，心率增加使每搏射血量减少，心脏收缩排空期缩短，这就需要心肌纤维张力增长率增加，从而增加氧耗，心肌氧耗增加时需要增加冠状血流来代偿，冠状动脉血流可从休息时的 60mL/100g 增至240mL/100g，如果冠状动脉有严重或中度狭窄，在休息时尚可适当灌注，而在运动时就会发生灌注不良，引起心肌缺血，从而出现一系列病理现象。

13. 运动试验常用方法

目前，临床上常用的运动负荷试验有双倍二阶梯运动试验、分级运动试验（踏车运动试验与活动平板运动试验）。

二阶梯运动试验因存在以下缺点而被淘汰：①运动量过小，仅相当于 400～600kg·m/min，最大心率仅达 90～100 次/分，但对重病者又嫌运动量过大。②运动中无心电图、血压的连续监测，不够安全。③存在许多假阳性。

目前各医院均采用分级运动试验。分级运动试验的运动量自小而大逐渐增加，每级运动时间 3min，直至达到运动终点。分级运动试验所用仪器有活动平板机（称活动平板运动试验，tread mill test）和踏车功量计（称踏车运动试验，bicycle test）两种。活动平板是步行运动，其优点是人人可做，但由于受检者不停地步行，心电图基线波动大，测量血压困难；踏车运动试验时受检者上身可相对保持平稳，监护心电图基线段平稳，易于测量血压，缺点是不适用于不会骑车的患者。

14. 分级运动试验方法及终止运动的指标

（1）极量运动试验　即让受检者竭尽全力运动所达到的运动量为极量运动。

（2）次极量运动试验　即运动量相当于极量运动的 85%～90%，较安全。因心率和氧耗量在运动中的变化呈线性关系，所以临床上以心率作为判断运动量大小的指标，临床上采用以下公式计算次极量运动应达到的心率。

$$预计心率＝190－年龄（岁）$$

运动试验的运动计量单位有两种表述。

① 机械功率计量单位：kg/(m·min)，用于踏车运动试验评估运动量。

② 代谢当量（MET）用安静时的基础代谢耗氧量，用于活动平板运动试验评估运动量。

（3）活动平板试验　受检者在平板机上不停地运动，运动量通过改变平板机转速和坡度而逐级增加，每级运动 3min。目前多采用 Bruce 方案（表 3-1）。

（4）踏车试验　受检者坐位或卧位做踏车运动，运动量由踏车功量计改变踏车阻力而逐级增加，所做之功可由功量计直接显示。功量 1～7 级，每级运动 3min。男性从 300kg/(m·min) 开始，每 3min 增加 300kg/(m·min)，即 300kg/(m·min)→600kg/(m·min)→900kg/(m·min)→1200kg/(m·min) 直至运动终点；女性与心肌梗死恢复期患者从 200kg/(m·min) 开始，每 3min 增加 200kg/(m·min) 直至运

表 3-1　活动平板运动试验 Bruce 方案

分级	速度/(N/h)	坡度/%	运动时间/min	MET
1	1.7	10	3	5
2	2.5	12	3	7
3	3.4	14	3	9.7
4	4.2	16	3	13
5	5.0	18	3	15.7
6	5.5	20	3	—
7	6.0	22	3	—

动终点。分级运动试验运动终点指标如下。

① 达到预计心率，即 190－年龄（岁）。

② 运动中患者出现心绞痛症状。

③ 心电图 ST 段下降≥2mm（0.2mV）。

④ 运动中出现严重心律失常如室性期前收缩二联律，R-on-T 期前收缩，短阵室性心动过速。

⑤ 运动中血压过高（≥210mmHg），或血压不上升甚至下降。

⑥ 患者出现呼吸困难、头晕、步态不稳。

⑦ 下肢无力不能继续运动。

15. 运动试验的适应证、禁忌证及结果判断

（1）适应证

① 明确或排除冠心病的诊断。

② 对已确诊的冠心病，筛选出高危患者，进行冠状动脉造影以便进行介入治疗改善预后。

③ 判断冠心病的预后，已明确诊断的患者，运动试验可阳性也可阴性，阳性者预后差。

④ 评价药物治疗的疗效。

⑤ 指导康复治疗或运动处方的制定。

（2）禁忌证

① 急性心肌梗死 1 周内或有严重并发症者。

② 不稳定型心绞痛：此类患者做运动试验易诱发急性心肌梗死。

③ 心功能不全，有充血性心力衰竭者。

④ 并发有严重心律失常者。

⑤ 严重高血压者，血压≥210/130mmHg。

⑥ 并发有严重主动脉瓣狭窄者。

⑦ 急性或慢性全身性疾病不宜运动者。

（3）运动试验阳性判断标准

① 运动中出现典型心绞痛。

② 运动中或运动后心电图 ST 段呈水平型或下垂型下降较运动前加深＞0.1mV（J 点后 0.08s），并持续 2min 之久方逐渐恢复正常，心电图 ST 段下降越深，出现越早，持续时间越长，出现导联越多，说明心肌缺血越重。

（4）运动试验阴性指标

① 运动已达预计心率，心电图 ST 段下降或 ST 段下降较运动前＜0.1mV。

② ST 段呈近似水平下降或顶点下移或 T 波改变或运动中出现严重心律失常均不能作为本试验阳性指标，但是运动终点指标。

16. 心电生理检查的定义、分类、原理

（1）心电生理检查是通过记录心脏电活动和观察心脏对电刺激的反应来检查心脏电生理特性是否正常的方法，它在心律失常的诊断中有着极其重要的作用，是心律失常的各种非药物治疗的前提。

（2）心电生理检查分食管调搏电生理检查和心腔内电生理检查两种方法。

（3）原理　食管和心脏解剖关系密切，均位于纵隔腔，心脏在前，食管居后，食管的前侧壁紧邻左心房的后内侧壁，因此可经食管记录心房心电图或电刺激起搏心房，诱发某些不易观察到的心律失常，揭示心律失常发生的机制，为体表心电图等图形的分析、诊断提供确切的依据，并有可能成为抢救心脏骤停的途径之一。

17. 食管调搏电生理检查的适应证和禁忌证

（1）适应证

① 测定窦房结功能，包括窦房结恢复时间、传导时间、不应期及自主神经对它的影响。

② 测量心脏传导系统各个部位的不应期。

③ 房室结双径路的检出和电生理研究。

④ 预激综合征的检测和电生理研究，了解其在快速型心律失常中的作用。

⑤ 阵发性室上性心动过速研究，确定其发作方式和机制，帮助选择治疗方案。

⑥ 诊断和研究某些特殊的电生理现象，如隐匿性传导、超常期传导、裂隙现象。

⑦ 研究并评价药物对心脏传导系统的影响，阐明抗心律失常药物的作用机制。

⑧ 作为临时起搏，用于三度房室传导阻滞和心脏骤停的抢救措施。

⑨ 对于一些肢体功能障碍和年老体弱不能行运动试验者，心脏负荷试验可作为缺血性心脏病的替代性检查方法。

⑩ 用于安装永久性起搏器患者的复查，可行胸壁刺激试验以了解起搏器的感知功能及心脏对起搏器的依赖程度。

（2）禁忌证　食管调搏电生理技术的安全性毋庸置疑，食管电极插管对少数患者有较明显的胃肠刺激反应，极个别患者对电刺激敏感而不能耐受。电极定位不准可刺激膈神经，电极过深达到心室水平时可诱发室性心律失常，为保证检查的安全性，以下情况为食管调搏检查的相对禁忌证。

① 临床明确的病窦综合征有晕厥病史者，以防检查中造成长时间窦性停搏，发生意外。

② 术前或术中诱发心房纤颤时应停止检查。一般无须特殊处理，待其自然恢复。如心室率过快，则可用药物控制。如并发预激心室率达 180 次/分以上或血流动力学不稳定则应立即电复律。

③ 极少数患者术中可诱发室性心动过速，依血流动力学情况选择药物或电复律治疗。

④ 有食管静脉曲张者不宜进行该项检查。

18. 食管调搏电生理检查的临床意义

（1）窦房结功能测定　包括测定窦房结的起搏功能［窦房结恢复时间（SNRT）、校正的窦房结恢复时间（CSNRT）、心脏固有心率（IHR）］和传导功能［窦房传导时间（SACT）、窦房结有效不应期（SNERP）］。其临床价值如下。

① 研究窦房结的电生理特性及自主神经对窦房结的影响情况，从而为窦房结功能障碍的鉴别诊断和分型提供客观指标。

② 判定窦房结功能障碍程度，为选择起搏治疗提供依据。

③ 评价药物对窦房结功能的影响。

（2）预激综合征　对于可疑预激患者通过诱发预激波（σ 波）或旁道检测可明确诊断。对于已明确预激的患者意义如下。

① 可进一步确定预激的类型。

② 检查有无多个旁道。

③ 测定旁道不应期。

④ 观察某些抗心律失常药物对旁道的作用。

⑤ 诱发和（或）终止心动过速，了解心动过速的折返类型。

（3）房室结内双径道的检测　主要用于以下情况。

① 反复发作阵发性室上速患者，既无器质性心脏病，又能除外预激综合征。

② 对于间歇性一度房室传导阻滞、不典型的房室结折返搏动和某些"结性早搏"等患者，以明确其是否由房室结双径路引起。

（4）心脏不应期的测定　TEAP 可用于测定心房、房室、束支、房室双径路、旁道及窦房结的不应期，用于了解激动在相应部位传导的情况，解释某些复杂心律失常（尤其传导障碍）的发生机制。由于食管电极一般不能起搏心室，所以不能测定心室及房室传导系统的逆向不应期。

（5）室上性心动过速的检查与终止　通过 TEAP 可了解室上速（SVT）的发生机制，帮助临床筛选有效治疗的药物。同时通过 TEAP 终止 SVT 发作，也是最安全、最有效的方法。

（6）抢救心脏骤停　对心搏骤停患者将双极食管电极经鼻孔插入足够深度（45～55cm）可连续起搏 60h，为进一步抢救创造很有利的条件。因为该方法简单、迅速，可在 1min 内完成，因此可作为急救时的常规方法选用。另外，还可对高危患者实施保护性起搏，防止心搏骤停的发生。

19. 心腔内电生理检查的原理

心腔内电生理检查是确诊心律失常的最重要手段，它主要使用心内心电图记录和心脏起搏两项基本技术。

体表心电图反映心电活动综合向量，而心内心电图记录心脏局部电活动，因此，同步记录多部位心内心电图可以了解心脏传导顺序，从而确定心动过速的折返途径；通过希氏束电图可以明确房室传导阻滞发生部位；一般常规记录高位右心房（HRA）、希氏束（HBE）、右心室心尖部（RVA）、冠状窦（CS）等部位局部电图。同步记录体表心电图的 Ⅰ 导联、aVF 导联和 V_1 导联。

心脏起搏主要采用分级递增和程序期前刺激两种方式。方式合适的心脏起搏可以诱发和终止折返性心动过速，从而可以在患者不发病时进行检查，诱发心动过速，了解发生部位与机制。在心房分级递增刺激时，通过 HRA 电图变化可以测定窦房结恢复时间（SNRT）、窦房传导时间（SACT）；通过 HBE 可以了解前向房室传导情况。在心室分级递增刺激时，通过 HBE 可以了解逆向房室传导情况。

20. 心腔内电生理检查的适应证和临床意义

（1）适应证

① 房室传导阻滞，欲了解阻滞部位。

② 心动过速特别是宽 QRS 波群心动过速需鉴别诊断者。

③ 室性心动过速、室上性心动过速、心房扑动、房性心动过速射频消融前明确诊断及定位。

④ 不明原因晕厥疑与心律失常有关者。

⑤ 快速型心律失常拟行药物治疗进行药物筛选。

⑥ 疑有窦房结功能低下需窦房结功能测定者。

⑦ 外科治疗快速型心律失常，手术前需心内膜标测者。

（2）临床意义　通过电生理检查可以了解晕厥是否与心律失常有关；可明确心动过速发生机制及部位。是室上性还是室性，是否为折返性；若为室上性，是房室结折返还是房室折返；对于心动过缓，可以了解有无窦房结功能低下或房室传导阻滞及阻滞部位。

一、窦性心律失常的定义、临床类型

（1）窦性心律是指冲动起源于窦房结的心律。

（2）正常窦性心律基本规则，其频率随年龄增长而减慢，正常成年人为每分钟60～100次，婴儿30～150次/分，2～4岁儿童110～120次/分，4～8岁为90～110次/分，而老年人为55～75次/分。心电图表现为：①P波为窦性，其向量在正常范围内，形态固定不变；②P波频率60～100次/分（成人）；③P-R间期0.12～0.20s；④P-P间隔最大差别＜0.12s（同一导联）。

（3）由窦房结冲动形成过快、过慢或不规则或窦房结冲动传导障碍所致心律失常称为窦性心律失常，临床上常见有窦性心动过速、窦性心动过缓、窦性心律不齐、窦房结暂停、窦房传导阻滞。

二、窦性心动过速

1. 窦性心动过速的定义、病因

由窦房结所控制的心律，其频率超过100次/分时称为窦性心动过速，临床上极为常见。窦性心动过速可为某些疾病的临床表现，亦见于运动、恐惧、情绪激动等交感神经兴奋的生理状况。

引起非生理性窦性心动过速的原因：①发热性疾病；②心功能不全；③甲状腺功能亢进症；④心肌炎；⑤血容量不足；⑥电解质紊乱，如低钾血症；⑦低氧血症；⑧药物作用，肾上腺能药如肾上腺素、多巴胺、异丙肾上腺素，节后抗胆碱药如阿托品，扩血管药如硝酸甘油、异山梨酯（消心痛）、硝苯地平（心痛定）等；⑨心脏神经官能症。

2. 窦性心动过速的临床表现与心电图特点

（1）临床表现　主要为心悸，程度多与心率有关，一般为渐发渐止，持续时间与原发病病程有关，如发热患者热退后心悸消失，心力衰竭、甲状腺功能亢进未纠正时心悸不会消失。

（2）心电图特点　在每个QRS波前有一个窦性P波，P-R间期正常，P波频率在100～150次/分，偶尔可更快，可能有ST段上斜型下降及T波低平。

3. 窦性心动过速的诊断和鉴别诊断

（1）诊断　窦性心动过速诊断不难，只要心电图上为窦性心律的心率在100～150次/分即可明确诊断。

（2）鉴别诊断　主要需与房性心动过速相鉴别。房性心动过速多为折返性，有突发突止的特点，而窦性心动过速多为自律性升高机制所致，没有突发突止的特点。房性心动过速时一般P波形态与窦性P波不一样，说明其发生部位多不在右心房上部，心内电生理检查可以确定其最早激动点。发生于右心房上部的房性心动过速与窦性心动过速难以鉴别。

4. 窦性心动过速的治疗

生理性窦性心动过速不需要治疗。非生理性窦性心动过速的治疗主要针对原发病，本身不需特殊处理，少数病例可短期服用镇静药，可在治疗原发病的基础上用β受体阻滞药降低心率、减轻症状，如阿替洛尔每日2次，每次6.25～25mg；或美托洛尔每日2次，每次12.5～50mg，具体剂量根据患者心率对药物的反应而定，以将心率控制在患者无症状为度，通常60～80次/分为宜。对心功能不全的患者要特别小心，剂量不宜过大，且应在使用强心药的基础上使用。在一般感染、急性心肌梗死等病例，持久的窦性心动过速超过130次/分者，常提示预后不良。

三、窦性心动过缓

1. 窦性心动过缓的定义、发生原因

（1）窦性心律，其心室率低于每分钟60次者称为窦性心动过缓。

（2）引起窦性心动过缓的原因

① 暂时或轻度的窦性心动过缓在正常人中可见，运动员、老年人、睡眠中、压迫眼球或颈动脉窦时均可出现。

② 在病理状态下，窦性心动过缓可由迷走神经张力过度或窦房结本身的缺血、炎症及纤维化、退化性等病变所引起，常见于颅内压增高、黏液性水肿、血钾过高、黄疸、流行性感冒和某些发热性疾病的恢复期。

③ 应用β受体阻滞药、胺碘酮、洋地黄等药物时。

④ 甲状腺功能减退、营养障碍、脑垂体功能减退和低温时。

2. 窦性心动过缓的临床表现、心电图表现、治疗方法

（1）临床表现 一般无临床症状，只有在心动过缓显著或伴有器质性心脏病者，可有头昏、乏力甚至晕厥。心率多在45～60次/分，偶有低于40次/分者。

（2）心电图表现 P波为窦性P波，P-R间期可在0.12～0.22s，P-P间隔大于1.0s，TP段延长，常伴有窦性心律失常。

（3）治疗方法 针对病因治疗，本身一般无须处理，必要时可用阿托品0.3～0.6mg，每日3～4次，异丙肾上腺素5～10mg，每日3～4次舌下含化，亦可静脉点滴维持，提高心室率，改善症状。

四、窦性心律失常

1. 窦性心律失常的定义、病因

自窦性结发出的激动不均匀，使R-R之间的差大于0.12s，称为窦性心律失常，心率的加快与减慢交替出现，其发生原理是由于迷走神经张力的变动而影响窦房结产生冲动的频率，大多数的窦性心律失常与呼吸周期有关，吸气时心率加快而呼气时减慢。

窦性心律失常发生于正常人，在儿童期尤为常见，而老年人也不少见，有时可与冠心病、心肌病有关，洋地黄作用亦能引起这种心律失常。

2. 窦性心律失常的临床表现、心电图特点及治疗方法

（1）临床表现 一般无症状，常伴有正常或较慢的心率，运动阿托品或其他因素使心动加速时，心律失常多能消失。

（2）心电图特点 P 波为窦性 P 波，P-P 间期逐渐改变，相差＞0.12s，P 波形态与 P-R 间期可有轻度变异。

（3）治疗方法 一般无须处理，有明显心动过缓者可用阿托品治疗。

五、窦房结暂停

1. 窦房结暂停的定义及其原因

（1）窦房结在一段时间内停止发放冲动，以致不能激动心房或整个心脏时，称为窦房结暂停或窦性停搏。

（2）引起窦房结暂停的原因 ①迷走神经张力过高；②药物影响如洋地黄、奎尼丁、乙酰胆碱等，或血钾过高时；③风湿性心肌炎、缺血性心脏病、心肌病；④窦房结功能衰竭。

2. 窦房结暂停的临床表现、心电图特点与治疗方法

（1）临床表现 偶然发生窦房结暂停可无症状，静止时间较长可引起昏厥、心源性昏厥发作，类似心源性脑缺氧综合征（阿-斯综合征）发作。

（2）心电图特点 比正常 P-P 间期明显延长的时间内不见 P 波，或 P 波与 QRS 波均不出现，形成心房或全心停顿现象，但窦房结活动暂停时，常引起交界性或室性逸搏。

（3）治疗方法 针对病因治疗，如纠正高钾血症，停用有关药物，有头晕或晕厥发作者可试用阿托品、异丙肾上腺素治疗，如疗效不满意者应考虑安装按需型人工心脏起搏器。

六、窦房传导阻滞

1. 窦房传导阻滞的分度与心电图特点

激动自窦房结传至心房过程中时限延长或完全被阻断称为窦房传导阻滞，共分三度。

一度窦房传导阻滞：仅窦房传导时间延迟，无法从心电图上作诊断。

二度窦房传导阻滞：又分两型。文氏型 P-P 间期逐渐缩短，直至出现一个 P

波脱落，含受阻 P 波的 P-P 间期小于任何两个短 P-P 间期之后。莫氏型，基本均齐的 P-P 中，突然出现一个长间歇，此间歇等于两个 P-P 间隔之和或整数倍。

三度窦房传导阻滞：R-P 与 P-P 无关，心电图上仅能看到 P-P 极缓慢、均齐，或有交界性逸搏，与窦性停搏极难鉴别。

2. 窦房传导阻滞的病因、临床表现、诊断及治疗方法

（1）病因

① 冠状动脉硬化引起的慢性供血不足或急性心肌梗死。

② 风湿性或其他原因的炎症及其后遗症。

③ 洋地黄、奎尼丁等药物的毒性反应。

④ 原发性心肌病。

⑤ 迷走神经张力过高。

（2）临床表现　由于窦房传导阻滞有一、二、三度之分，其引起的心室停顿时间一般不长，多无症状。心动显著过缓可引起乏力、头昏、胸闷等，停顿间歇过长可诱发眩晕以致心源性昏厥，体检时可发现心率、脉率缓慢而不整齐，可有较长间歇。

（3）临床诊断　窦房传导阻滞依靠心电图可确诊。

（4）治疗方法　针对病因治疗。轻者无须处理。心动过缓严重者可用阿托品、异丙肾上腺素等治疗顽固而持久并有晕厥或心源性昏厥发作者，应安置人工心脏起搏器。

3. 窦房传导阻滞与窦性停搏的发生机制

（1）窦房传导阻滞时，窦房结仍正常地发放激动，但激动在传导到心房的过程中受阻，不能使心房除极，或使心房除极延迟，属于传导障碍。

（2）窦性停搏则是由于某种原因使窦房结暂时处于抑制状态而不能发放激动的现象，即窦性激动形成障碍，心房无除极。

4. 二度窦房传导阻滞的心电图鉴别诊断

心电图上，二度Ⅰ型窦房传导阻滞为 P-P 间期逐渐缩短，随之出现漏掉、脱漏的 P-P 间期小于任何两个短 P-P 间期之和；Ⅱ型为出现长间歇，P-QRS 波均缺如，长间歇的间期通常为窦性 P-P 间期的 2 倍或整倍数。而窦性停搏的长间歇与原有 P-P 间期不成倍数关系，且易出现逸搏，窦性心律失常的特点为 P-P 间期的改变，是逐渐加速逐渐减慢。房性期前收缩未下传的长间歇小于两个窦性 P-P 间期之和，常可见异位 P 波或前一激动的 T 波形态异常（切迹、折返、变高、变尖等）。

七、病态窦房结综合征

1. 病态窦房结综合征的定义

病态窦房结综合征（简称病窦综合征，SSS）是窦房结及其周围组织病变，造

成其起搏和（或）冲动传出障碍，引起一系列心律失常和临床表现，亦称为窦房结功能低下。

2. 病窦结合征的病因和发病机制

（1）病因　窦房结功能低下可由累及窦房结解剖和（或）其毗邻心房组织的疾病直接损坏所致；也可由迷走神经张力增加、甲状腺功能低下等神经体液调节异常及电解质紊乱、药物等因素所引起，后者多为可逆性。

病窦可与冠心病、心肌病、风湿性心脏病、高血压病等常见器质性心脏病并存，但不一定有因果关系。任何累及心房、窦房结及窦房结动脉的心脏或全身疾病都可能引起病窦。约有半数以上的患者病因不清，无器质性心脏病证据，部分为家族性。

（2）发病机制　不详，常见的病理特征为窦房结细胞成分减少，窦房结及其与心房的连接组织纤维化，可伴有窦房结动脉的结内部分闭塞。

3. 病态窦房结综合征的临床表现

患者多数起病隐匿，进展缓慢，有时被偶然发现，多见于老年人，可有重要脏器如脑、心、肾不同程度供血不足的表现。

（1）脑部供血不足　可表现为头昏、眩晕、头痛、记忆力减退、反应迟钝、易激动、轻度失眠、耳鸣等；较重者可出现短暂的偏瘫、失语、短暂视力障碍；严重者因心率过慢或心脏停搏而出现晕厥、抽搐等阿-斯综合征表现。

（2）心肌供血不足　可表现为心悸、气短、胸闷甚至心绞痛，严重者可心肌梗死，个别病例可因突然引起心力衰竭、心源性休克、严重心律失常及心脏停搏而死亡。

（3）肾脏供血不足　可出现多尿、夜尿、蛋白尿、管型尿，严重者晚期可出现尿毒症。

患者的心律失常多表现为心动过缓，也可表现为慢快综合征、窦性静止，亦可同时并发房室传导阻滞。

4. 病态窦房结综合征的心电图特征

① 严重而恒定的窦性心动过缓，心率慢于 50 次/分。

② 窦性停搏和（或）窦房传导阻滞。

③ 房室交界区逸搏和（或）传导功能障碍，表现延迟出现的房室交界性逸搏及过缓的房室交界区逸搏心律、逸搏夺获双联律，其中逸搏与其前一个心搏距离常大于 1.5s，交界处逸搏心律多在 35～40 次/分。

④ 慢快综合征：即以窦性心动过缓为基础，伴有阵发性房性心动过速或心房扑动或心房颤动，少数患者可出现室性心动过速甚至心室颤动。

⑤ 部分病例可兼有不同程度的房室传导阻滞及束支传导阻滞。

⑥ 心房颤动未经治疗而心室率仅每分钟 60 次左右或心房扑动时心房率在每分

钟 200 次以下者，应考虑病窦综合征的可能。

⑦ 心动过速终止后常有长间歇。

5. 病态窦房结综合征的诊断标准

病窦患者的症状缺乏特异性，诊断主要依据心电图表现，凡具有下述一条或一条以上者即可诊断为病窦。

① 持续而严重的（<50 次/分）窦性心动过缓。

② 非药物引起的窦房传导阻滞。

③ 窦性停搏伴或不伴有交界区逸搏或心律。

④ 心房纤颤伴缓慢心室率。

⑤ 心房纤颤复律时不能恢复窦性心律。

⑥ 缓慢的窦性心律伴有阵发性心房纤颤、心房扑动、室上性心动过速或室性心动过速，即所谓慢快综合征。

单纯的窦性心动过缓如程度不重，诊断困难时应做窦房结功能检查，窦房结功能异常者可以确定诊断，正常时不能排除诊断。

病态窦房结综合征诊断一般不难，所需注意的是要同时确定其是否由可复性因素所致，如电解质紊乱、迷走神经张力增加、药物等，因这些因素所引起的窦房结功能低下经相应处理多数可以恢复正常。

6. 病态窦房结综合征的辅助检查

常用辅助检查有运动试验、阿托品试验、异丙肾上腺素试验、固有心率测定、24h 动态心电图检查、窦房结恢复时间、窦房结传导时间。

7. 运动试验诊断病窦综合征的价值

嘱患者半分钟内下蹲 15 次，或 2~3 倍二阶梯运动试验后出现下列情况者为阳性。

① 心率增加<30 次/分。

② 出现二度房室传导阻滞、结性逸搏。

此试验常用于初步筛选法。

8. 动态心电图对病态窦房结综合征的诊断价值

对于 24h 动态心电图的检查结果，若具备下列一项或一项以上者，即可考虑诊断病态窦房结综合征。

① 24h 总心率<88770 次，醒时最高心率<90 次/分，醒时最低心率<57 次/分，睡时最高心率<61 次/分，睡时最低心率<41 次/分，24h 平均心率<62 次/分，上述 6 条中有任何 4 条即为阳性。

② 长间歇>2s。

③ 二度或三度窦房传导阻滞。

④ 持续性异位心律。

以上诊断要排除药物对心率的影响及自主神经对心率的影响，特别是迷走神经张力增高及代谢功能紊乱的情况。

9. 阿托品试验及判断方法

（1）方法　首先描记心电图作为对照，然后静注阿托品 1.5～2mg，注射后即刻、1min、2min、3min、5min、10min、15min、20min 分别描记一次 Ⅱ 导联心电图。

（2）结果判断　窦性心率增快＜90 次/分和（或）出现窦房传导阻滞、交界性心律、室上性心动过速属于阳性，提示病态窦房结综合征存在。

注射后窦性心率增快＞90 次/分或原来的窦房传导阻滞、窦性静止消失，则可能为迷走神经功能亢进所致，可除外病态窦房结综合征。

10. 检测窦房结功能的方法

窦房结是心脏最高起搏点，位于左心房的上腔静脉入口处界嵴的上端，其由大量的胶原纤维和弹性纤维构成支架，支架中含有起搏细胞、移行细胞和浦氏细胞。起搏细胞产生固有冲动，决定了窦性心律的频率。过渡细胞是起搏细胞与心房肌细胞之间具有慢速电传导能力的细胞，窦房结属于神经-肌性结构，有丰富的自主神经支配，尤其是迷走神经对窦房结功能影响较大。因此，正常的窦房结功能取决于固有冲动的形成及传入心房能力的高低，同时自主神经调节障碍也可以影响窦房结功能。以往对窦房结功能评价缺少客观标准。电生理技术的发展，尤其是程序电刺激的引入，为窦房结功能测定建立了客观、重复性好、敏感性较高的检测手段。无创的食管调搏电生理与有创的心内电生理测定窦房结功能相关性较好，故食管调搏可替代心内电生理检查法。目前常用的检测指标有：①窦房结恢复时间（SNRT）；②窦房结传导时间（SACT）；③窦房结固有心率（IHR）。分别反映窦房结起搏功能、传导功能及自主神经对窦房功能的影响。

11. 窦房结恢复时间测定及其临床意义

（1）机制　用刺激仪发放较高频率的刺激，夺获心房并经心房逆传至窦房结，使其自律性完全受到抑制，刺激脉冲突然停止后，窦房结需经过一段"觉醒"时间后才能恢复其自律性。

（2）方法　采用分级递增法刺激，以快于患者自身心率 20 次/分的频率开始起搏心房，每次递增 10～20 次/分，刺激频率 60～150 次/分，每级持续 30～60s，各级刺激间隔 5min。需记录：①每级刺激前基础自身心率（SCL）10 个左右心搏；②每级刺激结束前 5s 至刺激终止后窦性心律恢复到刺激前水平或至少 10 个心动周期。

（3）测量及正常值　测量最后一个刺激波至第 1 个恢复的窦性 P 波开始之间的时间间期，各级刺激所测量的 SNRT 不同，数值以最长的 SP 间期为准。正常成人

SNRT<1200ms；若>1600ms 则为异常；>2000ms 则具有诊断意义。

（4）临床意义 SNRT 的测定是评定窦房结功能的最有价值的一项检查，其敏感性为 80%～90%，特异性为 85%～95%，且重复性较好。临床上有一部分明确窦房结功能不良，严重窦性心动过缓伴晕厥者，SNRT 检查正常，说明存在有假阴性。故一般认为，SNRT 正常者不能排除病态窦房结综合征，而 SNRT 明显异常者则有肯定的临床诊断价值。临床表现不支持病态窦房结综合征，但 SNRT 超出正常范围者，一般认为与迷走神经张力过高有关，应进行药物阻断神经后，再行 SNRT 检查。

12. 窦房结传导时间测定和其临床意义

（1）窦房结传导时间（SACT）目前常用 Narwla 法，即取比自身心率快 10 次/分的频率 S1S1 连续起搏心房 8 次，使之夺获心房而不引起窦房结的抑制，但起搏脉冲将控制和重建窦房结的节律，测出最后一个起搏房性 P 波 A2 到其后的窦性 P 波 A3 的周期（A2A3）。A2A3 间期为回复周期，等于心房冲动传到窦房结以及窦房结冲动传到心房的时间和窦房结固有周期之和。前二者的平均值称为窦房传导时间，即 SACT＝（A2A3－A1A1）/2，实验测定的正常窦房传导时间为（82±19.2）ms，最高限度为 120ms，>150ms 提示窦房传导障碍。

（2）SACT 测定影响因素很多，其对病态窦房结综合征诊断价值不如 SNRT。SACT 与 SNRT 二者无明显的相关性，因二者反映的是窦房结的不同功能，两者结合判断则有助于提高诊断的敏感性和特异性。

13. 窦房结固有心率（IHR）测定及其临床意义

（1）原理 窦房结同时受交感神经及迷走神经影响，当迷走神经张力明显增加时，可导致临床的病态窦房结综合征。测定 IHR 即用药物阻断，排除自主神经影响后的窦房结内在固有节律。另外可通过其了解自主神经对心率支配的方式和程度。

（2）方法 用普萘洛尔 0.1mg/kg、每分钟 1mg 的速度静注，以阻断交感神经，10min 后再静注阿托品（0.04mg/kg），在 2min 内注射完以阻断迷走神经，测定推药后 3～20min 中最快心率，即为 IHR。

（3）正常值≥80 次/分或大于预测 IHR

$$IHR＝118.1－（0.57×年龄）$$

可用 IHR 和 RHR（安静时心率）的关系来判断自主神经对窦房结的变时作用，一个人安静时心率取决于这二者之间的相互作用的结果。反映自主神经张力对心率支配的方向和程度的公式如下。

$$自主神经张力（%）＋（RHR/IHR－1）×100%$$

负性结果提示迷走神经占优势，正性结果提示交感神经起主导作用，正常人其结果多为负值。

（4）临床意义　IHR对鉴别诊断结内或结外病变意义重大，这直接关系到采取什么样的治疗方案。如结内病变则一般药物治疗无效，需安置永久性起搏器；如属结外病变，由迷走神经张力增高所致者可首选拮抗药物治疗。

14. 病态窦房结综合征的治疗

病态窦房结综合征的主要临床表现为缓慢型窦性心律失常和窦房传导阻滞。临床常见的病因依次为冠心病、心肌炎、心肌病、外伤或手术损伤窦房结、特发性窦房结功能低下等。临床症状的轻重除了与心脏基础状态有关外，主要受心率以及低位起搏点（如心房、房室交界区）的代偿情况（逸搏）影响。

SSS的治疗包括药物治疗和人工心脏起搏治疗两大类。

（1）药物治疗　对于逸搏功能良好、心室率＞50次/分且症状不明显的患者，只需限制体力活动而不必急着用药，但要求患者定期随访。对于心室率＜45次/分或有器官供血不足表现的患者可首先给予提高心率的药物治疗，如可试用一般剂量的阿托品、麻黄碱、沙丁胺醇、山莨菪碱等；并发高血压者可试用硝苯地平；冠心病者可试用异山梨酯或硝苯地平反射性加快窦性心率。较重情况可用异丙肾上腺素静滴，但应注意加快窦性心率反而会出现窦性心动过速。由于SSS患者窦房结有器质性损害，对于拟交感药物或副交感阻滞药物敏感性很低，因此上述用药的效果不理想。另外，还应注意尽量避免应用抑制窦房结功能的药物。

（2）安装人工心脏起搏器　由自身器质性损害所致病窦的药物治疗一般无效，起搏器常常是唯一有效的治疗方法。

病态窦房结综合征患者有以下情况之一者为起搏器明确适应证：①已发生晕厥；②有明显头晕、气短、乏力等症状；③心率持续＜50次/分的窦性心动过缓；④慢快综合征，快速型心律失常发作频繁需要治疗。

心率＞50次/分时症状不明显，仅窦房结功能检查结果异常者可暂不装起搏器，根据病情进展再酌情决定。

患者有与心动过缓明确相关的症状，但不明显，起搏器治疗有助于提高其工作能力及改善其生活质量。

药物不能解除的持续性迷走神经张力增高所致的病窦也需起搏器治疗。

（3）药物配合起搏器治疗　人工心脏起搏器可提高患者的最低心率，假如仍发生房性快速型心律失常，则可无顾虑地使用抗心律失常药物治疗，如奎尼丁、普鲁卡因胺、普萘洛尔等，都可按需要应用。对有心力衰竭者也可应用洋地黄、利尿药治疗。无论是否安装起搏器，病因治疗都是同等重要的，所以SSS安装起搏器后仍应注意病因治疗。

第三节 期 前 收 缩

一、期前收缩的定义

期前收缩（premature beats）又称过早搏动或早搏，一般指起源于异位起搏点，与当时的基本心律中其他搏动相比，在时间上发生过早的心脏搏动是过早异位搏动的简称。少数情况下，也有起自窦房结的搏动在发生时间上明显提前，也可称为窦性期前收缩。按起源部位，期前收缩可分为房性、交界性（或结性）和室性，其中室性期前收缩最常见。期前收缩发生后常可干扰下一次本当出现的基本心脏搏动，而出现一个相对延长的间歇，称为代偿间歇，有时期前收缩可不阻碍下次基本心律的出现，而介于两次基本心搏之间，称插入性期前收缩或间位期前收缩。如期前收缩有规律地占每2次心搏中的1次，称为二联律，如每一个基本心搏后连续出现2次或每2次基本心搏后出现1次期前收缩，并连续至少3个周期，则称期前收缩三联律。期前收缩与其前基本心搏之间的间期称为联律间期或配对间期。

二、期前收缩的发生机制

期前收缩的确切发生机制尚不清楚，目前有三种学说为大家所接受。

（1）激动折返（reentry） 正常人某一区域的心肌不应期是相同或基本相同的，当激动传来时心肌纤维几乎同时除极和复极。当这个区域的心肌纤维受到缺血、缺氧、损伤或电解质紊乱等影响时，其不应期可发生一定的差异，此时若有激动下传，尚处于不应期的纤维不能应激，激动只能绕过这部分心肌，而已经脱离不应期的心肌纤维传向别处，待一短期后，这部分心肌才脱离不应期，原来的激动返回到该部分时便可引起激动，从而成为一个异位起搏点，形成期前收缩。近年研究表明，相邻心肌纤维间不应期差异形成的微折返可能是产生早搏的主要机制。临床上期前收缩的形成常与其前一次心搏有关，且单源性期前收缩配对间期固定的事实也支持激动折返的学说。

（2）异位兴奋灶 窦房结以外的心脏传导组织虽不发出激动，但在病理改变或神经内分泌紊乱的作用下，自律性增强，因而可以发出提前的激动，产生期前收缩。临床所见的连续发生的期前收缩（连发）尤其伴有部分性房室传导阻滞时，都支持异位兴奋灶学说。

（3）并行心律 也称平行收缩或平行节奏点，是指在主导心律（一般为窦性心律）之外同时存在一个或两个甚至多个异位起搏点，该异位起搏点凭借其周围存在的"保护性"传入阻滞维持独立，以不受主导心律影响的固有频率激动心房和（或）心室。异位节奏点可以位于心脏的任何部位，但位于心室者较多见，交界区次之，位于心房者罕见。

三、并行心律的特征

① 两种心律各有其固定的节律，异位节奏点发出的两个 QRS 波群之间的距离可以求出一个最大公约数，这个公约数便是异位心律的自身周期，是恒定的，一般不小于 0.15s。

② 两种心律各有其固定的 QRS 形态。

③ 两种心律的激动相遇时呈现融合波。

④ 频发的异位期前收缩配对间期不固定，相差＞0.06s。

⑤ 保护性阻滞在窦房结心律与异位心律并存时，可以见到窦房结"心室夺获"现象，这时窦性激动仍然不能侵入异位起搏点，这种现象证明在异位节奏点的周围有"保护性阻滞"。

⑥ 窦性节律中也可以出现异位心律干扰窦房结的现象，形成"反相耦联"，于是并行心律与窦房结之间呈现固定的二联律关系。

四、房性、室性融合波及心室夺获的定义

心脏存在两个节律点（一为窦性，一为异位，或两个均为异位）时，如果它们先后或同时发动激动信号，两者在心房或心室内相遇，共同激动心脏（分别控制心房或心室一部分），所形成的一个折中波形，称为融合波。按融合波发生的部位，融合波分为房性与室性两种。

(1) 房性融合波　可发生于窦性激动与房性、窦性与交界性或窦性与室性异位激动之间，其融合波（P′波）的形态分别介于两个起源 P 波之间，且融合波 P′波与其前后窦性 P 波间距与窦性 P-P 间距几乎相等。

(2) 室性融合波　是由室上性节律（窦性、房性、交界性）传入心室，与心室异位冲动相遇而引起，其心电图特征为：①融合波 QRS 介于室上性与室性之间；②期前收缩所致的融合波与其前或后正常 QRS 波的间隔基本等于一个正常心动周期；③如融合波是由窦性下传与室早形成，P-R 间期较短（＜0.12s）。

(3) 心室夺获　在一系列脱节现象之后，若某个窦性激动重新通过刚刚脱离有效不应期的房室交界处，并下传激动了的心室产生 QRS 波群，夺回了对心室的控制权，称心室夺获。

五、根据心电图分析期前收缩应注意的问题

(1) 注意同一导联期前收缩的形态和配对间期　如果期前收缩的形态相同，配对间期相等，则期前收缩为单源性；如果期前收缩形态不同，配对间期一致，则期前收缩为同源性，称为多形性期前收缩。如果期前收缩形态不同，配对间期也不等，则期前收缩为多源性，如果期前收缩形态不同，配对间期不一致，且期前收缩周期之间有最大公约数时，则期前收缩为并行心律。

（2）注意期前收缩的代偿期　若代偿间期不完全，期前收缩多为房性或房室交界性期前收缩；若代偿间期完全，期前收缩多为室性期前收缩；若无代偿间期，期前收缩为插入性；若代偿间期过度，则见于房室连接性期前收缩。

（3）注意期前收缩的频率　若期前收缩每分钟不超过 2 个为偶发，＞5 次为频发。若每个窦性搏动出现一个期前收缩，则为二联律；每两个窦性激动后出现一个期前收缩，则为三联律。连续 2 个期前收缩则为成对期前收缩，连续 3 个以上的期前收缩则为短阵心动过速。

（4）注意期前收缩后窦性搏动的 ST 段及 T 波改变　期前收缩后的第 1～2 个窦性搏动 ST 段压低或 T 波低平或倒置，则此期前收缩多为病理性的，可能是因为期前收缩时心排血量减低、心肌供血不足所致。

（5）注意室性期前收缩的 QRS 波的形态、时间　若 QRS 波宽大、畸形，时间＞0.16s，常提示有器质性心脏病的可能；若 QRS 波不宽大，时间＜0.13s，多提示为功能性。

六、房性期前收缩的原因、临床表现及治疗方法

（1）原因　动态心电图检查中，房性期前收缩非常常见，可见于心脏正常的年轻人，老年人更加常见。可因吸烟、饮酒、咖啡、浓茶及某些药物诱发或加重。房性期前收缩也常见于慢性肺疾病及肺源性心脏病、风湿性心脏瓣膜病、冠心病、高血压性心脏病、心肌病、心包炎及各种原因引起的心力衰竭，也可见于甲亢等内分泌疾病等。

（2）临床表现　房性期前收缩患者多无症状，某些患者可有心悸不适，房性期前收缩可触发阵发性心动过速而引起心悸。单个房性期前收缩未下传可引起明显心跳停顿感及心悸感，房性期前收缩二联律未下传可表现为心动过缓。听诊时可闻及提前出现的期前收缩，常有第 1 心音增强，也可闻及其后的代偿间歇，房性期前收缩未下传时可闻及突然的心脏停顿。

（3）治疗方法　房性期前收缩发生于正常人或症状不明显可不予治疗。去除诱因如戒烟戒酒、不饮浓茶或咖啡有一定效果。如房性期前收缩症状明显或发生于器质性心脏病患者，特别是频发房性期前收缩，可给予 β 受体阻滞药、钙通道阻滞药如维拉帕米。如频发房性期前收缩诱发性心动过速、房颤，可予奎尼丁或胺碘酮治疗。

七、房性期前收缩的心电图表现

（1）心电图典型改变

① 提前出现的异位 P′波，与窦性 P 波不同。

② 如 P′波下传，QRS 波呈室上性。也可因 P′波未下传而使 P′波后无 QRS 波。

③期前收缩后代偿间歇一般不完全。

④ P′-R 间期≥0.12s。

（2）房性期前收缩可发生以下不典型表现

① 多源性房性期前收缩：P′波形态多样。

② 房性期前收缩未下传：有房性 P′波但其后无 QRS 波群，这种情况非常常见，易误诊或漏诊。房性期前收缩二联律如未下传易误诊为窦性心动过缓。

③ 房性期前收缩发生较早时发生传导延缓，心电图示 P′-R 间期延长。延长程度与其联律间期有关，联律间期越短，P′-R 间期越长。

④ 房性期前收缩伴室内差异性传导：房性期前收缩向下传导，如遇到一侧束支仍处于不应期，则可沿另一束支下传而呈室内差异性传导，QRS 波宽大畸形，多为右束支传导阻滞图形，易误诊为室性期前收缩，但其前有 P′波，代偿间歇多不完全，结合有房性期前收缩的平时心电图可以鉴别。

八、结性期前收缩的心电图特点

结性期前收缩起自房室结上、下部交界处，常能顺传导到心室及逆传到心房。结性期前收缩临床少见，其临床表现与治疗与房性期前收缩相似。心电图特点如下。

① 提前出现的逆行 P′波，可出现于 QRS 波之间，P′-R 间期<0.12s，也可出现于 QRS 波之后，R-P′间期<0.20s，有时埋没于 QRS 波之中不易看到。

② QRS 波一般呈室上性，也可发生室内差异性传导而呈宽大畸形。

③ 多有不完全代偿间期。

隐匿性交界性期前收缩表现复杂，可表现为不能下传心室或不能上传心房，也可能隐匿于房室结内。交界性期前收缩有易于发生差异性传导的倾向，应注意与室性期前收缩鉴别，必要时通过食管导联显示逆向 P′波。

九、室性期前收缩的病因与临床表现

室性期前收缩是希氏束分支以下的起搏点发出提早冲动所引起的心脏搏动，室性期前收缩是最常见的心律失常之一，24h 动态心电图监测中发现 30%～50% 的正常青年人有室性期前收缩，随年龄增长有增多趋势，老年人室性期前收缩的发生率、频率及复杂程度均有增加。

（1）病因

① 生理性：患者无器质性心脏病，在焦虑、激动、运动后或刺激迷走神经出现室性期前收缩，这些室性期前收缩预后良好，不引起猝死，也不增加病死率，但可引起临床症状。

② 药物及电解质紊乱引起：洋地黄中毒，奎尼丁、胺碘酮等用药过程中，低钾血症、低镁血症时易发生室性期前收缩，儿茶酚胺类药物、某些抗心律失常药物诱发室性期前收缩，过量使用吗啡、嗜烟酗酒等可致室早。

③ 病理性：见于心肌梗死、心肌缺血、某些心肌炎、心肌病、二尖瓣脱垂等心瓣膜病、风湿性心脏病、高血压病，各种原因导致的充血性心力衰竭，心脏手术的机械刺激学，这种类型的室性期前收缩是预后不良的独立危险因素之一，可增加患者的猝死率。

（2）临床表现　大多数情况下，室性期前收缩可不产生明显症状。常见症状可发生心前区不适、心悸，在室性期前收缩频发、患者比较敏感或医师引起患者注意后更常感到，心悸常为心脏部位间断的突然震动，常由期前收缩本身或期前收缩后较长的代偿间歇引起第 1 次自身搏动增强所致，有时可感觉到代偿间歇，心跳似乎暂停一下。安静状态下较易出现症状，心脏听诊可发现心律失常，突然提前出现的心搏第 1 心音明显加强，也可减弱，第 2 心音常较弱，两个心室收缩不同步常表现第 1 心音与第 2 心音分裂，期前收缩后可闻及代偿间歇，期前收缩时脉搏减弱，可有脉搏短绌。

十、室性期前收缩的心电图特点

（1）典型心电图表现

① 提前出现的宽大畸形的 QRS 波群，其时限≥0.12s。

② QRS 波群前后无相关的 P 波。

③ ST-T 段呈继发性改变，即 T 波与 QRS 波群主波方向相反。

④ 其后代偿间歇是完全的。

（2）当室性期前收缩起源位置较高或者束支分叉以上时，QRS 波可不明显增宽，室性期前收缩如逆向传导至心房也可产生不完全代偿间歇。特殊表现如下。

① 间歇性室性期前收缩：基本心率较慢时，室性期前收缩夹在两个连续窦性搏动之间，不影响后来的窦性冲动。

② 室性期前收缩二联律：每个窦性搏动后出现一次期前收缩，连续 3 次以上称为二联律。

③ 室性期前收缩三联律：每两个窦性搏动后出现一次期前收缩，或每个窦性搏动后连续出现两次期前收缩，则为三联律。

④ 多形性室性期前收缩：同导联上出现两种或两种以上形态的期前收缩，而联律间期固定者称多形性室性期前收缩。

⑤ 多源室性期前收缩：在同一导联有两种或两种以上类型室性期前收缩，且联律间期不同。

⑥ 成对室性期前收缩及短阵室性心动过速：每连续两个室性期前收缩称为成对的室性期前收缩，而连续 3 个以上的室性期前收缩形成短阵室性心动过速。

⑦ 心室回头心搏：室性期前收缩的冲动逆传到心房，在室性期前收缩 QRS 波群之后出现一个逆行 P′波，此 P′波又再次传入心室产生 QRS 波，形成 QRS-P′-QRS 的组合，称为心室回头心搏。

⑧ 室性期前收缩并行心律：室性期前收缩联律间期不同，但相邻两个室性期前收缩之间有倍数关系。

⑨ R-on-T 室性期前收缩：室性期前收缩发生在前一次心搏的 T 波上，称为 R-on-T 型室性期前收缩。此期前收缩落在心室易损期，容易诱发室性心动过速或心室颤动。

⑩ R-on-P 室性期前收缩：发生在舒张晚期重叠在 P 波上室性期前收缩，称 R-on-P 型室性期前收缩。近年报道此期前收缩易导致室性心动过速或心室颤动。

十一、心电图分析确定室性期前收缩部位的方法及临床意义

1. 分析方法

① 室性期前收缩在 V_1 导联呈左束支传导阻滞图形，则室性期前收缩的起源在右心室。

② 室性期前收缩在 V_1 导联呈右束支传导阻滞图形，则室性期前收缩的起源在左心室。

③ 若室性期前收缩电轴右偏＞＋100°或呈左后半传导阻滞图形，则室性期前收缩的起源在左心室前壁。

④ 若室性期前收缩电轴左偏＞－30°呈左前半传导阻滞图形，则室性期前收缩的起源在左心室后壁。

⑤ 若室性期前收缩在 V_1 导联呈左束支传导阻滞图形，V_2～V_6 室性期前收缩 QRS 均向下，则室性期前收缩起源在心尖部。

⑥ 若室性期前收缩在 V_1 导联呈右束支传导阻滞图形，在 V_2～V_6 导联上室性期前收缩 QRS 均向上，则室性期前收缩起源在心底部。

左心室前壁、后壁、心尖部、心底部室性期前收缩均可归为左心室室性期前收缩。

2. 临床意义

（1）对确定有无器质性心脏病有参考意义　有资料报道，无器质性心脏病的右心室室性期前收缩占 80％左右，未见到双心室性室性期前收缩；有器质性心脏病者，左心室室性期前收缩占 50％～75％，双心室性室性期前收缩占 4％，由此可见，右心室室性期前收缩多为功能性的。

（2）左心室或右心室疾病与室性期前收缩定位关系　左心室疾病，左心室室性期前收缩占 58.7％，右心室室性期前收缩占 32％；右心室疾病，右心室室性期前收缩占 75％，左心室室性期前收缩占 20％，提示从室性期前收缩的定位可以反映受累的心室部位。

十二、"病理性"室性期前收缩的特点

所谓"病理性"室性期前收缩即伴发于器质性心脏病或有潜在危险的室性期前

收缩，虽然"病理性"与"非病理性"室性期前收缩在形态学上无明确界限，但下列特征常提示为"病理性"室性期前收缩。

①"矮胖形"室性期前收缩：即 QRS 波群振幅小于 1mV 但时间超过 0.12s 的室性期前收缩。

② 宽大畸形明显的室性期前收缩：指时限超过 0.16s 或 QRS 波呈 QR 型或 QRS 型的室性期前收缩。

③ 有明显切迹或挫折的室性期前收缩：即室性期前收缩的 QRS 波群主波有明显切迹（尤其切迹宽度≥0.04s 者）和（或）升降支有挫折者。

④ Lown 分级三级或三级以上的室性期前收缩。

⑤ R-on-P 型（晚发性）室性期前收缩：即期前收缩的 QRS 波落于下一窦性心搏的 P 波上的室性期前收缩。

⑥ 期前收缩后主导心律有 P 波、ST 段或 T 波改变的室性期前收缩。

⑦ ST 段呈水平形、T 波与 QRS 主波方向一致的室性期前收缩，或 T 波呈两肢对称性倒置（冠状 T 波），波谷呈箭头样的室性期前收缩。

⑧ 室性并行心律。

⑨ 室性期前收缩与室上性期前收缩同时存在者。

⑩ 期前收缩同时并发心房或心室肥大者。

⑪ 其他：如左心室起源的室性期前收缩、运动后增多的室性期前收缩、儿童及老年人的室性期前收缩等多有器质性心脏病基础。

十三、室性期前收缩的治疗

室性期前收缩治疗的目的有三个：①防止猝死；②减轻或消除症状；③防止复发。治疗室性期前收缩前需充分评价室性期前收缩的危险性、是否存在器质性心脏病等，以估计室性期前收缩对患者预后的影响。

治疗方法有药物治疗、电生理治疗、介入性治疗（如射频消融）和手术治疗，现讨论如何进行药物治疗。

（1）"良性"室性期前收缩 所谓"良性"室性期前收缩是指单源、偶发且无器质性心脏病的室性期前收缩。实际上这是临床最常见的室性期前收缩类型。这些患者猝死的危险性极低，与无室性期前收缩患者几乎无任何差别。该类患者的治疗可根据实际情况灵活掌握：①对无症状者可不进行治疗，但需定期复查；②症状明显或精神紧张者首先应给予适量镇静药（如地西泮 2.5mg，每日 2～3 次）或 β 受体阻滞药（如普萘洛尔 10mg，每日 3 次），后者对心率偏快者更为适宜。经过上述处理仍不能控制者可适当选用效果确实且不良反应较少的抗心律失常药物（如美西律 0.1～0.2g，每日 3～4 次）治疗。治疗的目的在改善症状，不宜过分强调消灭期前收缩，应用中应严密监测药物的不良反应及可能发生的致心律失常作用。这里需要注意的是：①一些有器质性心脏病基础的患者，尽管出现少数甚至仅 1～2 次/

分的室性期前收缩，也应及时控制，如急性心肌梗死时。②一些虽无器质性心脏病基础，但有诱发心电不稳定的因素存在的室性期前收缩患者，在积极消除诱因的同时，也应对室性期前收缩进行处理，否则容易演变为复杂的心律失常，此种情况最多见于药物中毒（如洋地黄、抗心律失常药等）和电解质紊乱时（如高钾血症）。

（2）"病理性"室性期前收缩　是指具有器质性心脏病基础或有潜在猝死危险的室性期前收缩。这类患者临床需要抗心律失常药物治疗。但在使用抗心律失常药物以前，首先要对基础心脏病进行治疗，并尽量找出诱发室性期前收缩的因素加以去除，这一点非常重要，有时基础心脏病经过适当治疗后室性期前收缩可以消失或频度明显降低，部分患者可以完全不再需要使用抗心律失常药物治疗。选择抗心律失常药物时应从其有效性、安全性、作用时间和不良反应几方面考虑，选择一种或几种抗心律失常药物进行治疗。

目前主张室性期前收缩治疗首选β受体阻滞药（Ⅱ类抗心律失常药物）和延长动作电位药（Ⅲ类抗心律失常药物），不宜使用Ⅰ类抗心律失常药物，因为有资料显示这类药物可能增加患者的总病死率，尤其对长期治疗更应如此。

（3）"恶性"室性期前收缩　即容易诱发室性心动过速或室颤的室性期前收缩，如频发多源性室性期前收缩、R-on-T 型室性期前收缩、R-on-P 型室性期前收缩、成对室性期前收缩、伴 Q-T 间期延长的室性期前收缩、急性心肌梗死时的室性期前收缩等。临床遇到这些患者应首先静脉用抗心律失常药物（如利多卡因、普鲁卡因胺、胺碘酮、美西律、普罗帕酮等）控制室性期前收缩，然后选择一种或两种有效制剂口服维持治疗。同时注意病因、诱因的处理。

第四节　心　动　过　速

一、心动过速的类型

心动过速是指快速的心搏连续 3 次或更多次出现，其频率超过 100 次/分。按起搏点不同可分为窦性、房性、房室交界性、室性心动过速。按频率不同可分为阵发性与非阵发性心动过速，临床上把这两种分类方法综合起来，分以下几种。

（1）窦性心动过速　即窦性心律、速率超过 100 次/分，多在 200 次/分以下，常继发于运动、情绪激动、发热、甲亢等。

（2）阵发性室上性心动过速　包括阵发性房性与阵发性房室交界性心动过速，临床上这两种情况不易判断，故常在一起讨论，其特征是突然发作和突然终止，多见于无器质性心脏病的年轻人。

（3）非阵发性室上性心动过速　可见于正常人，亦可见于病理状态下，常见原因有洋地黄中毒、低钾血症、各类心脏病。

（4）阵发性室性心动过速　多见于严重的器质性心脏病，可引起血流动力学障碍，导致室颤、心脏骤停，威胁生命。

（5）非阵发性室性心动过速　多见于心肌梗死、急性心肌炎、洋地黄中毒等病理状态，一般不引起血流动力学改变，主要针对原发病治疗。

二、阵发性和非阵发性心动过速的鉴别

阵发性心动过速（PT）是指突然发生、快速而规则的异位心律，短者持续数秒，长的可持续数天。其临床特征是：①起止突然；②频率一般在 150～250 次/分；③节律规整；④刺激迷走神经有时可终止发作（室上性的折返性心动过速）。

非阵发性心动过速（NPT）又称加速性逸搏心律或加速性自主节律，是由于异位起搏点兴奋性升高，发出冲动增快，超过其本身固有频率（逸搏心率）而引起。非阵发性心动过速时异位起搏点无"传入阻滞"，缺少外周保护，所以当窦性心率增快、超过 NPT 频率时，后者便被前者所代替。NPT 中以交界区性和室性较常见且重要，房性比较少见。

阵发性与非阵发性心动过速的区别要点见表 3-2。

表 3-2　阵发性与非阵发性心动过速的区别要点

区别要点	阵发性	非阵发性
起止情况	突然	缓慢
心率	150～250 次/分	70～130 次/分
心律	规则	可不规则
刺激迷走神经	可终止发作（室上性）	可减慢心率（室上性）
与窦性心律的关系	无关	有竞争现象
心悸等症状	明显	不明显
血流动力学影响	有	不明显

三、室上性心动过速

1. 阵发性室上性心动过速的定义及发病机制

（1）阵发性室上性心动过速是指起搏点在窦房结以外，房室交界区以上（包括房室交界区），发出的频率超过正常范围的异位心律。一般认为，房性和房室交界性心动过速在发生时，由于心搏过于频速，P 波往往埋伏于前一个 T 波或 QRS 波群中，很不容易辨认，此时很难判断异位起搏点究竟是起源于心房还是起源于房室交界区，所以通常把这两种情况称为阵发性室上性心动过速。其发作突然，心室率规则，频率 150～250 次/分。

（2）阵发性室上性心动过速的发生机制有折返、自律性升高及触发活动三种，其中折返最常见。

① 折返：可发生于房室结、窦房结、心房以及房室之间。其发生的条件是：有首尾相连的两条传导径路；冲动在一条传导径路发生单向传导阻滞，在另一条传导径路缓慢传导。

a. 房室折返：发生基础是患者有房室旁路。房室旁路有前传功能则表现为预激综合征，没有前传功能则为隐匿性旁路。折返环路由房室结、希氏束、心室、房室旁路及心房组成。折返的发生通常是因冲动在心房、房室结、希氏束或心室传导延缓所致。折返冲动经房室结、希氏束前传，经旁路逆传形成所谓顺传型房室折返性心动过速，经旁路前传时则为逆传型房室折返性心动过速，以前者多见。

b. 房室结折返：发生基础是房室结双径路。一般地说快径传导速度快，不应期长，慢径传导速度慢，不应期短。当适时的房性期前收缩到达房室结，如果恰遇快径不应期，冲动沿慢径前传，快径逆传形成慢快型房室结折返性心动过速，这是常见情况，少数患者的慢径不应期长或只表现为逆传双径路则可形成快慢型房室结折返性心动过速。

c. 窦房结折返及心房内折返相对少见，发生在右心房上部的折返与窦房结折返很难鉴别。

② 自律性升高：在心房、房室交界区或心室有异位节律点存在。慢性房性心动过速，加速性交界区心律多由此机制所致。

③ 触发活动：心肌后除极化引起心动过速，因后除极化由除极所触发，故称此机制为触发活动。目前认为某些多灶性房性心动过速是触发活动所致。

2. 阵发性室上性心动过速的分类

（1）房室折返性心动过速（AVRT）　常有房室间旁路（尤其 Kent 束）存在，在心电图可有预激综合征，但也有一部分为隐匿性旁路，心电图正常。根据房室结在折返途径中传导的方向，又把 AVRT 分为两型。

① 正向 AVRT（又称顺传型）：即激动由房室结下传心室，由旁路折返回心房，这是最常见的 PSVT 类型。其 QRS 波形正常，若呈束支传导阻滞图形，则或是原有的，或为室内差异性传导。

② 逆向 AVRT（又称逆传型）：即激动由旁路下传心室，由房室交界区逆传心房，这是一种潜在危险性的心律失常。其 QRS 波群呈预激波形，宽大畸形。有诱发室颤的可能。

（2）房室结折返性心动过速（AVNRT）　此类患者的房室结功能性分离为两条电生理性能不同的途径——慢径（传导速度较慢但不应期短）和快径（传导速度较快但不应期长）。根据传导不同又把 AVNRT 分为慢径下传快径逆传和快径下传慢径逆传两型。

（3）窦房折返性心动过速（SART）　激动在窦房结与周围心房组织间折返，几乎都伴有窦房结病变。SART 多为非持续性而能自行终止，发作时心率在 120～

180 次/分，由于心房激动顺序和时间与窦性心律时相同，故心电图 P 波形态和 P-R 间期也与窦性心律时一样。

（4）房性心动过速（PAT）　有折返性和自律性两种机制，P 波异形，临床上较少见。

3. 阵发性室上性心动过速的病因及临床表现

（1）病因

① 可见于无心脏疾病的年轻健康人，常因情绪激动、操劳过度、猛然用力、烟酒过量、感染、跑步、妊娠、消化道疾病等诱发。

② 老年患者多为器质性心脏病患者，如风湿性心脏病、高血压病、肺心病、冠心病、心肌病及甲状腺功能亢进症等。

③ 预激综合征常可导致快速型室上性心律失常发作。

④ 病态窦房结综合征常并发快速型室上性心律失常。

⑤ 药物毒性反应，如洋地黄中毒的特征性表现即为房性心动过速伴房室传导阻滞。

⑥ 其他如电解质紊乱、麻醉、心导管检查术、心脏手术等亦可引发室上性心动过速。

（2）临床表现

① 症状：主要为阵发性心悸，突发突止，心动过速持续时间长时可有头晕、胸闷、气短等症状。

② 体征：脉搏、心率快，多在 140～200 次/分，但亦可慢至 90 次/分，高达 260 次/分。心律一般整齐，有的患者可出现低血压。

4. 阵发性房性心动过速的心电图特点

阵发性房性心动过速（PAT）是指起源于心房的快速而匀齐的异位心律，可由心房内折返、心房异位节律点的自律性增高或触发活动引起。

（1）共同的心电图特征　①房性 P′波位于室上型 QRS 波之前，P′-R 间期≥0.12s；②P′波频率为 150～250 次/分；③P′波节律规整；④起止突然；⑤刺激迷走神经可能中止心动过速发作，或出现房室传导阻滞；⑥心房率大于 200 次/分时常出现干扰性房室传导阻滞，或出现室内差异性传导。

（2）折返型 PAT 的心电图特点　①突发突止，发作时心率迅即达到高峰，中止时心率马上转为正常；②节律相当规则；③刺激迷走神经可能中止发作或出现房室传导阻滞。

（3）自律型 PAT 的心电图特点　①发作虽也突然，但开始时心率有一渐增过程（温醒现象）；②心率达高峰时多较规则，也可稍有不齐；③刺激迷走神经不能中止发作，但可诱发房室传导阻滞而减慢心室率。

5. 多源性房性心动过速的定义与心电图特点

（1）定义　多源性房性心动过速是一种不同于房扑、房颤、房性阵发性心动过速的独特心律失常，其发生机制多认为与心房壁损伤及张力增大有关，该心律失常发作时间长短不一，但多数在 2 周内转为窦性心律，或变为房扑、房颤，且有反复发作的特点，临床多见于 50 岁以上患者、慢性肺源性心脏病、冠心病、糖尿病、洋地黄中毒等。它的治疗主要是针对病因治疗。

（2）心电图特点

① P 波清楚可见，但形态不同，在同一导联上至少有三种不同波形，但没有一种波形被认为是主要的。

② P-P 间期、R-R 间期及 P-R 间期完全不等，心室率多在 100 次/分以上，可达 150 次/分，有时也可少于 100 次/分。

③ 心房激动一般都能传到心室，偶有 P 波未下传者。

④ QRS 波形多在正常范围，偶有束支传导阻滞波形。

6. 非阵发性房性心动过速的特点

非阵发性房性心动过速是由于心房内起搏点的自律性增高，且其频率略快于窦房结，故心房的异位节律便控制心房或心室激动，从而形成加速的心房自主心律。其心电图表现为：频率在 70～130 次/分，P 波形态与窦性 P 波不同，P′-R 间期＞0.12s，常与窦性心律同时存在。当心房异位节律慢于窦性节律时，心搏由窦房结控制，此时心电图示正常窦性 P 波；如果房性异位节律快于窦性节律时，则心搏由房性异位起搏点控制。非阵发性房性心动过速临床上少见，机制不明，可见于感染性疾病、心肌炎等。由于它不影响心脏血流动力学，故除治疗原发病外，无须特殊处理。

7. 非阵发性交界性心动过速的特点

当房室交界处起搏点的自律性增高，其频率略高于窦房结而控制心室激动时，即形成非阵发性房室交界性心动过速。其频率较阵发性心动过速为慢，常为 70～130 次/分。它的发作可以缓慢，也可以突发而呈阵发性，故此处的非阵发性并不是指其发作形成。临床常见于洋地黄中毒、急性下壁心肌梗死、心肌炎、创伤、感染等，由于它并不影响患者心脏血流动力学，也不会引起更严重的心律失常，因此心律失常本身无须特殊处理，主要是治疗原发病。它的心电图特点是 QRS 波群规则，形态与窦性心律相同。其前后可有或无逆行 P′ 波，常伴有房室分离和心室夺获，若并发前向或逆向传导阻滞，则 P′-R 间期或 R-P′ 间期延长，P 波与 QRS 波比例改变，心律不规则而较慢。

8. 根据心电图分析阵发性室上性心动过速的起源

阵发性房性心动过速（PAT）和阵发性交界性心动过速（PJT）以及窦房结折返性心动过速（SNRT）在心电图上有时难以区分，故常统称为阵发性室上速

（PSVT）。心电图的下列特点对判断 PSVT 起源有一定意义。

（1）P 波与 QRS 波位置　PAT 伴 1∶1 房室传导时，P′波位于 QRS 波前，且 P′-R 间期≤R-P 间期；旁路折返性心动过速时 P′波常位于 QRS 波后，且 R-P′间期＜P′-R 间期；房室结折返性心动过速时，多数 P′波重叠于 QRS 波内，少数位于 QRS 波终末部，常误认为终末 S 波，或位于 QRS 波起始部位而误认为 q 波。

（2）P 波形态与极性　SNRT 时，P′波与窦性 P 波相似；左侧旁路折返性心动过速时 Ⅰ 导联 P′波（P′Ⅰ）倒置，P′波 V 导联直立高尖，P′波 Ⅱ、Ⅲ、aVF 导联直立，如旁路附于后壁则 P′波 Ⅱ 导联、Ⅲ 导联、aVF 导联倒置；右侧旁路折返性心动过速时，P′波 V_1 导联倒置或双峰。

（3）PSVT 伴房室传导阻滞　可排除旁路的折返性心动过速。刺激迷走神经后 PSVT 伴房室传导阻滞加重，则为 PAT 或 SNRT，并可排除旁路的折返性心动过速及大部分房室结折返性心动过速。

（4）PSVT 伴功能性束支传导阻滞　可排除 PAT。PSVT 伴左束支传导阻滞和室内差异性传导，有利于旁路折返性心动过速的诊断。

以上鉴别分析并非适用于所有 PSVT，若难以确诊者，特别是药物治疗无效时，应行电生理学检查。

9. 室上性心动过速的心内电生理检查特点与方法

（1）窦房结折返性心动过速

① 心动过速可被程序刺激诱发和终止。

② 心房心内膜标测证明激动在窦房结和高位右心房附近折返，并可排除房内和房室间折返性心动过速。

（2）房性折返性心动过速

① 用程序刺激可诱发和终止，说明是折返性机制。

② 心房快速起搏或程序刺激时 A-H 曲线是正常的，提示无房室结双径路。心房和心室起搏时，A-H 或 V-H 改变可排除房室折返性心动过速。

③ 通过心房内标测确定异位折返激动位于心房内的某个部位，而不是窦房结。

（3）自律性房性心动过速

① 程序刺激不能诱发和终止心动过速中超速抑制。

② 心房内标测异位激动点位于心房的某个部位。

③ ATP 不能终止心动过速。

（4）房室结折返性心动过速

① 室上性心动过速可被程序刺激诱发和终止。

② 有房室结双径路的依据，即随 S1S2 间期缩短时，A2H2 间期曲线中断，跳跃值＞50ms。

③ 阵发性室上速或心室起搏时逆向传导的心房波最早发生在右心房隔侧，说明逆行 P 波是经房室结逆传上去的。

（5）房室折返性心动过速

① 心动过速可被程序刺激诱发和终止。

② 心房程序刺激时，随着 S1S2 缩短，A2-V2 间期固定。

③ 心室 PES 刺激时，随 S1S2 缩短，V-A′ 间期固定。

④ 心动过速时，逆行 A 波最早出现在旁道定位处（如冠状窦导管）而不是希氏束导管，希氏束导管上的 V-A 间期常≥110ms。

⑤ 心动过速时，在希氏束不应期给心室期前收缩刺激，可引起心房提前激动。

10. 食管心房调搏对阵发性室上速诊断的意义

（1）可提示室上速的折返机制

① 经食管心房起搏能诱发和终止的心动过速，通常为折返型室上速。

② 房室传导保持 1：1 关系，常为房室折返。

③ 心动过速起始 P-R 间期延长者，通常为折返型。

④ 心动过速起始和终止前 R-P 间期不变，为折返特征。

（2）可提示阵发性室上速折返类型

① 慢快型房室结折返性心动过速（AVNRT），即房室前向传导靠慢径路，室房传导快径路者占 90％。

② 快慢型 AVNRT 为快径路前向传导，慢径路逆向传导的折返形式占 10％。

③ 房室折返型性心动过速（AVRT）为旁道参与折返，占 PSVT 的 5％。

④ 正传型 AVRT：旁道为逆传途径，房室结希氏束为前传途径，为显性和隐匿性预激综合征的主要折返形式，占 AVRT 的 90％。

⑤ 逆传型 AVRT：旁道为前传途径，AVIV-HS 为逆传径路，反为显性预激的折返形式，不多见，占 AVRT 的 10％。

⑥ 窦房折返性心动过速（阵发性窦性心动过速）：窦房结区域也是折返好发的部位，占 PSVT 的 6％。

⑦ 房内折返性心动过速（阵发性房性心动过速 PAT），房性快速型心律失常较复杂，不仅房内折返可引起房速，心房自律性增高，心房的触发活性均可引起，且房内折返不仅表现为房速，也可表现为房扑。故房速的诊断、鉴别诊断都有一定的局限性，其发生率占 PSVT 的 4％。

（3）可诱发和终止阵发性室上速 经食管心房调搏终止 SVT 主要用于：①SVT急诊治疗能及时终止其发作；②药物难治性 SVT 或药物治疗产生严重不良反应的 SVT；③慢快综合征中终止 SVT，因为 SVT 终止后常伴长时间心脏停搏，TEAP 可代替起搏治疗，等待重建自主心律；④电生理检查中终止 SVT，不影响电生理参数。

四、室性心动过速

1. 阵发性室上性心动过速的治疗

（1）刺激迷走神经　通过刺激迷走神经，延长房室交界区不应期，打断激动折返途径或通过降低异位起搏点兴奋性起效。临床常用方法如下。

① 捏鼻呼气法（Valsalva 动作）：即让患者深吸气后闭口（或声门），手捏鼻，然后用力呼气。

② 按压眼球法：患者闭眼并向下看，医生右手扪脉，左手拇指及示指按压一侧眼球，直至患者有酸痛感。注意不可用力过大，常先压右眼，无效时再压左眼，不可同时按压双眼，青光眼或眼底出血者禁用此法。

③ 按摩颈动脉窦法：患者仰卧，医生用左手拇指在环状软骨右侧扪及颈动脉搏动后压向颈椎方向，并做上下按摩动作。注意同时观察心电图或听诊心率变化，一侧无效再按另一侧。按压时注意不要中断动脉血流，每次按压不超过 30s，切不可两侧同时按压。老年人、脑动脉硬化者禁用此法。

④ 刺激咽部法：用压舌板或筷子刺激咽部而引起恶心，此法可反复应用。

⑤ 冷水浸面法：憋住一口气后将面部浸入 4℃左右冷水中有时也可奏效。

（2）药物治疗方法　首先应针对基础心脏病并纠正重要诱发因素如低钾血症、缺氧、感染等。然后根据不同发作类型选用适当药物。

① AVNRT 及正向 AVRT：多数发作短暂，能自行或经用上述刺激迷走神经法终止；发作持久而症状明显者可用药物治疗；极少数需要电转复。药物治疗中终止发作可选用维拉帕米（异搏定）、普罗帕酮（心律平）、三磷腺苷（ATP）、毛花苷 C 或 β 受体阻滞药静脉注射。心功能差者首选毛花苷 C。预防复发可选用维拉帕米、普罗帕酮、β 受体阻滞药、莫雷西嗪或小剂量胺碘酮口服。

② 逆向 AVRT：终止发作可选用普罗帕酮注射或丙吡胺、奎尼丁、莫雷西嗪或胺碘酮口服。此型采用电复律疗效好。

③ PAT：转复时可选用 Ⅰa 类（奎尼丁、丙吡胺、普鲁卡因胺）、Ⅰc 类（普罗帕酮）抗心律失常药。为控制过快的心室率可选用维拉帕米、β 受体阻滞药、地高辛或胺碘酮。PAT 并发房室传导阻滞常由洋地黄中毒引起，此时应停用洋地黄类，并补钾。

（3）非药物治疗

① 同步直流电转复或食管心房调搏（TEAP）：对于发作时间长、血流动力学不稳定或药物治疗无效者可用同步直流电转复（50～100Ws）或 TEAP 终止发作。

② 消融治疗：包括直流电消融与射频消融两种，后者的安全性和有效性均高于前者，因此目前导管消融的首选方法是射频消融。其临床适应证为：a. 预激综合征并发房颤，有猝死危险；b.PSVT 发作频繁，药物治疗无效；c. 不能耐受药物毒副作用的 PSVT 患者；d. 不愿长期口服药物治疗者。

③ 抗心动过速起搏器治疗：适用于药物难以终止但可被心房快速刺激有效终止，且无快速旁路前传的 PSVT 患者。

（4）手术治疗　可有效切割旁路和改善房室传导。

2. 室性心动过速的分类

室性心动过速简称室速（VT），是指起源于希氏束分叉以下的心动过速，指自发的连续 3 个以上的室性期前收缩，频率在 100 次/分以上，也可为心脏程序刺激诱发的至少连续 6 次室性期前激动。室性心动过速的分类方法有多种，目前尚无一致意见，多采用 Wellens 分类法。

（1）根据室性期前收缩发生时心电图 QRS 波形态分类

① 单形性室性期前收缩：指发作时 QRS 图形一致。

② 多形性室性期前收缩：发作时 QRS 形态在同一导联可呈两种或两种以上图形。

（2）根据室性期前收缩持续时间及血流动力学改变分类

① 非持续性室性期前收缩（nonsustained VT，NSVT）：每次发作在 30s 内自行终止。

② 持续性室性期前收缩（sustained VT，SVT）：每次发作的持续时间达 30s 以上，或虽未达 30s 但已出现严重血流动力学障碍，甚至意识丧失者，一般需立即电转复。

（3）目前多采用上述两种分类组合成为四种室性期前收缩，即单形持续性室性期前收缩、单形非持续性室性期前收缩、多形持续性室性期前收缩、多形非持续室性期前收缩。

（4）根据室性心动过速后果分类

① 恶性心律失常：呈反复发作持续性室性期前收缩，可造成明显血流动力学紊乱伴猝死。

② 潜在致命性心律失常：呈非持续性，但发作频繁，24h 内可发作短于 15s 的室性心动过速或室性期前收缩 3000 次，不常导致血流动力学紊乱，但常发生猝死。

③ 良性室性心律失常：室性期前收缩形态为单型性，24h 动态心电图无复杂性室性期前收缩，24h 少于 100 次或每小时少于 5 次，多为功能性，很少发生猝死。

（5）根据心脏电生理特点分为扭转型室性期前收缩、双向型室性期前收缩、分支型室性期前收缩。

3. 引起室性心动过速的病因及发病机制

（1）病因

① 各种器质性心脏病均可引起室性期前收缩，最常见的是冠心病心肌梗死，其次为风湿性心脏病、急性心肌炎及心肌病等。

② 电解质紊乱如严重低钾血症、低镁血症。

③ 药物作用如洋地黄中毒以及Ⅰ类及Ⅲ类抗心律失常药物的不良反应，甚至可发生尖端扭转型室性心动过速。

④ 心肌缺血及机械刺激。

⑤ 少数没有器质性心脏病者也可发生室性期前收缩，称为特发性室性期前收缩，预后常良好。

（2）室性期前收缩的发病机制　主要有三方面，见表3-3。

表3-3　室性期前收缩三种电生理机制比较

比较要点	折返性	自律性	触发性
室性心动过速发作与终止	突发突止	温醒现象	突发+温醒
心房起搏诱发室性心动过速	困难	不能	容易
心室起搏诱发室性心动过速	程序刺激容易	不能	快速起搏容易
心室起搏终止室性心动过速	容易	不能	能，但易发生室性心动过速加速
S1、S2与V₁、V₂导联的关系	负相关	不能	正相关
起搏频率与诱发室性心动过速频率关系	室性心动过速频率不变	—	正相关
室性心动过速诱发后再次诱发	更容易	—	困难，有休眠期
异丙肾上腺素易化作用	很小	直接诱发	明显
隐匿性拖带现象	有	无	无
最有效药物	Ⅰ类、Ⅱ类	β受体阻滞药、ⅠA类	维拉帕米、ATP

① 折返激动：见于大部分陈旧性心肌梗死、部分急性心肌梗死、致心律失常性右心室发育不良患者的室性期前收缩及某些特发性室性期前收缩。

② 触发活动：与此机制有关的室性期前收缩见于洋地黄中毒所致的室性期前收缩，心肌缺血再灌注后诱发的室性期前收缩及某些特发室性期前收缩。

③ 自律性增高：为部分室性期前收缩发生的机制，这类室性期前收缩不能为程序期前刺激或快速刺激诱发或终止。

4. 室性心动过速的临床表现

室性心动过速临床表现取决于以下因素：①是否有器质性心脏病；②室性心动过速的类型；③室性心动过速发作时的频率；④室性心动过速持续的时间，其中前三条是起主要作用的。一般来说有器质性心脏病，且心脏本身状况越差，室性心动过速的频率越快，特别是超过200次/分时，临床表现严重，可能引起晕厥，甚至室颤猝死。

阵发性室性心动过速常呈突然发生、突然终止的特点，可因情绪激动、突然用力、劳累或饱餐诱发，也可无任何原因突然发作，发作前后可有室性期前收缩。持续时间及发作间隔可有很大差异。发作时常见症状为心悸，伴心搏快、心搏强的感觉，心前区不适、胸闷、胸痛及乏力。严重时可伴有血压下降、休克、心力衰竭、昏厥。频率极快的室性心动过速可发生阿-斯综合征。特发性室性心动过速症状相对较轻。

心脏体征：心室率常快而规则，也可不规则，由于房室分离使第 1 心音响度改变，可有舒张期奔马律，血压因左心室充盈程度不同而有波动。房室收缩不同步，如右心房收缩时，三尖瓣呈关闭状态，可在颈静脉产生巨大 A 波。

5. 室性心动过速的心电图特点

典型改变为连续 3 个或 3 个以上的室性期前收缩，QRS 波宽大畸形，时限≥0.12s，室律可大致规则，也可轻度或明显失常。阵发性室性心动过速频率在 150～200 次/分，非阵发性室性心动过速频率常在 70～130 次/分。P 波常埋于 QRS 波内。诊断室性心动过速的心电图特征改变为：

（1）房室分离　即室性心动过速时可见频率较慢，与 QRS 波明显无关的 P 波。

（2）心室夺获　室性心动过速频率较慢时可有个别窦性激动或其他室上性激动下传心室，产生略微提前的形态正常的心室激动。

（3）室性融合波　如室上性下传激动与室性激动同时或分别激动心室可产生形态介于室上性与室性之间的心室激动。

6. 室性心动过速心电生理检查的意义

可明确室性心动过速及室性心动过速产生的机制，进行抗心律失常药物筛选，评价室性心动过速危险性，指导室性心动过速的消融治疗及其他治疗。采用电程序刺激或递增刺激可诱发的室性心动过速多系折返机制及某些触发活动所致，诱发出的单形性持续性室性心动过速有重要临床意义，室性心动过速的诱发率在不同类型心脏病及诱发的方法不同而有所不同。大多数室性心动过速可被程序刺激所终止。

心电生理检查是确诊室性心动过速最可靠的方法，诱发的室性心动过速如与自发性室性心动过速相同，有重要临床意义，可用于评价预后及抗心律失常治疗效果。

7. 室性心动过速的诊断与鉴别诊断

（1）室性心动过速的诊断　主要依据心电图检查，结合其临床表现，如心动过速时出现房室分离，特别是心室夺获或室性融合波则提示为室性心动过速。对常规心电图不能确诊者需行动态心电图，甚至心内电生理检查。根据室性心动过速时 QRS 波形态常可判断其大致来源，如呈 RBBB 型者一般来自左心室，呈 LBBB 型者则来自右心室。

此外，以下各条也是心电图诊断室性心动过速的比较可靠的条件：①电轴极度左偏，达−90°～−180°；②左束支传导阻滞并发电轴右偏；③胸前导联都呈 R 型或都呈 QS 型；④窦性心律时呈束支传导阻滞图形，心动过速时与窦性心律的 QRS 波图形不一致；⑤呈 RS 型的胸前导联中，最长的 R-S 间期（从 R 波起点至 S 波谷的时距）大于 0.10s。

（2）鉴别诊断

① 室上性心动过速（房速或交界区性心动过速）因以下原因易与室性心动过速混淆：伴室内差异性传导时 QRS 波可宽大畸形；患者原来存在束支传导阻滞，发生室上速时 QRS 波形宽大畸形，但与原有束支传导阻滞图形相同；室性心动过速如起源位置高，甚至在束支分叉以上时，QRS 波可不增宽；部分室性心动过速可经房室结而逆传入心房，甚至可 1∶1 逆传而在 QRS 波后形成逆行 P′波。下列各点有助于鉴别。

a. 室性心动过速时约 25% 可显示房室分离，5% 的室性心动过速可出现心室夺获或室性融合波，这是诊断室性心动过速最强有力的根据，但因发生率不高，未出现时不能否定室性心动过速，此外房室分离也可见于房室结内折返性心动过速。

b. 兴奋迷走神经：室上速可被兴奋迷走神经方法（如颈动脉窦按摩、压迫眼球、Valsalva 动作等）所终止，大多数室性心动过速不能终止，仅少数与触发活动有关的室性心动过速可被 Valsalva 动作终止。如刺激迷走神经后室房传导比例发生变化，而心动过速周长不变，则提示为室性心动过速，室上速或房扑时如房室传导比例变化，则可影响心室率。

c. 与以往心电图相比，如室性心动过速 QRS 波与室性期前收缩图形相同提示室性心动过速可能性大。如既往存在束支传导阻滞，心动过速时与平时束支传导阻滞图形相同则室上性心动过速可能性大，如不同则室性心动过速可能性大。

d. QRS 波宽度：若大于 160ms，多提示室性心动过速，但作为区别室性心动过速及室上性心动过速伴差异性传导尚不十分可靠，而且需排除抗心律失常药物的作用。

e. QRS 波形态：室上性心动过速伴室内差异性传导在 V_1 导联易呈三相波，但缺乏特异性。$V_1 \sim V_6$ 导联正向同向的 QRS 波，提示室性心动过速可能，电轴极度左偏（$-90° \sim \pm180°$）或 LBBB 图形伴电轴右偏多见于室性心动过速时。

总的来讲，以上大多数指标都不是特异的，如仍不能做出鉴别时则应行心内电生理检查明确诊断。

② 预激综合征并正向逆传型房室折返性心动过速，或房扑、房颤经旁道下传心室时，QRS 波可宽大畸形，类似室性心动过速，但平时心电图见典型预激图形，Kent 束参与的 AVRT，不可能发生房室分离，如有更加提前的房性期前收缩或室性期前收缩可使其终止。Mahaim 纤维参与的室上性心动过速有 50% 可发生房室分离，心内电生理检查可明确旁道的存在及其部位。

8. 室性心动过速的治疗

室性心动过速的治疗包括两个目标，即清除室性心动过速和预防复发。无器质性心脏病患者的非持续性室性心动过速，发作不频繁、症状不严重时不必常规使用抗心律失常药物治疗，治疗原则同室性期前收缩。对器质性心脏病患者并发的室性心动过速应在积极治疗原发心脏病的基础上，评价抗心律失常治疗的疗效及安全性，可能出现的致心律失常作用等基础上权衡利弊使用抗心律失常药物。对严重的持续性室性心动过速及猝死高危险者应积极治疗，在系列药物筛选基础上选用抗心律失常药物、介入治疗、置入 ICD 甚至外科治疗。

（1）药物治疗　常是室性心动过速的基本治疗措施，在室性心动过速发作期一般静脉给药，口服治疗一般用于预防复发，常用药物有：①利多卡因，对急性心肌梗死并发室性心动过速疗效良好；②普鲁卡因胺静脉给药也有良好疗效；③胺碘酮静脉给药效果良好；④维拉帕米仅用于某些特发性室性心动过速，这种室性心动过速对Ⅰ类抗心律失常药反应不佳，维拉帕米疗效极好，且可口服用于预防复发，但不用于其他类型室性心动过速；⑤口服药物常用有胺碘酮、美西律和奎尼丁；⑥β受体阻滞药适用于心肌梗死后的室性心律失常的治疗及预防猝死，对某些非持续性室性心动过速及儿茶酚胺刺激有关的室性心律失常亦有效；⑦Ⅲ类药物如索他洛尔及Ⅰc类药物如普罗帕酮、氟卡尼、莫雷西嗪等可用于恶性室性心律失常的治疗。

（2）导管消融术　消融治疗对无器质性心脏病的室性心动过速，如左心室或右心室流出道特发性室性心动过速有效，且已有许多成功经验。

（3）ICD 治疗　ICD 即埋藏式转复除颤器，可采用抗心动过速起搏（anti-tachycardiapacing，ATP）或电除颤终止室性心动过速及心室颤动，对持续性室性心动过速，特别猝死危险高者的室性心律失常有良好疗效，改善患者预后。

（4）外科治疗　切除室壁瘤或室性心动过速起源部位心内膜，有效率可达 67%。

9. 特发性室性心动过速的定义、分类及治疗方法

特发性室性心动过速即临床无明确的器质性心脏病证据患者的室性心动过速，多为非持续性，也可表现为持续性。

（1）分类

① 根据室性心动过速起源部位：a. 起自左心室心尖下部或前方者或基底部称为特发性左心室室性心动过速；b. 起自右心室流出道间隔侧者称为右心室室性心动过速；c. 左束支分支参与的室性心动过速称为分支型室性心动过速，其心电图呈 RBBB 图形伴电轴左偏。

② 根据室性心动过速反应类型：a. 对钙通道阻滞药维拉帕米反应良好者称为维拉帕米反应敏感性室性心动过速；b. 由肾上腺素能或儿茶酚胺刺激诱发者称儿茶酚胺敏感型室性心动过速。这类室性心动过速的发生机制尚不明确。分支型室性心动过速时维拉帕米反应良好，认为可能与触发活动或折返有关。持续性特发性室

性心动过速发作时心率多在 115～200 次/分，可持续数小时或数天，对血流动力学及心功能影响常较小，预后相对良好，但少数频率快且持续较久的室性心动过速可引起血流动力学异常。

（2）治疗　分支型室性心动过速治疗首选维拉帕米，其次为普罗帕酮。对大多数特发性室性心动过速，利多卡因疗效不佳。Ⅰa 类普鲁卡因胺、Ⅲ类胺碘酮对部分特发性室性心动过速有效。对儿茶酚胺敏感型室性心动过速先用 β 受体阻滞药或腺苷类药物。对药物治疗无效或伴血流动力学障碍者应予同步直流电复律。目前临床对特发性室性心动过速进行射频消融治疗，疗效显著。

10. 尖端扭转型室性心动过速

（1）尖端扭转型室性心动过速（Tdp）是一种不同于一般室性心动过速及心室颤动的特殊类型室性心律失常，最早（1966 年）由法国学者 Dessertenne 描述，1976 年国内学者根据法文 "Torsades de pointer" 的原意，命名为 "尖端扭转型室性心动过速"，简称 Tdp。

（2）Tdp 临床上表现为短暂发作性心悸、头晕，发作时间较长时可有暂时昏厥和抽搐，也可转为心室颤动而死亡，其病理生理基础是心室肌弥漫性传导功能障碍和复极不均匀，因而激动易于形成微折返而产生扭转型室性心动过速。发作时心室率在 160～280 次/分，常在 220 次/分左右。心电图呈现一系列宽大畸形的心室波群，波幅并不固定，经常变化，更重要的特点是这一连串的宽大 QRS 波经 5～10 次心搏后，突然改变方向，以基线为轴扭转 180°，经 3～5s 可再次回到原方向，如此反复 2～3 次后可自行终止发作。

（3）引起 Tdp 的病因较多，常见的有：①低钾血症、低镁血症；②心率减慢，见于高度房室传导阻滞、窦房传导阻滞或窦性心动过缓等；③药物中毒，多见于一些可导致 Q-T 间期延长的药物中毒时，如奎尼丁、胺碘酮等；④变异型心绞痛；⑤Q-T 间期延长综合征。

（4）Tdp 的心电图诊断标准

① QRS 波宽大畸形且呈多形性，振幅与形状呈连续性和进行性改变，QRS 波峰每隔 5～20 个心搏转向对侧，像是 QRS 波群绕等电位线扭转。

② 节律一般不甚规则，心率 160～280 次/分，常为 220 次/分左右。

③ 窦性心律时常有 Q-T 间期延长表现，但不一定伴有 Q-T 间期延长。

（5）Tdp 的治疗　应首先停用可诱发 Tdp 的药物；纠正电解质紊乱（补钾、补镁等）；对长间歇依赖型 Tdp 可采用起搏法或静滴异丙肾上腺素以缩短长 Q-T 间期。严重的 Tdp、频率快、伴血流动力学异常或昏厥应首选电除颤转复；静滴硫酸镁有一定疗效；避免使用Ⅰa 类、Ⅲ类抗心律失常药物及吩噻嗪类药物，必要时可用利多卡因，对与儿茶酚胺刺激有关者可用 β 受体阻滞药；对原因不明、发作频繁、猝死危险高者应选用永久起搏器保持恒定心室率；采用交感神经切除术，必要时需置入 ICD 治疗。

五、心房颤动和心房扑动

1. 心房颤动和心房扑动的定义、病因和发病机制

（1）心房颤动简称房颤，即心房失去了整体收缩的能力，仅有纤维颤动，频率达 350～600 次/分，是最常见的心律失常类型。心房扑动简称房扑，常是房颤与房速的中间型，房颤更常见，发生率是房扑的 10～20 倍。房扑、房颤可互相转化。根据发作时间均有阵发性与持久性之分，阵发性房颤反复发作，最后可呈持久型。房扑、房颤均可使心房快速激动而失去正常收缩能力且丧失房室收缩顺序，从而使回心血量下降、心排血量下降。

（2）病因　房颤及房扑多发生于器质性心脏病患者，国内最常见原因为风心病，尤其二尖瓣狭窄，其他常见病因有冠心病、高血压性心脏病、慢性肺疾病及肺心病、老年退行性心脏病、慢性缩窄性心包炎、心肌疾病、先天性心脏病、预激综合征，尤其当心脏病并发心力衰竭时。其他尚见于甲亢、中毒等心外疾病。也可见于药物中毒，如洋地黄、胸腔手术及心房机械性刺激时。房颤也常见于无器质性心脏病患者，称为特发性房颤。房扑罕见于无器质心脏病患者。

（3）发病机制　目前一般认为房扑及大部分房颤的发生机制是心房内形成折返激动。房颤时由于在心房内存在许多大小不等、速度不同的折返环，使心房产生极不规则且频率极快的颤动。

2. 房颤和房扑的临床表现

（1）症状　症状取决于心室率的快慢、二者持续的时间长短及基础心脏病的情况。常见症状为心悸，阵发性发作或初发时更明显，心率常较快，可有胸闷、气短及焦虑。房颤时由于心排血量下降，在心室率过快时，易发生心功能不全。严重二尖瓣狭窄时可诱发急性肺水肿，偶可发生昏厥。当预激综合征并发房扑或房颤时，心房激动可沿旁道下传引起极快心室率，从而发生急性心力衰竭、休克、室颤甚至猝死。房颤时心房丧失有效收缩，在心房内易于形成血栓，血栓脱落引起动脉系统栓塞、脑栓塞可导致患者死亡。

（2）体征　房扑时最常见的是快而规则的心室率，在 150 次/分左右，提示为 2∶1 房扑，如为 3∶1 或 4∶1 房扑，心室率可慢而规则。如房室传导比例不恒定，则可出现心律不规整。心房颤动时，心室率极度不齐，心音强弱不等，心率快时常有脉搏短绌，是由于少部分心搏过分提前以致回心血量及心搏量极少或甚至无血流排出，所以可听到心音却触不到脉搏。

3. 房颤和房扑可能引起的危害

（1）心房内血栓形成　持久的房扑和房颤时心房肌纤维处于一种不规则的乱颤状态，而失去心房一致性的收缩和舒张，心房内血液容易淤滞而形成血栓，最容易

形成血栓的部位在心耳部。有资料统计，持续房颤超过 3 个月者，心房血栓的形成率约 30％，房颤超过半年者血栓的发生率几乎达 70％。

（2）栓塞 这是心房内血栓形成的后果，也是房颤和房扑时最严重的并发症之一。心房内形成的血栓常受血液的冲击而部分脱落，或在转复后心房收缩时脱落，脱落的血栓随血流造成某处血管的阻塞而引起组织器官的栓塞。来自右心房的血栓常常造成肺栓塞，而左心房的栓子常栓塞到脑、肾、脾、小肠、下肢血管，引起相应部位的梗死，尤以脑梗死最常见。

（3）诱发心力衰竭 由于心房失去规律而有效地收缩，可减少心室充盈量的15％～20％，继而导致心脏排血减少，这种影响在正常人还不明显，但对处于功能代偿的心脏来说，有可能诱发心力衰竭。尤其对舒张功能不全的患者影响更大，因为舒张功能下降（心室肌顺应性下降）时，心室主动舒张功能减退，心室充盈主要靠心房收缩和延长充盈时间来代偿，房颤、房扑时影响最大的正是这两方面。因此，舒张功能不全者发生房颤、房扑更容易诱发心力衰竭，必须马上处理。

（4）周围器官供血不足 房颤、房扑时心脏排血减少，对老年人，尤其有动脉硬化者可以出现周围器官供血不足的表现，主要表现在脑（头晕、疲乏、无精神、嗜睡甚至意识障碍）、心（胸闷、气短甚至诱发心绞痛）和肾（尿量减少）等重要脏器。

鉴于上述危害，必须重视房颤、房扑的治疗。

4. 房颤的心电图特点

（1）P 波消失，代之以大小不等、形态不规则的颤动波（f 波），f 波频率多在350～600 次/分，在 Ⅱ 导联和 V_1 导联较清楚。

（2）R-R 间期绝对不齐，QRS 波群呈室上性，时限<0.12s，并发室内差异性传导时，QRS 波可宽大畸形，QRS 波形态可以不一致。

5. 房颤时 f 波大小的临床意义

（1）估计左心房大小 粗颤（f 波振幅≥1mm）多见于左心房扩大，且 f 波振幅常与左心房内径呈正相关（$r=0.73$）。

（2）提示基础病因 粗颤多见于风湿性心脏瓣膜病；细颤（f 波振幅<1mm）多见于非风湿性心脏病，如冠心病、心肌病、肺心病及不明原因的房颤（特发性房颤）等，但甲亢性心脏病和高血压性心脏病发生房颤时也以粗颤为多见。

（3）提示房颤类型 粗颤多见于慢性房颤（持续时间≥2 周），细颤多见于阵发性房颤（持续时间<2 周）。

（4）预测疗效 左心房内径≤40mm 者房颤罕见（发生率 3％），左心房内径>40mm 者发生房颤常见（发生率 34.44％～54％），且左心房内径越大，房颤发生率越高，两者相关系数 $r=0.88$。由于 f 波振幅与左心房内径有一定关系，故 f 波振幅也可用于临床预估治疗反应。

6. 房颤并发室内差异性传导、室性期前收缩、房室传导阻滞、预激综合征时的心电图特点

（1）房颤并发室内差异性传导

① 宽大畸形的 QRS 波在 V$_1$ 导联呈典型右束支传导阻滞图形（rsR′型，R′>r）。

② 在 V$_6$ 导联呈 qRs 形。

③ 在 V$_1$ 导联或其他导联，宽大畸形的 QRS 波初始向量与其他室上型 QRS 波初始向量一致。

④ 有"长-短周期"顺序（Ashman 现象）。

（2）房颤并发室性期前收缩

① 多呈左束支传导阻滞图形，且在 V$_1$ 导联从 r 波起点至 s 波顶端时间＞0.06s 或 r 时限＞0.03s。

② 或呈不典型右束支传导阻滞图形，即 V$_1$ 导联 R 波呈单相型，且 V$_6$ 导联呈 QS、QR 或 rS 型。如 V$_1$ 导联的 R 波有切迹或双峰，则前峰高于后峰。

③ QRS 波时限＞0.14s。

④ 有"一短一长"周期顺序。

⑤ 宽大畸形的 QRS 波后的"代偿间歇"，长于其前 10 个正常传导心动周期长度的平均值。

（3）房颤并发房室传导阻滞

① 平均心室率＜50 次/分。

② 有交界区逸搏或室性逸搏，共 3 次以上。

如符合上述两条件之一，应疑及房颤并发二度房室传导阻滞。若房颤时心室率慢而规则（＜45 次/分）则可认为并发三度房室传导阻滞。应注意的是心电图诊断房颤并发二度房室传导阻滞并不可靠，传统认为 R-R 长间期（＞1.5s）提示二度房室传导阻滞的诊断指标已被否认，实际上，房颤时房室交界区的生理性干扰或隐匿传导可致长达 2s 以上的长 R-R 间期（这与交界区器质性病变所致的传导阻滞有本质上的区别，而仅靠体表心电图无法区别这两种情况）。另外，根据平均心率和逸搏心律诊断房颤伴二度房室传导阻滞也不可靠，许多阵发性房颤患者发作时心室率可慢至 50 次/分左右，但经药物或自行转复后并不出现房室传导阻滞现象，电生理测定房室结功能也正常，说明同样是生理性干扰或隐匿传导的结果。

（4）房颤并发预激

① 心室率常＞100 次/分。

② R-R 间期绝对不等，最长的常大于最短的 2 倍。

③ 最短的 R-R 间期可＜0.18s（预示发生室颤、电-机械分离和猝死的危险性明显增加）。

④ QRS 波时而宽大畸形（预激）、时而正常，转变间无特殊规律。可有"手

风琴现象"（QRS 波群逐渐加宽，到一定程度后又逐渐变窄，心室率相对慢时 QRS 波相对正常，心率越快 QRS 波畸形越明显）。

⑤ 常有心动过速反复发作史。

7. 房颤的分型

房颤尚无统一的分型。

（1）根据心室率快慢分为快速型（心室率＞100 次/分）、中速型（心室率 60～100 次/分）和慢速型（心室率＜60 次/分）。

（2）根据发作时间长短分为阵发性和持续性。阵发性一般为发作性颤动，可持续几小时到几天，少则几秒到几分钟，但最长不超过 1 周，可自行转复，或在药物作用下转变。若持续 3 周以上不能自行转复，或用药物或电复律也不能转复，或当时转复为窦性心律但 3 个月以内又转为房颤者，为持续性。

（3）根据起病缓急分为急性和慢性房颤。急性者多指突然发生的房颤，而且不能证明是阵发性或是持续性。慢性房颤一般是指持续性房颤。

（4）根据房颤波大小分为粗波型房颤和细波型房颤。

8. 房颤的诊断

房颤常继发于二尖瓣狭窄、冠心病、心肌病及甲状腺功能亢进症等疾病，也可见于病态窦房结综合征、洋地黄中毒、预激综合征、先天性心脏病、缩窄性心包炎和胸腔手术时，部分心房纤颤可无明显器质性心脏病，在感染、中毒、疲劳等时可发作，多属良性。

（1）听诊特点　除了原发病的表现外，房颤时听诊最主要的特点是"三不等"，即心律快慢不等、心音强弱不等、心率和脉率不等（脉搏短绌）。房颤时的心律绝对不规则，心室率也常常较快。心音强弱不等也与心律绝对不整所致的心室充盈度不一致有关。

（2）心电图特点　P 波消失，代之以大小、节律极不规则的颤动波（f 波），f 波的频率一般为 350～600 次/分。心室率极为不规则，QRS 波群一般呈室上性，但 QRS 形态可以不一致，有时也可因差异性传导而呈宽大畸形。

9. 房扑的心电图特征

心房扑动（房扑）大多发生在器质性心脏病基础上，很少见于健康人。多呈阵发性发作，每次历时数分钟至数日即止。如果超过 2 周仍未转复者可称为持续性房扑。房扑在临床上最常见于风心病二尖瓣狭窄以及缺血性心肌病，其次可见于病态窦房结综合征、肺心病、心肌病、缩窄性心包炎、急性风湿热、甲状腺功能亢进症、洋地黄中毒、急性心肌梗死等。

（1）心电图一般特征

① P 波消失，代之以频率为 250～350 次/分、间期均匀、形状相同的锯齿状波（F 波），F 波之间无等电位线。

② QRS 波群为室上性。

③ 房扑的房室传导比例一般为 2：1。如果出现 4：1 以上的传导比例，应疑及房室交界区有阻滞（也可能为分层阻滞）。相反，如果为 1：1 传导，则有房扑伴预激（旁路前传）的可能。

（2）根据Ⅱ、Ⅲ、aVF 导联 F 波方向分型

①Ⅰ型房扑：心房电活动为典型锯齿波，频率 240～340 次/分，Ⅱ、Ⅲ、aVF 导联呈典型负向波，易被超速起搏所终止，心内电生理标测见由低位右心房到高位右心房的电活动。

②Ⅱ型房扑：F 波常不如Ⅰ型典型，频率快可达 340～430 次/分，Ⅱ、Ⅲ、aVF 导联见直立的 F 波，不能被超速起搏所终止。

（3）诊断注意事项

① F 波形态不一致：最常见的原因是 T 波与 F 波叠加所致。两者方向一致可使 F 波增大；方向相反，还可因互相抵消，产生假等电位线（无 F 波）的现象，此时尤其应注意和阵发性房性心动过速鉴别。其次可见于不纯房扑，即 F 波形态和间期略有差异，频率常较房扑更快，室率也常不齐，属于房扑、房颤间的过渡型。

② QRS 波宽大畸形：常见原因有并发束支传导阻滞、伴有室内差异性传导、并发预激综合征（房道顺传）。

③ 心室率不规则：房扑时若房室传导比例固定，则心室率规则，否则心室率则不规则，除此之外，伴有二度Ⅰ型房室传导阻滞（P-R 间期逐渐延长，最后出现一个长 R-R 间期）时也可出现心室率不规则现象。

10. 心房扑动与阵发性房性心动过速的鉴别

心房扑动与阵发性房性心动过速的鉴别见表 3-4。

表 3-4　心房扑动与阵发性房性心动过速的鉴别

鉴别要点	心房扑动	阵发性房性心动过速
心房率	220～350 次/分	160～220 次/分
房室传导	2：1 多见，1：1 少见	1：2 多见，少数有部分阻滞
心室率	多为房率的 1/2	多与房率相同
异位起搏点	多在心房下部	多在心房上部
心房波	F 波	异常 P 波（P′波）
等电位线	无	有
刺激迷走神经	只能使心室率成倍的减慢	可中止发作或无效
器质性心脏病	多数有	多数无

11. 房扑与房颤的治疗

房扑、房颤的治疗方法有四方面，即药物治疗、电治疗、介入治疗和外科治疗。

（1）药物治疗

① 减慢心室率：当房颤并发快速室率时，症状重，且有发生心功能不全、急性肺水肿及血压下降的危险，冠心病者使心肌耗氧量显著增加可诱发心绞痛及心肌梗死，二尖瓣狭窄者可诱发急性肺水肿，预激综合征者房扑、房颤可引起极快心室率，甚至诱发室颤。因此降低心室率常是紧急及基本处理，临床一般用洋地黄、β受体阻滞药或维拉帕米通过减慢房室结传导而减慢室率，紧急时一般静脉给予毛花苷C（西地兰）、维拉帕米。口服给药可用于心室率的长期控制，常用地高辛，对心功能相对良好者可并用美托洛尔、阿替洛尔或维拉帕米。对预激综合征并发房扑或房颤禁用洋地黄及维拉帕米，因其可能加速旁道下传而使心室率更快，此时应选用可减慢旁道传导的药物，如胺碘酮或普罗帕酮等。

② 转复房颤或房扑：药物转复房颤常用的有奎尼丁及胺碘酮。由于房颤可使心排血量减少，对于已有心功能不全者可能使心力衰竭加重，且易于发生栓塞并发症，目前对无器质心脏病患者及风湿性心瓣膜病并发房扑、房颤的转复有一定意义，可维持一定时间的窦性心律，对无禁忌证者，主张转复。转复前应估计其成功率，维持窦律的可能性及可能的药物不良反应。下列情况不适用于转复：a. 病态窦房结综合征患者并发的房扑、房颤，若为持续性房扑、房颤则转复前需充分估计其窦房结功能。b. 心房内有血栓，转复后血栓脱落可致栓塞。c. 房颤并发室传导阻滞。d. 已证实转复后不能维持较长期窦律者。e. 心房显著扩大，严重心功能不全时需衡量转复的利弊及维持窦律的可能性。转复后需长期药物维持以防止复发。

③ 预防复发：房扑、房颤的复发与其病因和心脏状态有关，因此预防复发应首先重视病因和诱因的处理，应用抗心律失常药物预防复发，临床常用奎尼丁或其缓释剂塞利科，近年来用胺碘酮和β受体阻滞药，胺碘酮初始剂量为 0.2g，每日 3 次，1 周后减为每日 2 次，服药 7~10d 再减为每日 1 次或隔日 1 次，并根据个体情况，探索最佳维持量，长期应用应监测心电图 Q-T 间期变化。

（2）电治疗　同步直流电复律已广泛用于房扑、房颤的转复，其成功率高、安全性大、不良反应少，且所需时间短，便于监护，应作为转复的首选方法。对房扑、房颤室率极快而发生严重血流动力学异常甚至休克、急性心力衰竭，特别当预激综合征并发房扑、房颤室率极快时，即立即行同步直流电复律，其他适应证同药物转复。电转复前、后需用胺碘酮或奎尼丁进行药物准备或维持窦律。

（3）介入治疗　采用导管消融术对治疗房扑、房颤的临床效果很好。

（4）手术治疗　采用迷宫（Maze）手术治疗房颤有一定价值，适用于外科换瓣或其他心脏手术时同时进行。

六、心室颤动和心室扑动

1. 心室颤动和心室扑动的定义

心室颤动简称室颤，心室扑动简称室扑，是最严重的心律失常，发生时心室肌呈快而微弱的收缩或不协调的快速乱颤，心室丧失有效的整体收缩，其血流动力学改变等于心脏停搏，为心脏停搏的最常见表现形式，迅速而正确的处理在临床中非常重要。

2. 心室颤动和心室扑动的病因和发病机制

（1）室颤和室扑常为各种心脏病与其他疾病临终前的一种心律改变，常见病因如下。

① 冠心病：严重心肌缺血，特别是急性心肌梗死时。

② 完全房室传导阻滞，严重的缓慢型心律失常或快速型室性心律失常。预激并房颤室率极快时。

③ 其他器质性心脏病，如心肌病、瓣膜病等。

④ 严重电解质紊乱（如低钾血症）及酸中毒等。

⑤ 洋地黄中毒或儿茶酚胺类药物过量。

⑥ 心脏手术，特别是低温麻醉时。

⑦ 其他：触电、溺水等。

（2）室扑、室颤易发生在严重心功能不全、心肌缺血、心肌肥厚及交感神经兴奋等条件下。值得注意的是，在心脏病不严重甚至原无明显心脏病或相应症状者，首发症状即为室扑、室颤，临床上无循环衰竭基础的室扑、室颤，如急性心肌梗死早期无心力衰竭存在时发作的室颤经积极处理其预后较好。室扑、室颤持久存在则可导致死亡。也可短时间内反复发作。一般认为其发生机制可能与心肌缺血等情况下致心肌细胞复极速度及不应期长短不一，易于形成多个折返有关。

3. 室扑与室颤的临床表现

（1）症状及体征　发作时血液循环及重要器官灌注停止，表现为：①突然意识丧失，发生于室扑、室颤数秒后，呼吸继续或在几次短促或痉挛性呼吸动作后停止、瞳孔散大，面色苍白或发绀，继之全身抽搐形成阿-斯综合征。②心音及大动脉搏动消失，血压测不到。短暂室颤可于几秒或几十秒后发作停止，恢复正常，但可反复发作。

（2）心电图表现　心电图上 QRS 波群与 T 波不能分辨而呈连续的电活动。室扑时心室波较大而规则，频率多在每分钟 200～300 次。室颤则心室波的波形与频率极不规则，每分钟 150～300 次。可分为粗颤及细颤。晚期室颤常细、慢或波幅极宽。

4. 室扑与室颤的鉴别诊断及治疗

（1）诊断　临床上对突然意识丧失伴有大动脉搏动消失者应立即考虑发生了室扑与室颤，心音消失及血压测不到不是可靠的依据，反复听诊浪费抢救时间，心电图是诊断的可靠依据。

（2）鉴别诊断　需与脑血管病及癫痫发作等可有意识丧失的疾病相鉴别，后者有大动脉搏动及心音存在，心电图可明确排除心脏停搏。

（3）治疗　室扑、室颤直接导致死亡，一旦诊断，抢救应争分夺秒，迅速处理。早期处理是复苏成功的关键。主要措施如下。

① 心脏复苏：立即进行心前区叩击，如无效，立即给予非同步直流电除颤，能量200J，如不成功，可反复多次除颤，最大能量可达360J。其他措施还有开放气道（A）、人工呼吸（B）、心外按摩辅助循环（C）等心肺复苏措施。

② 巩固和稳定复苏后心律、避免复发：去除室扑、室颤发生原因，积极治疗心律失常，特别是使用抗心律失常药物控制室性心律失常，去除诱因等，对无法去除诱因、复发及猝死危险性高者应采用埋藏式转复除颤器（ICD）进行治疗。

第五节　房室传导阻滞

一、房室传导阻滞的定义及其病因

（1）房室传导阻滞（atrial ventricular block，AVB）是指冲动从心房传导到心室的过程异常延迟，甚至有部分或所有起自阻滞点以上的激动不能通过传导组织到达心室。AVB可发生于传导组织从心房到心室内末梢纤维的各个水平，包括房室结、希氏束或左、右束支的阻滞，但不包括单束支传导阻滞。房室传导阻滞可以是一过性、间歇性或持久性的。持久性的多为器质性病变或损伤引起的，一过性、间歇性除器质性因素外，也可由迷走神经张力增高或其他一些心内或心外因素引起。

（2）常见病因　①局灶性或弥漫性急性心肌炎；②急性心肌缺血或坏死；③传导系统或心肌退行性变；④损伤性改变；⑤先天性心脏传导系统缺损；⑥传导系统功能性改变；⑦药物引起；⑧电解质紊乱。

二、房室传导阻滞的发病机制

通过心脏电生理的研究，房室传导阻滞的发病机制如下。

一度房室传导阻滞是由于房室传导系统某个部位的相对不应期显著延长，而有效不应期正常所致。二度Ⅰ型房室传导阻滞是由于房室传导系统病变区心肌细胞有效不应期也明显延长，发生递减传导，传导速度延缓所致。二度Ⅱ型房室传导阻滞主要是有效不应期显著延长，相对不应期很短，出现递减传导，病变区处于一种很不稳定的状态，对心房传来的激动，即使在心动周期晚期到达的冲动，也只能是以全或无的方式起反应。三度房室传导阻滞，是由于病变区心肌细胞完全丧失了兴奋性，有效不应期占据了整个心动周期，使来自心房的冲动均受阻，而不能下传所致。

三、房室传导阻滞的种类

房室传导系统包括房室结、希氏束、左右束支及心室内膜浦氏纤维网。传导系统的原发变性，各种累及心肌和心脏传导系统的急慢性疾病，以及房室传导系统邻近结构的异常变化是房室传导阻滞的病理学基础。

（1）先天性房室传导阻滞　是指出生时就已存在的房室传导阻滞，这种先天性心律失常常伴有先天性心脏病。

（2）特发性纤维化　特发性双束支纤维化是导致永久性房室传导阻滞的常见病理过程之一，该病理过程的特点之一是传导纤维缓慢进行性丧失，但不伴有工作心肌的异常。

（3）继发性房室传导阻滞　多种系统疾病和后天获得性心血管疾病可累及房室传导系统而造成其损害，产生房室传导阻滞。

四、先天性房室传导阻滞的原因与分型

（1）先天性房室传导阻滞是出生时就已存在的房室传导阻滞，可为完全性，也可为不完全性，以前者居多。有些患儿出生时该异常没有被发现。在婴幼儿期发现的房室传导阻滞，如无其他原因，亦可视为先天性。这种患者多伴有先天性心脏病。

（2）在病理解剖上该异常可分为四种类型：①心房与远端传导系统中断，病理学上可见心房下部肌肉缺乏，为脂肪和血管所代替，某些病例房室结缺如，该阻滞部位希氏束（房室束）以上，为最常见的类型；②房室束中断；③房室束分叉处断裂，分叉部位的传导组织为脂肪和纤维组织所取代，此类罕见，可以呈家族性发生；④异位传导系统的离断。

另外，母亲患有系统性红斑狼疮者其后代常发生先天性房室传导阻滞，值得注意。

五、继发性房室传导阻滞的原因

多种系统疾病和后天获得性心血管病可累及房室传导系统而造成损害，产生继发性房室传导阻滞。常见的原因如下。

（1）冠心病

① 急性心肌梗死：下壁心肌梗死比前壁心肌梗死更易并发房室传导阻滞，下

壁心肌梗死病理上可见房室结周围心房肌急性坏死，个别病例受累范围较广泛，可累及房室结、希氏束等，对于房室传导阻滞持续存在的患者，其损害常涉及近端和远端较广泛的传导组织。但部分房室传导阻滞与迷走神经张力异常有关。下壁心肌梗死并发房室传导阻滞的特点是较短暂，常以 P-R 间期延长开始，可进一步发展为三度房室传导阻滞，逸搏点多在交界区，逸搏心律为 40~60 次/分，若未并发束支传导阻滞等，QRS 波多不增宽，预后较好。相比之下，前壁心肌梗死并发房室传导阻滞常突然发生，其病理基础是较大面积的心肌水肿、坏死，并累及束支，其特点是心室逸搏心率缓慢、QRS 波宽大畸形，其预后与心肌受损的范围有关，常预后较差。

② 陈旧性心肌梗死：陈旧性心肌梗死伴完全性房室传导阻滞最常见的损害部位在心下壁远端。

（2）钙化性房室传导阻滞 是指钙沉积造成的房室传导中断。发生于老年退行性瓣膜或瓣环钙化，也可能发生于原有瓣膜病变者累及房室传导系统产生房室传导阻滞。

（3）感染性心内膜炎 感染性心内膜炎的并发症之一是感染扩展到邻近心肌，发生心肌或瓣环脓肿，依部位不同有可能侵犯心脏传导系统，特别是房室束。

（4）肿瘤所致的房室传导阻滞 肿瘤引起的心脏传导阻滞通常由于肿瘤组织压迫和破坏房室传导系统所致。

（5）结缔组织病所致的房室传导阻滞 该类疾病既可因自身免疫对心脏和心脏传导系统直接损害产生房室传导阻滞（如系统性红斑狼疮），也可能是供应房室传导系统的血管病变产生相应部位的缺血、坏死所致（如类风湿关节炎等）。

（6）淀粉样变性 病理学上以淀粉样物质广泛沉积于心肌细胞间质为特征，在心脏淀粉样变性所致的各种心律失常中以心脏传导阻滞为多见。

（7）心肌弥漫性病变和其他原因所致的房室传导阻滞 病毒、细菌和真菌等多种原因所致的心肌炎可累及心脏传导系统受损的部位是束支，绝大多数心肌炎造成的传导异常的病理改变为弥漫性心肌损害。

原因不明的心肌病也常常累及房室传导系统产生房室传导阻滞。

六、房室传导阻滞的心电图特征

（1）一度 AVB 心电图示 P-R 间期（房室传导时间）延长，超过 0.20s，但所有心房激动均可下传心室。当 P-R 间期显著延长时，P 波可隐伏于前一心动周期的 T 波内。临床上患者无明显的自觉症状或体征改变，有时可闻及第 1 心音减弱。

（2）二度 AVB 有部分心房激动不能下传心室，引起心室漏搏。根据心电图特征分两型。

① 二度 I 型 AVB：又称文氏（Wenckebach）I 型房室传导阻滞，P-R 间期在相继的心搏中逐渐延长，最后发生心室漏搏。一般情况下，P-R 间期虽然随每次心

搏而逐渐延长，但每次递增的量却渐减少，表现为 R-R 间期渐缩短，心室漏搏前较漏搏后短，包含漏搏的 R-R 间隔短于 P-P 间隔。

② 二度Ⅱ型 AVB：又称莫氏（Mobiz）Ⅱ型房室传导阻滞，P-R 间期固定，每隔一个或数个心动周期出现心室漏搏。P-R 间隔可以是正常或延长。

根据房室传导的比例可说明传导阻滞的程度，如 4 次窦性激动，3 个下传心室，脱漏 1 个，称 4∶3 阻滞，以此类推。2 次窦性激动 1 个下传心室，1 个阻滞，则称 2∶1 阻滞，因无法确定 P-R 间期变化，常称 2∶1 型二度房室传导阻滞，不归类为Ⅰ型或Ⅱ型。

Ⅰ型 AVB 常见，多为暂时性，阻滞部位多在房室结或希氏束近端。Ⅱ型 AVB 少见，但多为持久性，阻滞部位绝大多数在双侧束支，易发展为三度 AVB。二度 AVB 时，患者可有心悸感，如房室传导比例较低可引起心排血量下降，出现头晕、乏力、气短及心功能不全症状，严重者可有黑曚或晕厥。心脏听诊可闻及不同比例的心脏漏搏，心音可强弱不等。

（3）三度 AVB　又称完全性房室传导阻滞，所有的心房激动均不能下传心室，心室节律受阻滞点以下的辅助起搏点控制，而表现房室完全分离。心电图中 P-P 间期和 R-R 间期各有其固定节律，两者之间毫无关系，心房率快于心室率等。心室率慢而规则，QRS 波形态与频率取决于阻滞部位及室内逸搏节律点的位置，位置高则 QRS 波增宽不显著，频率亦较快（＞45 次/分），症状相对轻，位置低则 QRS 波增宽明显，频率较慢（＜40 次/分），症状重，预后差。希氏束心电图可鉴别三度 AVB 的阻滞部位。

① 希氏束近侧端阻滞：少见，多为先天性完全性房室传导阻滞，希氏束心电图示 A-H 阻滞，A 波后无 H 波，而 V 波前有 H 波，H-V 固定，A 与 HV 无固定关系。此型阻滞点高，逸搏频率较快且较恒定，QRS 波增宽不明显。

② 希氏束内阻滞：A 波后有 H 波，A-H 固定且正常，但 H 波分裂为 H 和 H′两个成分，每个 V 波前有 H′波，H 和 H′波分离，最后 A 与 V 无关。

③ 希氏束远端阻滞：表现为 H-V 阻滞，A 波后有 H 波，A-H 间期固定，但 H 波不能下传，其后无 V 波，见于绝大多数三度 AVB。

三度 AVB 时，P-P 间期在夹有 QRS 波群者常较不含有 QRS 波群者为短。心房纤颤时如出现慢而规则的心室律提示三度 AVB。

三度 AVB 的症状与血流动力学状态取决于心室率减慢的程度和心肌功能状态。先天性三度 AVB 起搏点位置高，逸搏频率快，心肌功能好，常无明显症状，后天性三度 AVB 时，多有体力活动后心悸、头晕、乏力及气急症状，症状严重时可发生充血性心力衰竭或休克，脑缺血时可有神志迟钝或模糊，黑曚或昏厥发作，甚至呈阿-斯综合征发作，表现为心脏停搏、意识丧失、抽搐、呼吸停止。听诊第 1 心音强弱不等，可有大炮音。

七、P-R 间期延长的常见情况

（1）一度房室传导阻滞　当激动通过房室连接处时发生传导延迟。

（2）两侧束支同等程度的一度房室传导阻滞　可通过希氏束心电图帮助鉴别，若为房室连接处一度房室传导阻滞，其阻滞部位在希氏束的近端，若为双束支的一度房室传导阻滞，则其阻滞部位在希氏束的远端。

（3）心房内传导阻滞与左心房增大　其心电图特点为 P 波增宽且常伴有错折，P-R 段正常。

（4）生理性干扰　若窦性搏动的 P-R 间期正常，仅期前收缩的 P-R 间期延长；或期前收缩后的第 1 个窦性搏动的 P-R 间期延长，均属生理性干扰。

（5）若坐位或立位时 P-R 间期正常，卧位时 P-R 间期延长也是功能性的。

八、迷走神经张力增高性房室传导阻滞的特点

迷走神经张力增高性房室传导阻滞是指在卧位、压迫眼球、刺激颈动脉窦、注射新斯的明后出现的一度至二度房室传导阻滞，改变为坐位、立位、运动或注射阿托品则房室传导阻滞消失者，又称为体位性房室传导阻滞。其发生机制是由迷走神经功能亢进引起的对房室连接组织的抑制，使其相对不应期延长，而活动性器质性病变所造成的阻滞是由其绝对不应期延长所致，此也是二者的区别之处。迷走神经张力增高性房室传导阻滞有以下特点。

（1）阻滞的程度轻，常在一度至二度Ⅰ型之间，不出现二度Ⅱ型及三度以上房室传导阻滞。

（2）阻滞的部位高，多在房室连接组织水平，不影响希氏束以下的传导。

（3）改变体位、运动可使大多数房室传导阻滞消失，个别患者给予阿托品应用后阻滞亦消失；若为器质性心脏病所致的房室传导阻滞，运动、改变体位、阿托品均不能使其消失，甚至还可能加重阻滞。

（4）多为青少年患者，以女性为多，与自主神经功能紊乱有关。

（5）少数心肌炎恢复期也可出现体位性阻滞，且阻滞的轻重程度随病变活动而变化，这可能与心脏病变后造成的传导功能不稳定有关。由此也提示并非体位性阻滞都为功能性，应在排除心肌疾病的情况下，方可诊断为功能性。

九、房室传导阻滞的诊断与鉴别诊断

（1）诊断　房室传导阻滞的诊断依赖心电图检查，对间歇发作或与迷走神经张力增高有关的 AVB，动态心电图常可提高其检出率。

（2）鉴别诊断

① 二度房室传导阻滞听诊时易误为期前收缩，3∶2 阻滞时听诊类似期前收缩二联律，2∶1 阻滞时类似心动过缓，心电图检查显示 P 波及房室传导比例可明确

诊断。

② 干扰性房室分离应与三度 AVB 鉴别　前者心室率可等于或快于心房率,见到心室夺获可予鉴别。

③ 逸搏夺获心律　在二度 AVB 时,心室漏搏后可发生交界区逸搏,如下个 P 波与前面逸搏间隔的时间过短,这一 P 波又不能下传,如此反复,可形成一段时间的逸搏心律,房室完全分离,心室率慢于心房率,易误为三度 AVB。当房率与室率关系发生变动时,可恢复正常的前向传导,则与三度 AVB 不同。

十、房室传导阻滞的治疗

(1) 病因治疗　去除房室传导阻滞的原因,如停用影响房室传导的药物后部分可恢复,心肌炎和急性心肌梗死并发的 AVB,甚至高度及三度 AVB,经积极治疗原发病有恢复可能,应严密观察。

(2) 房室传导阻滞的治疗　一度及二度Ⅱ型 AVB 一般预后良好,经积极治疗病因常可恢复,不需要治疗。如阻滞点发生于希氏束远端,则可能进展为二度Ⅱ型甚至三度 AVB,应严密观察、随访。二度Ⅱ型 AVB 阻滞部位常在希氏束以下,预后差,易发展为三度 AVB,常需置入人工心脏起搏器。三度 AVB,当为先天性者、阻滞点位置高、逸搏心率稳定,如在 50 次/分以上时,症状不明显,可不予治疗,对有症状的或伴晕厥甚至阿-斯综合征者应积极治疗。

① 药物治疗　阿托品可对抗迷走神经兴奋,对与迷走神经兴奋有关的 AVB 有效,适用于房室结部位的传导阻滞,但有可能使束支水平的传导阻滞加重,常用量 1~2mg,静注或肌注。异丙肾上腺素有和阿托品相似的作用,可改善传导,提高逸搏节律点的自律性,适合于症状性 AVB 的处理,常用 1g/min 静脉滴注,根据心率调整滴速。

② 人工心脏起搏治疗　对阻滞部位低、逸搏心率慢的症状性 AVB,在积极治疗原发病后如不能短期内恢复,可置入临时人工心脏起搏器或永久心脏起搏器,二度Ⅱ型 AVB 和三度 AVB 经电生理证实阻滞点位于希氏束远端或分支内者应早期置入永久性心脏起搏器。

第六节　心室内传导阻滞

一、心室内传导阻滞的种类

心室内传导阻滞是指发生在希氏束以下的传导系统阻滞,有以下几种。

① 左束支传导阻滞。

② 右束支传导阻滞。

③ 左前分支传导阻滞。

④ 左后分支传导阻滞。

⑤ 间隔支传导阻滞。

⑥ 不定型室内传导阻滞。

⑦ 双束支传导阻滞。

⑧ 三束支传导阻滞。

⑨ 间歇性和交替性束支传导阻滞。

二、心室内传导阻滞的常见病因

心室内传导阻滞的主要病因有各种器质性心脏病，如冠心病、风湿性心脏病、心肌炎、先天性心脏病等，也可见于迷走神经张力增高、药物过量、电解质紊乱、缺氧、外伤等原因，极少数正常人也可出现束支传导阻滞。

（1）右束支传导阻滞　可见于少数正常人，也可见于冠心病、风湿性心脏病、肺源性心脏病、心肌病、先天性心脏病等，单纯右束支传导阻滞预后良好。

（2）左束支传导阻滞　左束支较粗，分支较早，往往需弥漫性心肌病变才能被累及，少见于正常人，多见于有器质性心脏病者，如冠心病、高血压性心脏病、风湿性心脏病等。治疗应主要针对病因。

（3）双侧束支传导阻滞　多见于严重器质性心脏病，易进展为完全性传导阻滞，预后较差，是人工心脏起搏器的适应证。

（4）分支传导阻滞　①左前分支传导阻滞，常伴右束支传导阻滞，常见于冠心病、高血压性心脏病；②左后分支传导阻滞多表示病变严重，预后较差；③两分支与三分支传导阻滞，提示病变范围广泛，并发有器质性心脏病，预后较差。

三、左、右束支及其分支传导阻滞心电图特征

（1）右束支传导阻滞（RBBB）

① 右胸前导联（V_1 导联）呈 rSR′型，R′时限≥0.04s，可伴继发性 ST-T 改变（V_1 导联 ST 段压低，T 波倒置）。

② 左胸导联（I 导联、V_5 导联）QRS 波终末 S 波粗钝或增宽畸形，其时限≥0.04s。

③ 右胸前室壁激动时间（V_1 导联 VAT）≥0.07s。

④ 符合上述各项，QRS 时限≥0.12s 者为完全性右束支传导阻滞（CRBBB），＜0.12s 为不完全性右束支传导阻滞。

（2）左束支传导阻滞（LBBB）

① 左胸前导联（V_5 导联、V_6 导联）有宽顶、切迹或 M 型 R 波，有时呈 RsR′型，绝少出现 q 波或小 S 波。

② 右胸前导联（V_1 导联、V_2 导联）常出现宽大有切迹的 QS 型，或宽大 S 波前有细小 r 波。

③ V_5 导联左胸前室壁激动时间 VAT≥0.07s。

④ 继发性 ST-T 段改变：主波向上者 ST 段斜行下降，T 波倒置而不对称；主波向下者 ST 段斜行上移，T 波直立而不对称。

⑤ 符合以上条件，且 QRS 时限≥0.12s 者为完全性左束支传导阻滞，<0.12s 者为不完全性左束支传导阻滞。

（3）左前分支传导阻滞（LABBB）

① 额面 QRS 电轴左偏（−30°～−90°）。

② Ⅰ 导联呈 qR 型，q 波时限<0.02s；Ⅱ、Ⅲ、aVF 导联呈 rS 型，且 $S_Ⅲ$ > $S_Ⅱ$。简称 Q1S3。

③ QRS 时限正常（少数延长 0.02～0.03s）。

④ 符合以上各条，且能排除横位心（Ⅰ 导联可有 S 波，Ⅲ 导联可出现 QRS 不增宽或略增宽）、预激综合征（P-R 间期<0.12s，可见预激波）、严重肺气肿（P 波电轴右偏、T 波低平、QRS 低电压）者可诊为 LABBB。

⑤ 符合以上各条，且能排除悬垂心（Ⅲ、aVF 导联降支无切迹，无继发性 T 波改变）、慢性阻塞性肺疾病（低电压、右心房异常、T 波低平）、右心室肥大（右心室高电压）者可诊断 LPBBB。

（4）左间隔支传导阻滞

① V_1 导联、V_2 导联呈高 R 波，R/S>1。

② V_2 导联 R 波大于 V_6 导联 R 波。

③ Ⅰ 导联、V_5（V_6）导联正常 q 波消失。

④ V_2～V_4 导联可出现小 q 波。

⑤ 常并发其他分支传导阻滞。

⑥ 排除其他右心前高 R 波疾病、后壁心肌梗死、右束支传导阻滞、A 型预激综合征、肥厚型心肌病、右位心等，可诊断为左间隔支传导阻滞。

四、双束支或三分支传导阻滞的心电图特征

双束支传导阻滞指的是左束支（LBB）和右束支（RBB）同时或交替发生传导阻滞的现象，有时把右束支传导阻滞与左前分支（LABB）或左后分支（LPBB）传导阻滞同时存在也称为双束支传导阻滞。而把 RBBB、LABB、LPBB 同时存在的传导阻滞称为三分支传导阻滞。由于各支传导阻滞的程度不同，心电图表现也各具特征。

（1）左、右束支传导阻滞

① 确诊条件：左、右束支传导阻滞交替出现，P-R 间期相应地发生交替改变。

② 拟诊条件：左、右束支传导阻滞交替出现，P-R 间期恒定。

③ 可疑：左或右束支传导阻滞并发不完全性房室传导阻滞。

（2）右束支与左束支分支传导阻滞　分别表现各自特点。

（3）三分支传导阻滞 不完全性房室传导阻滞并发两个分支传导阻滞即提示有三分支传导阻滞的可能，具体有如下 8 种类型。

① RBBB＋LABB＋LPBB 均完全阻滞：心电图表现为二度房室传导阻滞（结下型）。

② RBB＋LPBB 持续性阻滞，LABB 间歇性阻滞：心电图表现为右束支传导阻滞伴左后分支传导阻滞，有不同程度的房室传导阻滞。

③ RBB＋LABB 持续性阻滞，LPBB 间歇性阻滞：心电图表现为左束支传导阻滞伴左前分支传导阻滞，有不同程度的房室传导阻滞。

④ LABB＋LPBB 持续性阻滞，右束支间歇性阻滞：心电图表现为左束支传导阻滞伴不同程度的房室传导阻滞。

⑤ RBBB 持续性阻滞，LABB 和 LPBB 间歇性阻滞：心电图表现为右束支传导阻滞伴左、前或右后分支传导阻滞，有时有不同程度的房室传导阻滞。

⑥ LPBB 持续性阻滞，LABB 和 RBBB 间歇性阻滞：心电图一般表现为右束支传导阻滞（伴左前分支传导阻滞）或左束支传导阻滞，同时有不同程度的房室传导阻滞。较少表现为 RBBB＋LPBB 阻滞、LBBB＋LPBB 阻滞或单纯 LPBB 阻滞。

⑦ LABB 持续性阻滞，LPBB＋RBBB 间歇性阻滞：心电图一般表现为 RBBB 阻滞（伴 LABB 阻滞）或 LBBB 阻滞，同时有不同程度的房室传导阻滞。较少表现为 RBBB＋LABB 阻滞、LBBB＋LABB 阻滞或单纯 LABB 阻滞等。

⑧ 三分支均不稳定性传导阻滞：心电图表现多样化，可以呈现各种不同类型的传导阻滞。

第七节 特殊类型的心律失常

一、逸搏

1. 逸搏及其与期前收缩的区别

（1）逸搏 正常情况下窦房结的兴奋性最强，发出激动的频率最快，控制整个心脏活动，同时对窦房结以外的节律点（低级节律点或称异位起搏点）有抑制作用，使之不发出激动。但在窦房结发出激动过缓（低于异位起搏点固有频率）、暂时停止发放激动（窦性停搏）或激动传出受阻（窦房传导阻滞）等时，低级节律点便发出激动控制心脏活动，这种现象称为逸搏，连续 3 次或 3 次以上的逸搏构成逸搏心律。逸搏是一种被动性异位心律，是免于心脏长时间停搏的正常生理保护机制。出现逸搏表明心脏具有激动的后备能力，也即低级节律点代偿功能良好。逸搏的临床意义在于必须确定引起逸搏的原发性心律失常（如窦性停搏、窦房传导阻滞等），因为原发性心律失常往往为病理性。逸搏和逸搏心律最常发生的部位是房室交界区，其次是心室，极少数发生在心房。

（2）期前收缩和逸搏的区别

① 期前收缩为提前发生的、主动的异位心律；逸搏则为晚发的、被动的异位心律。

② 期前收缩的联律间期短于窦性周期；逸搏的逸搏间期（逸搏与前一窦性激动的间距）长于窦性周期。

③ 期前收缩为异位兴奋点兴奋过高所致，对人体无益；逸搏为窦房结功能障碍时的代偿反应，对人体有保护意义。

④ 期前收缩和逸搏虽均可起源于心房、交界区和心室，但期前收缩以室性多见；逸搏以交界区性多见。

2. 逸搏的病因、心电图特征及治疗

（1）房室交界区性逸搏心律常见于迷走神经张力增高、病态窦房结综合征、心肌病、冠心病、心肌炎、麻醉、洋地黄中毒等引起的窦房结自律性下降或二度以上窦房或房室传导阻滞，心室自主心律常见于双侧束支或三分支传导阻滞引起的完全性房室传导阻滞，也可见于二度以上窦房传导阻滞或窦性静止，还常是临终前的一种心律。

（2）房室交界区性逸搏的心电图特征

① 慢而规则的 QRS 波群，心率 40～60 次/分。

② QRS 波前、中或后可见逆行 P' 波，P'-R 间期或 R-P' 间期取决于前向和后向传导之差。

③ QRS 波形态与窦性时相同。

④ 伴有逆向传导阻滞时可与窦性心律发生干扰。

（3）心室自主节律为起源于心室内异位起搏点的逸搏的心电图特征

① 节律缓慢、畸形宽大的 QRS 波群，心室率 30～40 次/分。

② 心室律规则或不规则。

③ 异位起搏点越接近希氏束远端，QRS 时限就越长，畸形也越明显，心室率越慢且不规则。

④ 若 QRS 波呈多种形态，极度缓慢且不规则，同时不能见到心房波，则多为临终前的表现。

（4）治疗　逸搏和逸搏心律具有生理保护作用，其治疗主要针对原发病和原发性心律失常。心室自主心律的紧急处理常用异丙肾上腺素 3～5mg/min 静脉滴注。高度或完全性房室传导阻滞伴心室自主心律者应安装永久性起搏器。

二、游走心律

游走心律的心电图特征：起搏点在窦房结内或从窦房结至心房或交界区潜在起搏点之间反复移位，称为游走心律。其在某段时间内只有一个起搏点控制心律。心电图特征为：P-R 间期随 P 波形态改变发生相应变化，并常伴有 P-P 间期的变化。游走心律可见于下列两种情况。

（1）窦房结内游走心律　心电图特点为 P 波为窦性，但其形态略有变异，P-R 间期在 0.12～0.20s 变动；P 波形态和 P-R 间期的变化常伴有 P-P 间期的变化。病因：心律变化常与呼吸有关，临床意义同窦性心律失常。患者常无症状，多不需要特殊处理。

（2）窦房结与房室交界区间的游走心律　心电图特征为：①多发生在窦性心动过缓及心律不齐时；②P-R 间期呈周期性变化，P-R 间期逐渐缩短，且可短于120ms，P 波形态改变，在 I 或 II 导联可呈倒置 P 波（取决于游走部位），或掩盖于 QRS 波群中。当起搏点返回至窦房结时通常发生相反的变化，此心动周期时相性改变伴 P 波形态改变提示起搏点在移动，为游走性心房起搏点的特征。病因：常为正常现象，多见于年轻人，尤其是运动员，可能由于迷走神经张力过高引起，如果长时间持续存在，则提示有基础心脏病，也能为病态窦房结综合征的表现，通常无须治疗，必需时可用治疗窦性心动过缓的疗法。

三、干扰和脱节

1. 干扰与脱节的定义

（1）干扰　当来自不同方向的两处冲动，传到心脏某处相遇，该处心肌应激后尚处于不应期，导致两冲动的继续传导均被中止，或传导延迟，两者互相融合或抵消等现象，称干扰。属生理性传导阻滞现象。

① 房室交界区干扰现象：多见于窦性或房性异位心律减慢至低于逸搏频率时；或房室交界区及室性异位心律增快超过窦性或房性异位心律时。

② 心房或心室内的干扰现象：是由两个起搏点分别激动部分心房或心室，可形成心房或心室融合波。

干扰的临床意义取决于产生干扰的基本心律失常。其本身并无病理意义。

（2）脱节　心房与心室分别由两个起搏点控制，平行地发出冲动，产生一系列干扰，称为房室脱节（或房室分离）。

① 干扰性房室脱节：心室由频率较快的房室交界区起搏点所激动，而心房由频率较慢的窦性或房性冲动所控制，冲动到达房室交界区相互干扰，便形成心房和心室的激动分别由不同起搏点控制，称干扰性房室脱节。

② 非干扰性房室脱节：见于高度或完全性房室传导阻滞。此时心房和心室脱离关系（房室分离），但心房频率快于交界区或心室的频率。

2. 各种干扰的心电图特征

临床上常见的干扰有窦房干扰（窦房结内干扰和窦房间干扰）、房内干扰（房性融合波和房内差异性传导）、房室干扰和室内干扰（室性融合波和室内差异性传导）。其心电图特征如下。

（1）窦房结内干扰　异位激动（房性或交界性期前收缩）侵入窦房结所致。心电图特点为期前收缩的代偿间歇不完全（期前收缩前、后两个窦性 P 波间期小于正常窦性 P-P 间期的 2 倍）。

（2）窦房间干扰　异位激动未侵入窦房结，而与窦性激动在窦房结周围发生干扰，使后者不能传出。心电图特点是代偿间歇完全（期前收缩前、后两个窦性 P 波间期等于正常 P-P 间期的 2 倍）。

（3）房性融合波　为房内完全性干扰表现，即两节律点激动同时到达心房，各自激动心房的一部分。心电图特征是：①融合性 P′波介于两节律点 P 波形态之间。②融合性 P′波出现时间与窦性 P 波出现时间一致，即融合性 P′波出现于两节律点均预期发生 P 波的位置。

（4）房内差异性传导　在窦性心律时，期前收缩后（常为房早）第 1 个或若干个窦性 P 波形态发生改变，属心房内差异性传导，可能是由于结间束各分支不应期不一致所致。

（5）房室干扰　即发生于房室交界的干扰。完全性干扰表现为房波未下传；不完全性干扰表现为房室传导时间延长。心电图特征如下：①房性期前收缩未下传，表现为 P′波后无 QRS-T 波。②房早的房室传导延缓，表现为 P-R 间期＞0.20s。③交界性或室性期前收缩前后出现窦性 P 波：a. 窦性 P 波在前，P-R 间期＜0.12s；b. 窦性 P 波出现在期前收缩之后、T 波顶峰之前，常有 QRS 波群脱落；c. P 波落后于 T 波后肢，可继有 QRS 波群，但 P-R 间期延长。④房扑、房颤、阵发性房速时干扰表现为房扑的不同比例下传、房颤的心室率慢于 f 率，阵发性房速的 P-R 间期不恒定等。

（6）室性融合波　即两个起搏点各自激动心室的一部分且同时发生。心电图表现为：同一导联有三种形态的 QRS 波群，即两个起搏点各自形成的 QRS 波和介于两者间的 QRS 波。单一的室上性激动沿不同途径下传也可形成室性融合波，如预激综合征。

（7）室内差异性传导　由室内不完全性干扰形成。即当激动过早到达心室时，适逢室内部分传导组织（常为右束支）尚处于激动的相对不应期，则激动优先沿已脱离不应期组织传导，使 QRS 波增宽畸形，称为室内差异性传导。室内各束支不应期右束支＞左前分支＞左后分支＞左间隔支。诊断依据为：QRS 波变形、激动必须由室上来、激动必须提前发生。

四、隐匿性传导

（1）定义　隐匿性传导是指激动已经传入但未能通过传导系统的某一部位以到达心房肌或心室肌而产生心电图上应显示的 P 波或 QRS 波群，但由于传导组织被隐匿地除极，产生不应期，故隐匿传导只能从其对下一个冲动的形成或传导的影响而做出推断。其实质是传导阻滞，传导方式属递减性传导，常继发于其他各种心律失常，而使其更为复杂。

（2）隐匿性传导可以是前向性的也可是逆向性的。心电图有下列表现，常提示有隐匿性传导的可能。

① 两个相继发生的激动连续在房室交界区受阻。

② 期前收缩后 P-R 间期延长或 P 波受阻。

③ 不典型文氏现象。

④ 房颤时心室率绝对失常，交界性逸搏延迟出现，室性期前收缩后有类代偿间歇。

⑤ 房室脱节中交界区节奏点延迟出现。

⑥ 房室交界区出现意外传导。

五、预激综合征

1. 预激综合征的心电图特征

预激综合征（又称 WPW 综合征）是因在心脏正常房室传导系统之外存在附加传导束（旁道）而引起的心脏传导异常与心动过速。按照经典的预激综合征的概念，应该包括窦性心律时心电图有预激波，临床上有房室折返性心动过速（AVRT）发作。但实际上，由于旁道所连接的部位不同，正传与逆传的传导特性不同，因而临床上除有经典的预激综合征的表现外，尚有各种不同类型。

（1）典型的预激综合征 ①P-R 间期缩短，多在 0.12s 以内；②QRS 波起始部迟钝或有切迹，形成 Δ 波；③QRS 波群时限相对增宽，可达 0.12s 以上；④出现 ST-T 继发性改变。

（2）典型预激综合征的分型 按照预激部位不同，可分为 A 型、B 型和 C 型。

① A 型：预激部位发生于心室后基底部，心前区导联 Ⅱ、Ⅲ、aVF、V₁、V₃、V₅ 导联的 QRS 波主波均向上，起始部均见 Δ 波，以 V₃ 导联最明显，起始至 R 顶峰时限达 0.09s。

② B 型：预激部位发生于右心室前壁或侧壁，表现在胸导联中 V₁、V₂ 导联 QRS 波主波方向向下，V₅、V₆ 导联 QRS 波主波方向向上，V₁ 导联呈 QS 型，V₅ 导联呈 R 型，QRS 波起始部均有 Δ 波，T 波与预激波背向，表现在肢体导联 Ⅱ、Ⅲ、aVF 导联中 QRS 波均呈 Qr 型，QRS 波起始部有切迹，QRS 波时限达 0.12s。

③ C 型：预激部位在左心室后侧壁，V₁、V₂ 导联 QRS 波主波向上，V₅、V₆ 导联 QRS 波主波向下，Ⅰ、V₅ 导联中有明显粗钝而增宽的 Q 波，aVL 导联呈 QS 型，起始部有 Δ 波，此外，其余各导联中 QRS 波起始均有明显的 Δ 波，P-R 间期缩短至 0.08s，QRS 波增宽达 0.13s，有继发 ST-T 改变。

（3）变异型预激综合征 ①短 P-R 综合征：仅 P-R 间期<0.12s，QRS 波的时间、形态正常。②Mahaim 型：P-R 间期正常或延长，QRS 波宽大畸形，有预

激波。

2. 预激综合征的诊断及临床意义

（1）诊断

① 明确预激综合征的概念，它是心脏传导系统内存在异常传导途径所致。异常传导途径常见的有：a. Rent 束，存在心房、心室之间；b. James 束，起自后结间束，经过房室结终止于希氏束；c. Mahaim 纤维，起自希氏束、束支，终止于室间隔。

② 明确预激综合征的病因、临床表现、特征。预激综合征多无器质性心脏病，也可见于特发性肥厚性主动脉瓣狭窄、二尖瓣下移畸形、二尖瓣脱垂等，偶见于心肌炎、心肌梗死时。预激综合征本身无特殊临床表现，可出现第 1 心音亢进或第 2 心音分裂，并发快速型心律失常，如室上性心动过速、心房颤动和扑动时可出现心悸、胸闷、气短等，若并发室颤时可出现猝死。

③ 根据以上所述，依靠心电图特点，预激综合征可以诊断。

（2）临床意义

① 预激综合征可引起反复发作的阵发性室上速、心房扑动或心房颤动。个别的可诱发室颤而发生猝死。

② 在快速型室上性心律失常中认识有无预激，对指导治疗很有意义。如顺传型房室折返性心动过速的终止可以用维拉帕米、毛花苷 C 等药物，但逆传型则忌用该药。预激并发房颤时禁用洋地黄类药物，以免加速旁路传导而诱发心室颤动等。

③ 在心电图上识别预激综合征可以避免误诊其他心脏病。这些类似于预激的心电图有舒张末期室性期前收缩、房室分离、梗阻性心肌病等。另外，预激综合征的心电图也容易误诊为心肌梗死、心室肥厚、束支传导阻滞、心肌病等。

3. 预激综合征的治疗和预后

预激综合征的治疗包括阻断旁道的根治和对心动过速的对症治疗，导管射频消融术是根治预激综合征的首选方法，其成功率＞95％，复发率＜5％，严重并发症发生率＜1％。

AVRT 的治疗即一般室上速的治疗。终止其发作，可根据患者情况刺激迷走神经、静注抗心律失常药物、食管调搏、心脏程序刺激或直流电转复等方法。

由于预激综合征患者一般都无心脏结构异常，虽然反复发作室上速，除非发生其他意外，一般预后良好，发作间歇如正常人。但若伴有器质性心脏病，则反复发作的室上速将对患者产生严重威胁。导管射频消融术的应用改变了预激综合征患者的预后，使之得以根治，而且治疗后与正常人无区别，深受患者欢迎。

4. 预激综合征并发心房颤动时治疗的注意事项

（1）预激患者房颤的发生率明显高于健康人及其他心脏病人群，可达 10％～

54%，一般报道在 30% 左右。其可能的发生机制为：①预激引起的快速型房室折返性心动过速导致心房肌缺血及心房电不稳定；②室性期前收缩经旁路逆传心房恰遇心房易损期；③旁路前向传导不应期短者易发生房颤。但旁路位置与房颤发病率无关。

（2）预激并发房颤的症状取决于心房激动下传心室的途径和心室率。若激动由房室结下传，心室率一般在 160～250 次/分；若激动由旁路下传，心室率可达 300 次/分，其血流动力学改变类似于室性心动过速，故症状也明显较前者严重，可以出现血压下降、晕厥，甚至因诱发室颤而猝死。

（3）预激并发房颤的治疗根据不同心率和血压状态，可以采取不同措施，如果患者心室率极快（300～400 次/分），并有血流动力学改变（低血压），应立即予直流电转复。若心室率中等度增快且血压稳定可静脉注射普鲁卡因胺，它既有转律作用，又有减慢室率作用。也可静脉注射普罗帕酮，但利多卡因无效，有时甚至有增加心室率的危险。

（4）预激综合征并发房颤时忌用毛花苷 C 和维拉帕米。毛花苷 C 可使某些患者旁路不应期缩短，心室率突然增快。维拉帕米虽然对旁路不应期的直接作用较小，但可通过以下两方面使心室率增快和血流动力学恶化：①抑制房室结传导，而促进旁路下传；②降低血压，反射性兴奋交感神经，使旁路不应期缩短。

六、电解质和心律失常的关系

1. 电解质紊乱与心律失常

电解质紊乱可致心律失常，因为心肌细胞的生物电和电生理特性都与离子密切相关，故细胞外离子浓度过高或过低都能影响心肌电位变化和电生理特性，从而导致心律失常。

2. 钾与心律失常的关系

（1）血钾轻中度升高时，使静息电位绝对值减小，及 0 期去极化速度和幅度均减小，致心肌细胞兴奋性升高及传导减慢。易出现期前收缩或传导阻滞。血钾显著升高时，因静息电位的绝对值减小过多，使钠离子通道活性降低致心肌细胞兴奋性降低甚至消失，易致窦性停搏、心室自主心律、心室扑动和颤动。心电图示：①P 波振幅减小或消失；②T 波高尖；③QRS 波时限增宽，严重时可与 T 波融合，甚至出现心室颤动或停搏。

（2）低血钾时，使细胞膜对钾离子的通透性降低，静息电位的绝对值增加，0 相去极化速度与幅度有所增加，3 相钾离子外流减慢，不应期延长，以及自律细胞 4 期自动去极化速度加快，使心肌传导性降低，兴奋性及自律性提高，出现各种心律失常，如窦性心动过速、室性期前收缩、室性心动过速，严重时出现室颤。心电图示：①U 波增高，>0.1mV；②T 波普遍低平或倒置；③T-U 融合，Q-T 间期延长；④ST 段下移，可达 0.5mm 以上。

3. 钙与心律失常的关系

钙与钠在细胞膜上有竞争性抑制关系，高血钙时，0 相除极速度减慢，使 2 时相缩短，高血钙还可使慢反应细胞期加强加快，使传导性增高，可出现不同部位传导阻滞，严重者可出现快速型室性心律失常而致死。心电图示：①ST 段缩短；②Q-T 间期缩短；③U 波增高；④相应心律失常表现。低钙血症时出现各种变化与高钙血症时相反。心电图示 ST 段平坦延长，致 Q-T 间期相应延长，T 波多正常直立，仅在伴有心肌病变时，可有 T 波低平或倒置，很少出现恶性心律失常。

4. 镁与心律失常的关系

（1）镁与室性心律失常的关系　众说不一。有资料表明，镁可明显降低室性期前收缩、成对室性期前收缩及室性心动过速的总发生率，并随血清镁降低，室性心律失常逐渐增加，这提示镁的抗心律失常作用可能与剂量有关。有较多的资料显示镁可抑制室性异位搏动，Dyckner 等报道 34 例慢性心力衰竭或高血压患者，接受慢性利尿药治疗，同时随机给静脉镁或氯化钾，镁组室性异位搏动明显减少。也另有一些报道认为，镁对室性心律失常除地高辛中毒外，没有明显的作用。动物实验资料提示，镁对急性心肌缺血时的心律失常有对抗作用，并有抗纤颤作用。

（2）镁与室上性心律失常的关系　资料一致认为镁对室上性心律失常有治疗作用。一些报道提示镁缺乏与多形性 SVT、房扑及阵发性房性心动过速有关。有动物实验表明，低镁血症时心室对房颤的反应明显增高，房颤阈值明显降低。临床资料表明对可疑心肌梗死患者静注氯化镁可明显减少 SVT，由 24% 降至 5%；Shechter 观察到对 AMI 患者静脉给镁，使传导紊乱由 23% 减少为 14%。

综合多家资料表明，镁剂对室性及房性期前收缩的有效率为 72%～78%，对阵发性 SVT 有效率为 60%～85%，对室性心动过速有效率为 80%～82%，对防止扭转型室性心动过速发展为持续性室性心动过速甚至室颤有重要作用。

第八节　心律失常的治疗和预防

一、治疗

1. 心律失常的治疗方法

心律失常治疗分为两大类：一类是药物治疗；另一类是非药物治疗，包括电治疗、介入治疗和手术治疗。

2. 抗心律失常治疗的目的

（1）减轻或消除症状　心律失常时，多数患者因心脏节律及血流动力学改变而出现心悸、胸闷、无力、心搏脱漏感等，甚至影响睡眠、工作及日常活动，如果及时治疗，症状减轻或消失，便提高了患者生活的质量。

（2）维持正常或接近正常的血液循环状态 某些严重的心律失常，如极快速型或极缓慢型心律失常，常会诱发心力衰竭甚至休克，若根据病情采用相应的治疗方法，如电除颤、射频消融、药物或安装起搏器等纠正心律失常，从而维持正常或接近于正常的血液循环状态。

（3）预防猝死 据统计，心源性猝死病例中，有 80%～90% 的患者死于快速型室性心律失常并发室颤。其余 10%～20% 是缓慢型心律失常和电-机械分离（心电图显示电活动，但听不到心音，多为心脏破裂造成的）。故抗心律失常治疗对预防猝死是非常必要的。

3. 抗心律失常药物的应用原则

（1）主要原则

① 明确心律失常的机制及严重程度。

② 明确可能存在的基础心脏病的诊断及严重程度。

③ 去除心律失常的诱因及可逆性病因。

④ 明确抗心律失常治疗的原理和目标。

⑤ 选择抗心律失常治疗的方案。

（2）次要原则

① 先单独用药，后联合用药。

② 以最小剂量或最少不良反应取得满意的临床效果。

③ 先考虑降低危险性，再考虑缓解症状。

④ 当仅以缓解症状为主要目的时应充分考虑到药物的不良反应和致心律失常作用。

⑤ 开始用药、增加剂量或联合用药时应进行心电监测。

4. 抗心律失常药物的分类

抗心律失常药通过改变心肌细胞的电生理特性，使心律失常发作减少或消失。通常治疗快速型心律失常的药物分为以下四类。

Ⅰ类：阻滞快速钠通道，发生膜稳定作用，可分三组：Ⅰa 类对 0 相去极化速率及复极过程抑制均强，降低 V_{max}，延长动作电位时程，延长复极，常用的有奎尼丁、普鲁卡因胺、丙吡胺等；Ⅰb 类对 0 相去极化复极过程抑制均弱，不降低 V_{max}，缩短动作电位时程，常用的有利多卡因、美西律、妥卡尼等；Ⅰc 类抑制 0 相去极化，降低 V_{max}，减慢传导，常用的有普罗帕酮、莫雷西嗪、氟卡尼等。

Ⅱ类：β 受体阻滞药，常用有美托洛尔、阿替洛尔、普萘洛尔、艾司洛尔等。

Ⅲ类：阻断钾通道，延长动作电位时程，延长复极，有胺碘酮、溴苄胺等。

Ⅳ类：阻断慢性钙通道，常用的主要有维拉帕米等。

最近，有人将洋地黄和抗胆碱解药物归为第 Ⅴ 类抗心律失常药物，前者主要用于快速型室上性心律失常的治疗，后者则能有效提高缓慢型心律失常患者的心室率。

5. 应用抗心律失常药物的注意事项

① 尽量避免同类药物（或作用相似药物）的联用，因为这样往往并不比单一使用更加有效。

② 不良反应相同的药物联用要慎重，如胺碘酮与奎尼丁联用可使 Q-T 间期显著延长，容易引起尖端扭转型室性心动过速（Tdp）发作；普萘洛尔与维拉帕米合用容易导致传导阻滞或心力衰竭。

③ 联合用药时注意单药剂量：联合用药可以增大药物疗效，但也增加药物毒性，宜适当减少每一种药物剂量。

④ 注意药物的相互作用：如胺碘酮可以使洋地黄、奎尼丁、普鲁卡因胺的血药浓度增加 30%～50%。

⑤ 抗心律失常药物的应用注意结合患者具体情况，如有传导阻滞者尽量避免或减量应用 Ⅱ、Ⅲ、Ⅳ 类药物；心功能不全者慎用 Ⅱ、Ⅳ 类药物；低钾血症者慎用洋地黄类药物；老年人宜适当减量用药；Q-T 间期延长者不用 Ⅲ 类药物等。

⑥ 注意抗心律失常药物的致心律失常作用。

尽管抗心律失常药的联合应用会给临床带来一些麻烦，但如果应用合理，仍是提高疗效、减少不良反应的有效方法。只是应该注意联用时是否同时也增加了药物的不良反应。

6. 抗心律失常药物致心律失常的作用

抗心律失常药物使原有心律失常恶化或引起以前没有的新的心律失常现象，称为抗心律失常药物的致心律失常作用，其中部分显然与抗心律失常药物本身的作用特点有关，称为原发性致心律失常作用，如 β 受体阻滞药减慢心率，胺碘酮延长 Q-T 间期等；而另一些则与血药浓度过高、药物相互作用、电解质紊乱或心肌缺血等有关，称为继发性致心律失常作用。

临床常将抗心律失常药物的致心律失常作用分为两大类。

(1) 原有的心律失常加重　包括以下几个方面。

① 心律失常的持续时间和（或）频度增加：用药后室上性心动过速发作频率明显增加或持续时间明显延长，或非持续性室性心动过速变为持续性室性心动过速。

② 过早搏动的数量增加：a. 期前收缩数增至用药前的 4 倍；b. 成对的室性期前收缩增至用药前的 10 倍。

③ 电生理检查时用药后诱发心动过速所需的期前刺激个数较用药前少。

④ 快速型心律失常的频率增加：如奎尼丁、丙吡胺（达舒平）使心房纤颤或心房扑动的心室率加快，维拉帕米使预激综合征患者旁道前传的心房纤颤的心室率

增加。

（2）发生新的心律失常

① 室上性心动过速：如洋地黄过量可引起房性心动过速，常伴有 2：1 房室传导阻滞，也可引起非阵发性房室交界区性心动过速。Ⅰ类抗心律失常药有时也会引起室上性心动过速。

② 室性心动过速：Ⅰ类、Ⅲ类抗心律失常药治疗期前收缩时可能会引起室性心动过速，而患者治疗前没有室性心动过速病史。如奎尼丁、胺碘酮、索他洛尔等药可致尖端扭转型室性心动过速。

③ 心动过缓：Ⅱ类、Ⅳ类抗心律失常药易致心动过缓。

7. 抗心律失常药物致心律失常的诊断标准

（1）新发生的下列情况　①室性期前收缩＞每小时 5 次；②非持续性室性心动过速；③持续性室性心动过速；④尖端扭转型室性心动过速；⑤心室扑动、心室颤动；⑥室上性期前收缩或室上性快速心律；⑦缓慢型心律失常累及窦房结、房室结及希-浦系统。

（2）室性心律失常改变　①室性期前收缩频率增加 4 倍或以上；②非持续性室性心动过速发作次数增加 10 倍以上。

（3）用药中发生的室性心动过速或室颤、室扑更难转复或终止发作者，考虑药物的致心律失常作用。

（4）发生心脏猝死或不能解释的晕厥，考虑药物的致心律失常作用。

8. 抗心律失常的非药物治疗

抗心律失常的非药物治疗包括三方面：电治疗、介入性导管消融治疗及手术治疗。电治疗即电击复律及人工心脏起搏器的应用。介入治疗即将射频电流传入心脏组织，在局部产生阻抗热效应，使局部组织细胞内外水分蒸发，产生干燥性坏死，从而达到治疗心律失常的目的，手术治疗即用外科法达到治疗心律失常的目的。

9. 人工心脏起搏器

当心脏的起搏功能发生异常时，出现某些严重的心律失常，如严重的窦性心动过速、高度房室传导阻滞、心脏骤停、药物难以治疗的室上性心动过速等，可使用人工心脏起搏器，它可以按照一定形式的电流刺激心肌，受刺激的心肌、受刺激的心脏得以按照一定的频率实现有效的搏动，从而达到治疗目的。

心脏起搏器分为临时与永久两类。临时起搏器用于急性可复性心动过缓及心动过速。永久起搏器用于慢性不可复性心动过缓与心动过速。

起搏器亦称起搏器系统，由脉冲发生器与电极导线两部分组成。

（1）脉冲发生器　由电池及线路两部分组成。

① 电池：目前主要用锂碘电池，其功能是供给起搏器系统工作所用电能。

② 线路：包括起搏线路及感知线路两部分。起搏线路的作用是发放脉冲，感

知线路的作用是感知心电活动，使起搏器按需工作。

（2）电极导线　将脉冲发生器的脉冲传送到心脏。

临时起搏器与永久起搏器的基本结构与功能是一样的，所不同的是永久起搏器的脉冲发生器及导线电极均置于体内，而临时起搏器的脉冲发生器置于体外，起搏结束后导线电极也拔出体外。

10. 心脏起搏器代码的意义

随着心脏起搏技术的发展，起搏器种类和性能逐渐增多，同一种类型的起搏器往往有不同的名称，为了统一命名，1974 年美国的 Parsonnet、Furman 和 Smyth 提出了以 3 个英文字母为标志的 3 位起搏器代码，以后由于程控起搏器及抗心动过速起搏器的出现，又增加为 5 位代码，按字母顺序分别代表的意义见表 3-5。

表 3-5　起搏器代码的功能意义

字母顺序	1	2	3	4	5
代表功能	起搏心腔	感知心腔	感知后反应	程控功能	抗心动过速
字母意义	A＝心房 V＝心室 D＝双腔 O＝没有	A＝心房 V＝心室 D＝双腔 O＝没有	T＝触发 I＝抑制 D＝T＋I O＝没有	P＝频率和(或)输出程控 M＝多功能程控 C＝遥测 R＝频率应答 O＝没有	B＝连发脉冲 N＝正常竞争 S＝扫描刺激 O＝没有

例如，VOO 代表心室起搏、无感知功能，即心室固定频率起搏器。VVI 代表心室起搏、心室感知后抑制，即 R 波抑制型起搏器。VVT 代表心室起搏、心室感知后触发起搏，即心室触发（R 波触发）型按需起搏器。VAT 代表心室起搏、心房感知后触发主室起搏，又称 P 波同步型起搏器。VDD 代表心室起搏、房室双感知；心房触发心室抑制型起搏器（相当于 VVI＋VAT）。DVI 代表房室双起搏、心室感知、心室抑制型起搏器，即房室顺序型起搏器。DDD 代表房室起搏、房室感知、心房触发抑制及心室抑制起搏器，又称全能型起搏器。

11. 各型起搏器的工作特点

（1）VOO 即固定频率型心室起搏　起搏器按规定的频率发放脉冲，刺激心室起搏，对心脏自身的激动没有感知功能，亦无反应。

（2）AAI、AAT 即心房同步型　能提供房室顺序并按需要起搏，即把电极置于心房，刺激心房起搏，又感知心房激动。AAI 为抑制型，AAT 为触发型。

（3）R 波抑制型（VVI）　VVI 起搏器按规定的频率或周期发放起搏脉冲，从而带动心脏按一定频率搏动。如果心室有自身搏动（QRS 波）发生，起搏器能感知，自身搏动的 QRS 波抑制起搏器，使下一次脉冲不按原来周期发放，而是从自身心搏的 QRS 波开始重新发放脉冲的周长，如果在规定的时间内（相当于起搏器规定频率的周长）无自身心搏发生，则起搏器发放脉冲刺激心室，如果在规定时间内又发生了自身心搏，则起搏器再度重新调整起搏周期，以此机制避免起搏器与自身心搏的节律竞争。本型为应用最广的心室起搏方式，习惯上称为心室按需型起搏器，它可以满足绝大多数房室传导阻滞及病态窦房结综合征患者的治疗。但从血流动力学角度来看，它属于非生理性起搏方式。

（4）R波触发型（VVT）　和VVI一样，VVT也为心室感知心室起搏型起搏器，两者不同的是当VVT起搏器感知自身心搏（QRS波）后，不是抑制下一次脉冲的发放，而是立即触发起搏器发放一次脉冲，但这次脉冲（同步脉冲）由于落入自身心搏的R波顶峰（心室绝对不应期），而不引起心室反应。

（5）P波同步型（VAT和VDD）　VAT为最早应用的一种双腔生理性起搏器。心房、心室各置一电极，前者只有感知而无起搏功能，后者只有起搏而无感知功能。心房电极感知P波后，经过预先设计的房室延迟时间（0.12～0.20s），触发脉冲在向心室发放脉冲，为了防止室上速或窦速导致的心室起搏频率过快，常设计有500ms的反拗期（不应期）。VAT可达到由窦房结控制心室率的目的，同时保持了正常的房室收缩顺序，符合生理要求。当发生窦性心动过缓或未感知P波时，VAT也可转为固定频率起搏心室。VAT的缺点是无心室感知功能，因此可产生心室竞争，VAT仅适用于窦房结功能正常的完全性房室阻滞者，而不适用于病态窦房结综合征、房扑、房颤及有逆行室房传导者。为了克服VAT起搏器无心室感知功能的缺点而设计了VDD型起搏器，实际上VDD相当于VAT＋VVI，即心房同步心室抑制型起搏器，这样也就避免了心室竞争心律的发生。另外，为了避免室上性心动过速而触发室性过速，在VDD起搏器内除心房反拗期外尚有一最高频率限制。

（6）房室顺序型（DVI）　DVI是生理性双腔起搏器的一种，该起搏器首先向心房发放脉冲，经过一段时间延迟后再起搏心室，因此保持房室顺序。但由于DVI没有心房感知功能，因此可以产生心房竞争现象。DVI适用于窦性心动过缓、窦房传导阻滞并发房室传导阻滞者。房扑、房颤及频发室上速者不适用DVI。

（7）全能型（DDD）　DDD是目前最完善的生理起搏器，它具有VDD、DVI、VAT及VVI的功能，可根据自身心律的变化自动转换工作方式：①自身心房率（P波）＞程控低限频率，P-R间期＜A-V间期时，房室起搏都抑制；②自身心房率＞程控低限频率，P-R间期＞A-V间期时，行心房同步、心室起搏（VAT、VDD）；③自身心房率＜程控低限频率，P-R间期＜A-V间期时，心房起搏，心室抑制；④自身心房率＜程控低限频率，P-R＞A-V间期时，房室顺序起搏（DVI）。完全性房室传导阻滞时应用DDD型起搏器是最理想的起搏方式；病态窦房结综合征时应用DDD只能保持房室顺序起搏（DVI）；房扑、房颤或频发室上速都是DDD起搏的禁忌证；逆行A-V传导时也以不用DDD起搏为宜，因可引起环行运动（折返性心动过速）。

12. 安装人工心脏起搏器的适应证

（1）急性心肌梗死时窦性心动过缓，二至三度房室传导阻滞。

（2）药物所致心动过缓。

（3）电解质紊乱引起的心动过缓。

（4）有心动过缓倾向的患者做心血管造影或外科手术时备用起搏。

（5）心外科术后。

（6）因严重心动过缓出现晕厥、头晕、气短等症状，需永久起搏治疗而暂不具备条件者。

（7）更换起搏器时有起搏器依赖者。

（8）室上性或室性心动过速用其他方法不能终止，需抗心动过速起搏终止者。

13. 安装永久人工心脏起搏器的适应证与非适应证

（1）绝对适应证　永久起搏器适用于慢性持续性或复发性心动过缓，常见于以下情况。

① 三度或二度房室传导阻滞伴晕厥或头晕、气短、乏力等症状。

② 严重的窦性心动过缓（通常在 50 次/分以下），窦性停搏，窦房传导阻滞伴晕厥或头晕、气短、乏力等症状。

③ 慢快综合征之快速型心律失常发作频繁，症状明显，需长期药物控制，而用药后加重心动过缓引起严重症状者。

④ 交替性左右束支传导阻滞或三分支传导阻滞伴晕厥，有证据（心电图、动态心电图）表明晕厥与心动过缓（多为房室传导阻滞）有关。

（2）相对适应证

① 三度房室传导阻滞心室率低于 50 次/分而无症状。

② 窦性心动过缓心率持续低于 50 次/分或有窦性停搏 3s 以上而无明显症状。

③ 心房纤颤心室率正常，白天有 3s 以上 R-R 间期而无明显症状。

④ 交替性左右束支传导阻滞或持续三分支传导阻滞心室率低于 50 次/分。

（3）新适应证　近年来，起搏器适应证有较大扩展，在以往非起搏适应证的一些疾病中取得一定疗效，但仍在观察研究阶段，此处列出供参考：有症状的 P-R 间期特别长的一度房室传导阻滞；梗阻性及非梗阻性肥厚型心肌病；扩张型心肌病；直立性低血压；严重的神经心源性晕厥。

（4）非适应证

① 心动过缓系电解质紊乱、急性心肌缺血或药物过量所致，经处理可恢复者。

② 房性期前收缩未下传引起心室率缓慢而窦房结与房室结功能正常者。

14. 埋藏式自动复律除颤器及其适应证

埋藏式自动复律除颤器（AICD）是通过手术方法，将除颤器置入体内，用以转复快速型室性心律失常，防止患者猝死的技术。自 1980 年应用此技术至今，大大降低了恶性心律失常所致猝死的发生率。

AICD 结构类似于普通起搏器，由脉冲发生器和电极导管组成，当电极导管感知心律失常后，脉冲发生器的电容便很快充电，当充电达到一定电压（如 720V）时便自动发放电击信号，使心律失常转复。新型 AICD 已兼有起搏功能。适应证如下。

① 既往曾有心脏骤停或持续性室性心动过速需要心肺复苏或体外除颤治疗，无药物中毒，电解质紊乱或心肌梗死并存。

② 对原来使用的抗心律失常药物不能耐受或无效，但有猝死危险的快速型室性心律失常者。

其中最重要的适应证是心脏性猝死而复苏存活者。

15. 安装起搏器后心脏听诊音的变化

安装起搏器者，因受起搏器和疾病原因的影响，可出现心音改变。

（1）第 1 心音改变　房室传导功能正常者，安放按需型心室起搏器后，如自身心率超过起搏心率，则第 1 心音强度不变　否则可出现第 1 心音强弱不等。三度房室传导阻滞者，安放固有频率的心室起搏器后，因心房、心室收缩不同步，所以可出现第 1 心音强弱不等。

（2）第 2 心音变化　因起搏导管一般均放在右心室，故多有第 2 心音逆分裂。

（3）起搏音　安装心脏起搏器者，常于心尖部内侧和胸骨左缘第 4～5 肋间听到高音调，带有爆裂样性质的收缩期前附加音，它不是起搏故障。

（4）收缩期杂音　部分患者安装起搏器后，可能因为导管经过三尖瓣口导致三尖瓣关闭不全，故于胸骨左缘第 4～5 肋间和心尖部出现收缩期杂音。

个别患者因心肌穿孔，可出现心包摩擦音，此时常伴有起搏失效，需重新安装。

16. 安装人工心脏起搏器后的常见并发症

（1）心律失常　是人工心脏起搏极为常见的并发症之一，既可发生于安置起搏器过程中，也可发生于安置起搏器后，前者主要与电极进入心腔的机械刺激有关，后者则与电极移位、导管张力过大、心肌损伤、心内膜感染、起搏器特性或故障等因素有关。常见的有如下几种。

① 快速型室性心律失常：如室性期前收缩、室性心动过速、室颤等。

② 竞争心律：指心室自身节律与起搏器相互竞争，多发生于间歇发作的完全性房室传导阻滞而使用固定频率起搏者。同步起搏器因不良或感知消失也可引起竞争心律。

③ 干扰：当患者起搏器受外界电磁场干扰时，心房或心室触发型起搏器可误被外界信号触发而加速心脏频率，引起心动过速，故应避免接触电剃刀、电视机、大功率电机、雷达、高压电场等。新型抑制型起搏器无此并发症。

（2）心脏穿孔　是人工心脏起搏的严重并发症之一，多发生于术后 4～5d，并与电极过小（2mm）、过硬、操作鲁莽、电极导线张力过高而紧顶心肌等有关。穿孔容易发生于老年妇女（老年妇女穿孔综合征）。心脏穿孔时，除起搏失效外，膈神经、肋间肌及腹肌受刺激可引起呃逆、肌肉抽搐等，局部可出现心包摩擦音。心包出血少见。穿孔时心电图表现为：①无 QRS 起搏图形；②起搏图形改变，如左束支传导阻滞变为右束支传导阻滞，电轴左偏变为右偏。心脏穿孔多无严重后果，在 X 线与心电图监护下，可轻轻撤出电极，重新定位或更换电极。

（3）电极移位　发生率为 2%～8%，多发生于术后 1 周内，尤其 24h 内。可能与以下因素有关。①右心室腔过大；②电极张力过大而扭曲；③电极未与肌小梁嵌紧；④突然牵拉活动或体位变动；⑤更换起搏器不慎等。移位后主要表现为起搏失效，应争取早期复位。

（4）阈值增高　新安置电极阈值应<3mA（1.5V），1～2 周后可升高 2～3 倍或更高，此后逐渐下降，1 个月后稳定（约为初阈值的 2 倍），此即生理性阈值升高。若在此期后阈值仍很高，则属异常阈值升高，主要与心肌炎症水肿、电极周围纤维或电极轻微移位有关，早期可口服泼尼松治疗，后期应调整或更换电极。

（5）膈肌收缩　多与电极张力、电极靠近膈面、心脏穿孔或局部炎症刺激膈神经有关。

（6）感染　为起搏器置入的严重并发症，一般囊袋局部红、肿、热、痛，严重时可有败血症，需取出起搏器系统，全身使用抗生素，局部清创。

（7）脉冲发生器故障　脉冲发生器外壳密封不严，液体渗漏或元件质量问题可使脉冲发生器线路损坏，电源提前耗竭，出现脉冲发放不规则，感知功能障碍。确认为脉冲发生器故障者应予以更换。

（8）起搏器综合征　主要见于 VVI 起搏者，在起搏器置入后，患者出现起搏前没有的心悸、气短、眩晕、头颈部跳动发胀、胸痛、面红、冷汗等症状，称"起搏器综合征"。发生起搏器综合征应将 VVI 起搏方式更改为 AAI 或 DDD 等生理起搏方式。

17. 心脏电复律和电除颤的定义、原理与分类

（1）定义　在快速型心律失常发作时，将一定强度的电流作用于心脏，使全部或绝大多数心肌纤维在瞬间同时去极化，造成心脏短暂停搏，然后窦房结或其他自律性较高的起搏点重新发放激动，恢复心脏节律的方法称为心脏电复律，其中对心室颤动者因采用非同步电击的方法消除其颤动，恢复窦律，故特称为电除颤。电复律或电除颤是一种安全、有效、快速控制快速型心律失常的措施，自 20 世纪 60 年代应用于临床以来，挽救了许多患者的生命。

（2）原理　通过心电图上的 R 波触发放电和随机的非同类放电将一定强度的电流经放置在患者胸壁或直接放心脏的电极板，使 75% 以上或全部心肌纤维瞬间除极，从而迅速终止异位心律，恢复窦性心律。

目前在临床应用的电复律或电除颤种类很多，主要包括下列几类。

（3）分类

① 交流和直流电除颤：20 世纪 60 年代早期常用交流电除颤，但由于其放电时间长，心肌损伤重且容易引起其他严重心律失常，故目前在临床已停止使用。直流电除颤放电时间短，心肌损伤轻且可同步放电，目前已在临床广泛应用。

② 体外与体内电复律与电除颤：体内电复律和电除颤是指将电极板直接置于心脏表面的复律或除颤方法，一般用于心脏手术或急症开胸手术者。胸内电除颤时采用两个瓢形电极板，一个置于右心室面，另一个置于心尖部，电击能量一般为 20～30Ws，很少超过 70Ws。

③ 同步电复律与非同步电除颤：同步电复律是指利用心电图 R 波触发放电的复律方法，目的是使电击时电流落在心室肌的绝对不应期，以避开心室易损期。同步电复律主要用于消除心室颤动以外的快速型心律失常。非同步电除颤即在心动周期的任何时相放电，无须避开心室易损期。临床上主要用于心室颤动的转复，有时快速型室性心动过速或预激综合征并发快速型心房颤动均有宽大 QRS 波群，一时难以区分是否心室颤动时，也可用低电能非同步电除颤，以免延误病情。

④ 经食管低能电复律：即利用经食管心房调搏（TEAP）技术，终止室上性心动过速、心房扑动或心房颤动等快速型室上性心律失常发作的方法，它是一种无创、安全、简便易行的电复律方法。

⑤ 经导管心内电复律：是指能通过经静脉插入心腔内的电极导管释放低能量电流，转复快速型心律失常的方法。复律用的导管常用四极导管，可兼作起搏、程序刺激、电复律和电除颤之用。经导管心内电复律所需电能通常较小，除转复慢性房颤外，一般需 2.5～40Ws 即可，且可反复施行，另外还有一最大优点即在复律或除颤过程中一旦发生严重心动过缓或心脏停搏，也可以马上通过该导管进行临时起搏。

⑥ 埋藏式自动复律-除颤器（AICD）：AICD 是一种既能感知和识别心动过速，又能复律和除颤的自动性可置入性抗心动过速起搏器。临床主要用于由于恶性室性心律失常而致死的心脏骤停事件中生还者或反复发生快速型室性心律失常者。

18. 电复律和电除颤的适应证及其能量选择

（1）心室颤动和心室扑动　使用直流电非同步电击除颤。首次能量 200～300J，无效可增至 300～400J。

（2）血流动力学不稳定或药物治疗无效的快速型心律失常

① 室性心动过速：血流动力学不稳定或药物治疗无效者如同时伴有急性心肌梗死、急性肺水肿、休克、阿-斯综合征等，应及早进行同步直流电复律。首次能量 100J。如电击未能终止室性心动过速，可逐渐增加能量至 400J。已恶化为室颤

者，能量选择同室颤非同步电击除颤。

②室上性心动过速：同步直流电复律能量；可用 50～100J，无效者可渐增至 200J。

③心房扑动：同步直流电复律能量为 50～100J，如不恢复窦性心律而转变为房颤，能量同房颤电复律。

④心房颤动。

（3）房颤药物未能转复时，可用电转复。

①风湿病心房颤动发生时间在半年内，无风湿活动及感染者，且左心房内径＜45mm。

②甲状腺功能亢进症引起的房颤，甲亢症状已控制，但心房颤动仍存在者。

③心脏瓣膜病术后或缩窄性心包炎心包剥离术后 4～6 周，二尖瓣球囊扩张术后 2 周仍有房颤者。

④若有栓塞史者应在抗凝治疗 2 周后进行复律。

⑤预激综合征并快速房颤首选电转复。

⑥原因不明的房颤（非特异性或单纯性房颤）。

能量选择同步直流电复律能量为 150～300J。少数患者需 300J。

（4）洋地黄治疗期间的心脏电复律 无洋地黄中毒临床证据时，仅需在心脏电复律当日停用洋地黄；如怀疑或确诊洋地黄中毒，最好在停用洋地黄数日后进行电复律。如果病情危急，不能延迟电复律，可先静脉注射利多卡因 50～100mg 后行电复律，但应从低电能开始逐步达有效能量。

19. 电复律和电除颤的方法

（1）进行心脏电复律和除颤时，应具备完整的心肺脑复苏设施。给患者开放静脉便于给药。无意识障碍者复律前可缓慢静脉注射地西泮 10～30mg，或给予静脉麻醉药，使患者安静以配合治疗。

（2）电极板均匀涂上导电糊，将两个电极板分别放在心尖部和胸骨右缘第 2～3 肋间，或分别放在心尖部和左肩胛后，两个电极板间距至少 10cm，与皮肤紧密接触。放电前应检查所有工作人员是否已避免和患者身体接触。

（3）根据适应证选择同步或非同步功能键，认可电复律能量。选择同步电复律时，应仔细观察位于 R 波上同步电信号，此外还应排除各种干扰信号，以免误触发。复律成功后注意观察血压、心率、心律及呼吸，直至患者清醒。清醒后注意有无栓塞现象。

上述过程主要是针对择期转复者而言，而对紧急复律或除颤者，时间就是生命，应迅速打开除颤器电源，并进行充电和电击。

20. 电复律与电除颤的禁忌证

①房颤持续 2～3 年以上，其复律成功率低，如转复则所需能量高，并发症也

较多。

② 房颤伴高度或完全性房室传导阻滞，或频发室性期前收缩者。

③ 近 3 个月有栓塞史。

④ 洋地黄中毒和（或）低钾血症引起的心律失常（室颤除外）。

⑤ 病态窦房结综合征。

⑥ 严重二尖瓣狭窄伴巨大左心房。

⑦ 孤立性房颤伴缓慢心室率。

⑧ 心力衰竭未纠正或有风湿活动。

⑨ 年龄＞60 岁而心率不快的房颤。

⑩ 严重电解质紊乱和酸碱失衡且尚未纠正者。

21. 电复律与电除颤的并发症及其处理

电复律与电除颤如操作不当或病例选择不合适，可发生一些并发症，常见的有下列几种。

（1）心律失常　是电复律和电除颤最常见的并发症，多与电能选择不当或转复前应用洋地黄等药物有关。

① 缓慢型心律失常：最常见的是窦性心动过缓、窦性停搏和房室传导阻滞。多与直流电刺激副交感神经、转复前应用抗心律失常药、潜在的窦房结功能障碍或房室传导障碍等有关。急症处理可静注阿托品或肾上腺素，个别需要起搏治疗。因此，对疑有窦房结或房室结功能障碍者，电转复前宜放置食管或静脉电极，一旦发生严重缓慢型心律失常，则应迅速起搏心脏。

② 快速型心律失常：包括各种期前收缩、心动过速或扑动、颤动等。发生原因可能与电能选择不当或应用洋地黄有关。处理可根据心律失常性质和对血流动力学影响程度分别采取药物治疗或再次同步电复律或非同步电除颤治疗。

（2）急性肺水肿　发生机制尚不明确，可能与下列因素有关：①电击造成的心肌损害；②潜在心功能不全；③个别与肺栓塞有关。发生肺水肿者应立即给予相应处理。

（3）低血压　多见于高电能电击后。多为暂时性低血压状态，如全身状况良好，可不必急于处理，严重低血压者可适当静点升压药物，如多巴胺、多巴酚丁胺等。

（4）栓塞　重在预防，一旦发生应积极采取溶栓、抗凝等措施。

（5）心肌梗死　发生率很低，主要与心肌电烧伤有关，个别与栓子栓塞冠状动脉有关。

（6）其他　如皮肤烧伤等，通常与连续电复律或高电能有关，尤其当电极板与皮肤接触不良时更易发生。一旦发生可按烧伤处理，涂油膏。麻醉意外更为少见。

22. 射频消融术的特点及适应证

（1）特点　射频是诸多电流形成中的一种高频交流电能，其频率为 150kHz 至

1.5MHz，依照输出方式、波型、输出功率的不同，所产生的物理效应有三种，即电切割、电灼及电脱水凝固作用。利用射频电流的此三种物理效应治疗心律失常，即为射频消融术，其中电脱水、凝固作用最适合于导管消融治疗心律失常，可避免火花放电及高电压所致的气压对心脏组织的损伤，脱水作用的条件是电极与组织需非常紧密地接触，电流便可直接抵达湿润而电阻低的心肌组织，通过交流电的热效应使局部组织细胞的团体或部分趋于收缩，以致凝固坏死，而不累及周围正常组织，分界良好，消融术所用射频多为 350～750kHz 的正弦波，其射频电能较低，不会导致气压低，此外高频范围的射频可不刺激神经肌肉纤维，故避免了肌肉震颤及强直，另外电消融术中不需要全身麻醉。

（2）适应证

① 房室折返性和房室结折返性心动过速：心导管射频消融术（RFCA）是治疗这两种心律失常的首选手段，疗效好且安全，主要用于以下情况：a. WPW 综合征并发心房颤动者，如出现旁道前传心室率极快，有猝死危险时，必须行 RFCA。b. 发作频繁，症状明显，药物治疗无疗效或不能耐受药物副作用者。c. 不愿长期用药控制发作者。

② 特发性室性心动过速。

③ 房性心动过速。

④ Ⅰ型心房扑动。

23. 心律失常外科手术治疗指征

目前，临床上可以采用外科手术治疗的心律失常主要有折返引起的室上性心动过速、心房纤颤及室性心动过速。对室上性心动过速中主要是预激综合征者采用外科治疗，因为预激综合征患者存在异常的传导纤维，如 Kent 束，它起源于心房，经房室环进入心室壁。一般情况下，心房的冲动通过正常的传导途径到达心室。若传导系统的兴奋性发生改变，则心房的冲动沿 Kent 束下传到心室或由心室的兴奋冲动沿 Kent 束逆传到心房，和房室结之间形成一个折返环，从而引起室上性心动过速，因此通过外科手术方式阻断旁道即可达到治疗目的。

24. 预激综合征的手术适应证

① 年轻患者症状明显者。

② 长期服药出现并发症者。

③ 发作室上性心动过速时，有晕厥症状者。

④ 并发心房颤动或心房扑动，易诱发室颤者。

⑤ 同时并发其他心脏疾病需施行心内直视手术者。

⑥ 内科消融治疗失败者。

25. 心房纤颤和室性心动过速的手术治疗适应证

心房纤颤进行外科治疗，仅限于并发风湿性心脏瓣膜病及少数先天性心脏病患者，且心功能较好者。

　　室性心动过速进行外科治疗，目前多数选择有室壁瘤并发心律失常而心功能较好的患者。若原因不明的室性心律失常，不并发其他需要手术的患者，选择手术要慎重，否则失败机会多，远期复发率高。

二、心律失常的预防

1. 预防心律失常的发生

　　① 定期检查身体，对一些可以引起心律失常的疾病及早治疗。如果患者有心悸、胸闷等不适，应及早就医、及早治疗。

　　② 适量运动，有助于预防心律失常的发生。

　　③ 控制体重，不超过标准体重的5%。

　　④ 避免受凉，预防感冒，保持室内清洁，空气清新。

　　⑤ 多食新鲜瓜果蔬菜，避免暴饮暴食。

　　⑥ 戒烟、避免酗酒。

　　⑦ 保持心情愉快，避免不良情绪。

　　⑧ 一旦发现心律失常，应在医生指导下用药、生活。

2. 心律失常患者的注意事项

　　① 若心律失常较轻，不伴有器质性心脏病而为功能性的，如偶发房性期前收缩、室性期前收缩，可与正常人一样生活、工作。

　　② 若心律失常较重，并发有器质性心脏病，应根据心脏病的类型制定生活计划，按时起居，保持良好情绪。

　　③ 有严重心律失常的患者应多休息，掌握好工作和学习的时间，且不能从事驾驶工作。

　　④ 心律失常患者不应进行剧烈活动。

　　⑤ 有心动过速的患者，应节制性生活。

　　⑥ 注意饮食规律，多食新鲜瓜果蔬菜，保持大便通畅。

　　⑦ 应戒烟、不酗酒，洗澡时水不宜过热、时间不宜过长。

　　⑧ 定期复查心电图及相关化验。

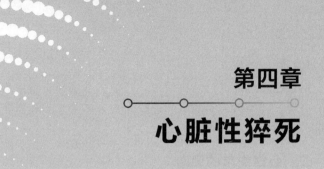

第四章

心脏性猝死

一、定义

心脏性猝死系指原为健康人或病情已显著改善的患者，因心脏原因引起突然和意外的死亡，由于猝死的主要原因以冠心病为主，故有人狭义地称心脏性猝死为"冠心病猝死"。从时间上来看，目前多采用急性症状发生后 1h 内死亡者称为猝死。从心脏性猝死和心脏骤停的关系来看，猝死是心搏骤停后未能逆转的后果。

二、主要原因和发病机制

1. 心脏性猝死的主要原因

（1）冠状动脉疾病

① 冠状动脉粥样硬化性心脏病（冠心病）：是引起猝死的最常见原因，有资料报道冠心病占全部心脏性猝死的 42%～75%，冠心病猝死的发生与冠脉和心肌病变的严重程度有关，血管受累程度越重，猝死发生率越高。

② 冠状动脉痉挛：有资料报道有些患者无显著、明确的冠状动脉病变，而是由于冠状动脉痉挛导致心搏骤停。

（2）非冠状动脉性疾病

① 原发性心肌病：肥厚型心肌病常发生猝死，室间隔肥厚≥25mm 者猝死的危险性增加，猝死可发生于任何年龄，但其中半数以上发生于 20 岁以前。

② 瓣膜病：风湿性心脏病有主动脉瓣狭窄的患者约 25% 可致猝死。

③ 先天性心脏病：发绀性先天性心脏病中以法洛四联症，尤其是术前有严重肺动脉瓣狭窄时猝死多见。

④ 二尖瓣脱垂综合征：猝死前常有以下预兆，出现室性期前收缩、晕厥发作、收缩晚期和全收缩期杂音。

⑤ 心肌炎：多发生于儿童及青少年，急性弥漫性心肌炎引起猝死的危险性很大。

（3）电生理异常

① 先天性或获得性长 Q-T 间期综合征：该病容易猝死的原因是晕厥发作时常有尖端扭转型室性心动过速，以致发生室颤而猝死。

② 预激综合征：预激综合征并发房颤时，房室旁道不应期越短，房颤越有可

能转复为恶性心律失常而猝死。

③传导系统病变：部分猝死患者与心脏传导系统结构的异常和疾病时被累及有关。

2. 心脏性猝死的发病机制

引起心脏性猝死的直接原因是心室颤动、心室停搏，少数患者为非心律失常性猝死，即电-机械分离，其发病机制如下。

（1）心肌梗死与猝死　当冠状动脉急性闭塞或存在情绪激动、饱餐等诱发因素导致心肌需氧量猛增时，血供中断，心肌发生坏死，造成多灶性折返，易致室性心动过速和室颤，从而造成猝死。

（2）冠状动脉痉挛与猝死　冠状动脉痉挛导致猝死的机制有三种：①严重痉挛可使冠脉闭塞，中断心肌血供；②痉挛后严重心肌缺血，缺血区心肌乳酸堆积，钾离子外流，细胞内缺钾，膜电位降低，因此与正常区心肌产生电位差，易致折返，导致室颤；③痉挛后缺血引起应激性释放大量儿茶酚胺、心肌内大量 Ca^{2+} 内流，消耗大量心肌内 ATP，致肌原纤维痉挛性不同步收缩而诱发室颤。

（3）传导系统病变和猝死　在传导系统病变中，病态窦房结综合征和完全性房室传导阻滞的患者，因心室节律不稳，易因各种原因诱发室颤而猝死。

（4）非心律失常性心脏性猝死　严重的高钾血症可致窦性静止甚至心室停搏，交感神经反应性抑制亦可致心室停搏。肺动脉栓塞引起急性流出道受阻和后负荷加重，室壁瘤和主动脉破裂致前负荷减少，急性心脏压塞、大面积心肌梗死或严重心肌病致心功能衰竭时，均可引起心脏电-机械分离而猝死。

三、预测心脏性猝死的客观指标

1. 心电不稳定

①高危室性期前收缩：Lown 分级 3 级以上的室性期前收缩，发生在 U 波处的室性期前收缩，室性期前收缩伴 Q-T 间期延长者，连续性期前收缩时偶联间期逐渐缩短者，均易诱发室颤猝死；不稳定型心绞痛患者发作时伴有室性期前收缩的易猝死；期前收缩指数（R-R′间期/Q-T 间期）<0.1 及易损指数（基础 Q-T×前间期/联律间期）>1.4 时易发生猝死。

②反复心室反应：是心室电不稳定性的敏感指标，是指在心房起搏或窦性节律期间，单一的心室刺激可产生 2 个或 2 个以上的室性期前收缩，如可诱发持续性心动过速，则发生猝死的危险性大，尤其对心肌梗死更有预测意义。

③心室晚电位：对心肌梗死恢复期患者的猝死有较大的预测价值，对并发有完全性右束支传导阻滞时，阳性预测意义不大，为了排除假阳性，提高预测的可靠性，应结合电生理、Holter 等检查综合评价。

2. 其他指标

①有原发性室颤史的器质性心脏病患者经心肺复苏后 1 年内，约 30% 复发室

颤而猝死。

②不论何种原因的凡具有大心脏及显著左心室功能不全者，左心室射血分数＜40％，心脏收缩时间间期 PEP/LEVT＞0.52 时均预示猝死的信号。

③运动试验诱发缺血性 ST 段压低≥2mm 者较诱发室性期前收缩更具预测价值。

④核素心肌显像对识别无症状心肌缺血预测猝死有一定价值。

⑤预激综合征：旁道不应期＞250ms 或伴有心房颤动者，有猝死的危险性。

⑥冠状动脉造影结果显示多发病变且狭窄程度＞70％者，猝死发生率高。

第五章

心源性休克

一、定义

心源性休克（cardiogenic shock）系指心泵衰竭，心排血量明显减少而导致血压下降，各组织器官血液严重灌注不足，从而引起全身微循环功能障碍，出现一系列以缺血、缺氧、代谢障碍及重要脏器损害为特征的病理生理过程。临床上主要表现为：血压明显下降，收缩压＜80mmHg，心率增快，脉压减小，脉搏微弱，皮肤湿冷、苍白或发绀，尿量减少，神志模糊，烦躁不安，严重者陷入昏迷。

二、常见病因

① 急性心肌梗死、急性心肌炎、心肌病及各种心脏病的晚期终末表现，严重心律失常如室扑、室颤、药物中毒等。致使心肌收缩力极度降低，心排血量极度下降。

② 大面积肺栓塞、严重主动脉瓣口或肺动脉口狭窄、急性二尖瓣关闭不全，室间隔穿孔等，致使心室射血障碍，心排血量下降。

③ 急性心脏压塞、快速型心律失常、严重二尖瓣狭窄及瓣口肿瘤，致使心室充盈障碍，心排血量极度下降。

④ 心脏直视手术后低心排血量综合征。

上述各种原因可以单独存在，亦可混合存在。

三、临床表现

常先有原发的心脏病表现，在此基础上发生心源性休克。心源性休克的主要临床特点为低血压和低灌注引起的症状和体征。

（1）低血压　一般认为动脉收缩压降至80mmHg以下，高血压病患者的收缩压较前降低80mmHg以下，或收缩压＜100mmHg。

（2）低灌注　由于组织器官的灌注不足，患者可出现神志模糊，表现烦躁、焦虑、激动不安。血压低于10mmHg时，兴奋转为抑制，表情淡漠，反应迟钝，意识昏迷。皮肤湿冷、苍白或发绀。尿量明显减少，每小时不足20mL，心率快，脉搏细弱，呼吸急促。

如休克未能控制，晚期可发生弥散性血管内凝血，常有鼻出血、血尿、皮肤出血点及紫癜，咯血、呕血、便血。严重的心源性休克最终亦可导致多器官功能衰竭，出现心、肾、肝功能衰竭的临床症状和体征。

四、实验室检查

（1）血流动力学监测　心排血指数（CI）<2.0L/（min·m²），肺毛细血管楔压（PCWP）>18mmHg，中心静脉压（CVP）>12cmH₂O 等。

（2）血气分析　休克早期为代谢性酸中毒并呼吸性碱中毒；休克中晚期为代谢性酸中毒并呼吸性酸中毒。

（3）血常规　血红蛋白增高，血细胞比容增高。

（4）尿常规　蛋白尿，镜下可见红细胞、白细胞、管型，并发急性肾功能衰竭时尿比重由偏高至偏低，固定在 1.010~1.012。

（5）血电解质改变　血清钠偏低。血清钾可高亦可低，在少尿时可明显升高。

（6）生化检查　尿素氮、肌酐增高。

（7）并发弥散性血管内凝血（DIC）时，血小板进行性降低，凝血酶原时间延长，纤维蛋白原降低，3P 试验阳性。

（8）心电图　急性心肌梗死可有心肌坏死，急性心肌损伤的心电图变化，急性心脏压塞可出现普遍肢导联 QRS 波低电压，T 波低平或倒置，急性肺动脉栓塞心电图则有肺型 P 波及明显顺时针转位或呈 $Q_{III}T_{III}$ 的特征性表现。

（9）X 线检查　胸部 X 线检查急性心肌梗死心脏阴影可增大，心功能不全者肺有淤血现象，心包腔有大量积液者，心脏阴影向两侧增大呈烧瓶样。

（10）超声心动图　对左心室壁厚度、运动幅度、有无矛盾运动的了解十分有用，对检出心包腔积液、室壁瘤、心脏破裂、室间隔穿孔、乳头肌腱索断裂等尤有价值。

五、诊断要点和鉴别诊断

（1）诊断要点　全面询问病史及体检并结合各种辅助检查等资料以明确有发生心源性休克的心脏病存在（如急性心肌梗死、急性心肌炎、急性心包炎、急性肺栓塞等），血压突然下降，收缩压≤80mmHg，原有高血压者，收缩压下降>80mmHg，或收缩压<100mmHg，心率快和微循环障碍表现，血流动力学监测 PCWP>18mmHg，CI<2.0L/（min·m²），诊断即可成立。

（2）鉴别诊断

① 低血容量性休克：常见于急性出血，过多丢失体液（烧伤、呕吐、腹泻）、糖尿病、尿崩症、肾上腺皮质功能不全、强力利尿药的使用、心搏骤停、急性过敏性反应及入量不足情况，此型休克时血细胞比容增加，尿比重升高，血流动力学监测中心静脉压<7cmH₂O，肺毛细血管楔压<12mmHg，心室充盈压正常或降低。

② 血管扩张性休克：表现为循环血量正常，但心脏充盈不足，临床上引起广泛静脉和（或）小动脉扩张的常见病因是神经性休克（脑外伤或出血）、感染中毒性休克、药物中毒、肝功能衰竭等。血流动力学监测心排血量正常，外周阻力下降。

六、治疗

心源性休克确诊必须分秒必争，采取抢救措施，严重者需在血流动力学监测下抢救。

（1）一般治疗

① 卧床休息，保持呼吸道通畅，禁食、呕吐时将患者头部侧倾以防误吸。

② 吸入 40％浓度氧，流量 5mL/min，若导管、面罩吸氧难以纠正低氧血症与二氧化碳潴留，则行气管插管与气管切开采用呼吸机作辅助呼吸（吸气末正压呼吸 PEEP 或高频通气 HFV），希望动脉氧分压≥100mmHg，二氧化碳分压在 35～40mmHg。

③ 止痛：吗啡 0.5～1.0mg 或哌替啶 25mg 皮下或静脉注射，对有呼吸抑制者禁用吗啡。

（2）补充血容量　建立静脉通道，可用 5％葡萄糖 500mL 静滴，若有血容量不足者，可用 5％右旋糖酐-40 250～500mL 静滴，24h 输液量控制在 1500～2000mL。

（3）血管活性药物与正性肌力药物

① 多巴胺：0.25～1g/(kg·min) 静滴。

② 多巴酚丁胺：2.5～10μg/(kg·min) 静滴。

③ 阿拉明（间羟胺）：10～20mg 加入 5％葡萄糖 100mL 中静滴。

④ 血管扩张药的应用：可选用硝普钠、硝酸甘油，与上述升压药物合用（详见心功能不全与心肌梗死章节）。

⑤ 毛花苷 C 0.2mg，呋塞米 20mg 静注，适用于心功能不全者。

（4）主动脉内气囊反搏（IABP）　上述治疗措施效果不佳时可采用此法以维持人体血液循环。

（5）积极治疗原发病。

（6）并发症的治疗　DIC 的治疗应积极治疗原发病，消除 DIC 的促发因素，改善微循环，补足血容量，解除血管痉挛，纠正酸中毒。

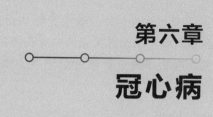

第六章

冠心病

第一节 概　述

一、冠心病的定义

冠状动脉性心脏病简称冠心病（coronary heart disease，CHD），指由于冠状动脉循环功能性或器质性改变引起冠状动脉血流和心肌需求之间的不平衡而导致的心肌缺血性损害的一种心脏病，与缺血性心脏病是同义词，绝大部分系冠状动脉粥样硬化性病变致使管腔狭窄，小部分系冠状动脉痉挛所致，冠状动脉痉挛可发生在冠状动脉粥样硬化基础上，亦可发生在正常冠状动脉。

二、冠状动脉与冠状循环的解剖生理

心脏搏血做功需要有血液供给氧气和营养物质，这些血液是来自主动脉窦，起于主动脉窦运送血供给心肌血液的动脉即称冠状动脉。左、右各一，左冠状动脉行于房室间的冠状沟内，行程 0.1～2.8cm 后分 2 支，即前降支和左旋支。前降支沿前纵沟（室间沟）下行，沿途发出许多分支，供血液给左心缘、心尖部、室间隔前 2/3～3/4 区域、右心室近前纵沟区、肺动脉漏斗部及肺动脉、主动脉起始部。左旋支行走于左冠状沟内，分布于左心缘与房室交界区之间的左心室膈面，少数伸到房室交界区，甚至达到心室膈面。右冠状动脉起于右主动脉窦后行于右侧冠状沟内，延续为后降支，沿途发出分支分布于右心室前壁、右心缘、肺动脉漏斗部、右心室后壁及左心室后壁的一部分或全部、室间隔的后 1/5～1/4 及房室结区。血液经心肌毛细血管后汇成冠状静脉，与同名动脉伴行，最后汇入冠状窦入右心房或直接入右心房。血液经冠状动脉、心毛细血管、冠状静脉返回心腔营养心肌的循环称为冠状循环。

三、冠状动脉粥样硬化的发生与发展

（1）起初为动脉内膜损伤，可因高血压作用或病毒感染诱导癌基因突变或激活，通过调控蛋白而影响内皮细胞；或高胆固醇血症，由于低密度脂蛋白（LDL）受氧自由基的氧化而增强细胞毒性，穿入内皮下间隙，并使单核细胞进入皮下间隙

活化为巨噬细胞，吞噬脂质渐形成泡沫细胞，进而使单核细胞进一步黏附，平滑肌细胞（SMC）由中膜移至内膜下，由收缩型转变成合成型并增殖。

（2）形成脂点、脂纹的粥样斑块　由于内膜下泡沫细胞集聚并有平滑肌细胞进一步吞噬 LDL 及 β-LDL 而形成局灶点片状黄白色隆起，即脂点或脂纹；随着单核细胞和平滑肌细胞增生及吞噬脂质增多，细胞崩解，脂质在细胞间集聚而成脂质池，SMC 合成胶原蛋白、弹力蛋白及蛋白多糖增多，使脂质池、脂点、脂纹逐渐扩大、融合成片并向管腔突起成斑块。周围纤维组织逐渐增多并在斑块表面形成纤维帽，内膜中脂质池亦渐扩大，甚者突出斑块表面，形成黄色粥样斑块，故称为冠状动脉粥样硬化。

（3）由于脂质池聚集的脂质逐渐增加，导致坏死、崩解。这些坏死组织刺激斑块周围结缔组织使之增生与产生炎症，粥样斑块的纤维帽增厚，粥样斑块内侵，突破内弹力膜至中膜，随着结缔组织增生，粥样物质被吸收而形成纤维斑块。

（4）斑块复合病变、粥样斑块中心坏死破溃脱落而成溃疡，周围结缔组织增生，溃疡在纤维斑块表面出血或血小板黏附形成血栓，溃疡底部亦可出血形成血肿，这些均可使管腔进一步狭窄、栓塞或闭塞，形成心肌缺血或梗死。

四、冠心病的危险因素

冠心病是一种在一定遗传易感性背景下，由多种环境暴露因素所致的疾病。文献中报告的与冠心病发生相关的危险因素多达 200 余种，但国内外前瞻性研究和病例对照研究结果均表明，高血脂、高血压、吸烟、糖尿病、肥胖等为冠心病的主要危险因素。此外，遗传因素、精神心理因素、饮食结构、胰岛素抗性等也有较密切的联系。

五、冠心病的临床类型与特点

1980 年第 1 届全国内科学术会议建议采用世界卫生组织所通过的"缺血性心脏病的命名及诊断标准"，其分类如下。

（1）原发性心脏骤停　是指由于心电不稳定所引起的原发性心脏骤停而没有其他诊断依据可寻查。如果未做复苏或复苏失败，原发性心脏骤停可致猝死。以往的缺血性心脏病的证据可有可无，若发生猝死时无目睹者，则诊断为臆测性。

（2）心绞痛

① 劳力性心绞痛：特征是由运动或其他增加心肌需氧量所诱发的短暂胸痛发作，休息时或舌下含服硝酸甘油后，疼痛常可迅速消失。本型又可分为初发劳力性心绞痛（病程＜1 个月）、稳定劳力性心绞痛（病程＞1 个月）及恶化劳力性心绞痛（同等劳动强度所诱发的胸痛发作次数多，严重程度及持续时间突然加重）。

② 自发性心绞痛：特征是胸痛发作与心肌需氧量的增加无明显关系，与劳力性心绞痛相比，这种疼痛一般持续时间较长，程度较重，且不宜为硝酸甘油所缓

解，未见酶学变化。心电图常出现暂时性 ST 段压低或 T 波改变。自发性心绞痛可单独发生或与劳力性心绞痛并发存在。自发性心绞痛患者的发作频率、持续时间及疼痛程度可有不同的临床表现。有时，患者可有持续时间较长的胸痛发作，类似心肌梗死，但没有心电图和酶的特征性变化。某些自发性心绞痛患者在发作时出现暂时性的 ST 段抬高，常称为变异型心绞痛。但在心肌梗死早期记录到这一心电图图形时，不能应用这一名称。

（3）心肌梗死

① 其临床诊断常根据病史、心电图和血清酶的变化而定。

② 典型的病史是出现严重而持久的胸痛。有时病史不典型，疼痛可以轻微或没有，或主要为其他症状。

③ 急性期患者有典型心电图和血清心肌酶浓度的序列改变。根据心电图表现，可将心肌梗死分为透壁性 Q 波心肌梗死和内膜下、非透壁性、非 Q 波心肌梗死。透壁性心肌梗死表现为异常、持久的病理性 Q 波，以及 ST 段抬高和 T 波的变化。非透壁性心肌梗死表现为无病理性 Q 波但有 ST 段抬高或压低和 T 波的倒置。

④ 陈旧性心肌梗死常根据肯定的心电图改变，没有心肌梗死的酶变化而做出诊断。如果没有遗留心电图改变，可根据早先的典型的心电图改变或根据以往肯定的血清酶改变而诊断。

（4）心力衰竭　缺血性心脏病可因多种原因而发生心力衰竭，它可以是心肌梗死或早期心肌梗死的并发症，亦可由心绞痛发作或心律失常所诱发。在以往没有缺血性心脏病临床症状或心电图证据的心力衰竭患者（排除其他原因）缺血性心脏病的诊断乃属推测性。

（5）心律失常　心律失常可以是缺血性心脏病的唯一症状。在这种情况下，除非冠状动脉造影证明冠状动脉阻塞，否则缺血性心脏病的诊断也是推测性的。

第二节　心　绞　痛

一、心绞痛的定义、病因和发病机制

（1）定义　心绞痛（anginapectoris）系指急性暂时性心肌缺血、缺氧而引起发作性胸痛为主要表现的临床综合征。

（2）病因　绝大多数（90％以上）患者系冠状动脉粥样硬化致管腔狭窄大于冠脉直径 50％以上，其次为冠状动脉痉挛伴或不伴冠状动脉粥样硬化，少数见于冠状动脉微血管病变，冠状动脉的炎症如梅毒、风湿性与先天畸形；非冠状动脉病变如肥厚型心肌病、严重主动脉瓣狭窄或关闭不全、甲亢、严重贫血。

（3）发病机制　不论其病因如何，心绞痛的发病机制均是由于心肌氧供与需求失衡，从而导致心肌缺血缺氧。心肌缺血不仅引起心绞痛，也引起心脏机械做功改

变，即心室舒张与收缩功能降低，左心室舒张末期压力增加。

二、心绞痛疼痛的特点

（1）绞痛部位 典型部位位于胸骨后、左胸前区，范围约拳头大小，也可遍及前区，可放射至咽部、牙龈、面颊、下颌、左肩、左上肢内侧直至环指、小指。每次发作疼痛部位常常相对固定。如疼痛位置多变或呈点状、线状分布即不支持心绞痛。

（2）绞痛性质 为一种钝痛，多为压迫、憋闷、紧缩、烧灼等不适感。重度发作时常伴出汗、焦虑。

（3）绞痛诱因 劳力性心绞痛其发作均发生在劳力时或情绪激动时，寒冷、饱餐、排便均可诱发；卧位型心绞痛常在平卧后 1～3h 内，严重者可于平卧数十分钟后发生；自发性心绞痛发作常无明显诱因，可在大量吸烟后发作；而变异型心绞痛常常在夜间或清晨定时发作。

（4）绞痛持续时间 一般持续 3～5min，重度发作可达 10～15min，少有超过 30min，超过者需与心肌梗死鉴别。

（5）绞痛缓解方式 劳力性心绞痛发作时被迫停止动作或自行停止活动数分钟即可缓解。舌下含硝酸甘油 1～3min 即缓解，一般不超过 5min。卧位型心绞痛时应立即坐起或站立才可逐渐缓解。

三、非心肌缺血引起的胸痛特点

① 疼痛范围局限、较小，呈一点或一条线，界限清楚，常能用 1 个手指指出疼痛的确切部位。

② 疼痛性质为尖锐性的刺痛，时间短暂。或呈隐痛、闷痛但持续时间长至几小时甚至几天。

③ 胸疼与呼吸、上肢运动等影响胸廓活动有关，也可能有局限的压痛。

④ 疼痛多在劳力后出现，而不在劳力当时。

⑤ 胸疼可随患者注意力的转移而缓解。

⑥ 口含硝酸甘油不见效或 10min 后才缓解。

四、劳力性心绞痛的类型

劳力性心绞痛是由于心肌需氧量超过狭窄的冠状动脉供血能力而产生的心绞痛。劳力性心绞痛又分为三种。①初发劳力性心绞痛：指既往无心绞痛病史在 1 个月内新出现的劳力性心绞痛。②稳定劳力性心绞痛：指心绞痛病程在 1 个月以上，发作的诱因、疼痛程度、发作次数、硝酸甘油用量稳定不变。③恶化劳力性心绞痛：原为稳定劳力性心绞痛，近 1 个月内症状加重，活动耐力显著降低，发作次数增加，程度加重，持续时间延长，含硝酸甘油量增多，但可排除心肌梗死。

1. 初发劳力性心绞痛的特点

本型患者中约半数以上的患者兼有休息时或睡眠时心绞痛，故有人将此型称为初发心绞痛，但不包括变异型心绞痛或仅在休息时发作的自发性心绞痛。本型患者年龄相对较轻，其临床表现差异较大，心绞痛可在较重劳力、轻劳力和休息时发作。同一患者，其心绞痛在不同劳力程度下发作，反映了心绞痛阈值幅度较大，提示动力性阻塞在其发病中的重要作用。本型心绞痛的初发阶段病情很不稳定，头1个月内有8%～14%的急性心肌梗死的发生率，其中第1～2周发生率最高，1个月梗死发生率显著降低，初发劳力性心绞痛患者中少数于不稳定期发生急性心肌梗死，其后多数转变为稳定劳力性心绞痛，部分患者心绞痛可消失，故应加强内科治疗。

2. 稳定劳力性心绞痛的特点

胸痛发作有明确的劳力或情绪诱因，发作一定在劳力的当时而非在其后。发作的持续时间和程度相对固定。疼痛可经休息或含服硝酸甘油后迅速缓解。症状在1～3个月以上稳定不变者即可诊断为稳定劳力性心绞痛。

本型患者的冠状动脉均有固定性阻塞病变，至少一支大冠状动脉的狭窄在50%以上。冠状动脉造影显示此类患者血管病变谱广，多支比单支病变更常见。缺血相关血管的狭窄程度多在70%～95%，当狭窄超过90%时，均有良好的侧支循环。

一般来说，稳定劳力性心绞痛的发作程度与缺血相关血管的阻塞程度相平行。

3. 恶化劳力性心绞痛的特点

其发作特点为多数患者心绞痛加重前无明显诱因。在原先能很好耐受的劳力水平下，心绞痛突然发生，其后心绞痛发作次数增加。部分患者心绞痛症状的恶化与较重的一次劳力因素或精神刺激有关。心绞痛以清晨日常活动时易发作为特点，白天活动量亦较前受限。发作持续时间较以前延长，有时，休息时不能使之完全缓解，硝酸甘油用量明显增加。发作时常出现ST段显著压低，发作缓解后有时可见T波倒置，但无血清酶的升高，此型心绞痛经内科积极治疗约90%的患者病情可逐步稳定，8%～10%的患者于不稳定期发生急性心肌梗死。

4. 劳力性心绞痛分级

劳力性心绞痛的分级是根据1972年加拿大心血管协会而制定的。

Ⅰ级：一般体力活动不受限，费力大、速度快、时间长的体力活动时引起心绞痛发作。

Ⅱ级：日常体力活动受限，饭后、遇冷风、着急时更明显。

Ⅲ级：日常体力活动明显受限，一般速度平地步行一个街区或上一层楼即可引起心绞痛发作。

Ⅳ级：轻微活动可引起心绞痛，甚至休息时也有发作。

5. 自发性心绞痛的特点

自发性心绞痛是由于冠状动脉痉挛、冠脉供血减少所致心肌缺血。心绞痛发作与心肌需氧量增加无明显关系。心绞痛一般发作时间较长，程度较重，发作时心电图 ST 段降低或 T 波变化。如心绞痛发作时出现暂时性 ST 段抬高称为"变异型心绞痛"，属于自发性心绞痛的一种类型。是由于冠脉某一分支发生严重的痉挛所致透壁性心肌缺血。其临床特点为发作呈周期性且有定时发作的倾向。由于半年内发生心肌梗死和死亡率高，有人将其列入不稳定型心绞痛的范畴。

6. 变异型心绞痛的发作特点

① 心绞痛多发生于休息时和一般日常活动时。

② 发作呈周期性，几乎都在每天的同一时间段发生，尤以后半夜和清晨多见，可于睡眠中痛醒，也可于睡眠时出现，午休时或午休醒后也易发作。

③ 清晨起床后，穿衣、叠被、洗漱和大小便时易发作，但于下午同等活动量不易诱发。冠状动脉造影显示清晨冠状动脉主支的直径较小，其张力明显高于下午，表明变异型心绞痛患者运动能力有昼夜变化。

④ 部分患者发作时心率、血压的升高和降低可呈交替变化。少数发作时心率、血压可无明显变化或仅有一项有变化。

⑤ 情绪因素诱发痉挛性缺血，但不作为重要的诱发因素。

⑥ 变异型心绞痛发作的，持续时间差异较大，短则几十秒，长则可达 20～30min，但总的来说，短暂发作较长时间发作更为常见。

⑦ 口含硝酸甘油或硝苯地平可迅速缓解变异型心绞痛。

7. 变异型心绞痛的心电图特点

① 发作时心电图显示 ST 段暂时性抬高，伴对应导联 ST 段压低。发作缓解后 ST 段迅速恢复正常。

② T 波增高相当常见，并且较 ST 段抬高更敏感。在 ST 段明显抬高前多先见 T 波高尖。发作较轻时可仅见 T 波高尖。

③ 发作前 ST 段呈压低或 T 波倒置者，发作时可表现为"假正常化"。

④ 发作时常并发各种类型心律失常。前壁缺血时多伴有频发室性期前收缩、短阵室性心动过速和室上性期前收缩等快速型心律失常，少数可出现束支传导阻滞；下壁缺血时多见严重窦性心动过缓、窦房传导阻滞、窦性停搏和房室传导阻滞等缓慢型心律失常。

⑤ 发作缓解后，原 ST 段抬高导联可出现 T 波倒置。

⑥ 当冠状动脉发生痉挛致急性心肌梗死时，梗死部位多与变异型心绞痛发作时 ST 段抬高的导联相符合。心肌梗死可表现为透壁性和非透壁性，后者更常见。

心电图特点为倒置 T 波逐渐加深，伴或不伴有 Q 波形成。

8. 卧位型心绞痛的临床特点

卧位型心绞痛是指平卧时发生的心绞痛，发作时需立即坐起或站立。多支严重的冠状动脉粥样硬化性狭窄是其主要的病理基础，其冠脉循环贮备力明显降低。平卧时由于回心血量增加，导致心肌氧耗量增加所致。因此，属于劳力性心绞痛的范畴。多见于重度劳力性心绞痛患者。

临床资料表明，所有患者在出现卧位型心绞痛前均先有劳力性心绞痛。卧位型心绞痛是劳力性心绞痛晚期的表现，属重症劳力性心绞痛的一种类型。

（1）发作时间　卧位型心绞痛患者夜间第 1 次发作多在平卧的 1~3h 内，一夜可发作多次，白天平卧也能诱发，而餐后平卧最易诱发，严重卧位型心绞痛患者发作可于平卧后数十分钟内发生，因此无论白天或夜间，患者均不能平卧。

（2）发作前后情况　Holter 监测发现，平均心率偏快是卧位型心绞痛患者的又一特点。在有效的药物治疗前，白天轻度活动时，心率常在 90~100 次/分，而夜间平均心率不低于 70 次/分。从开始平卧至胸痛发作前，心率血压乘积逐渐增加。心电图的心肌缺血表现也明显早于胸痛发作。胸痛发作时心率、血压进一步增加，尤以血压升高为著。ST 段显著压低，多表现在左心导联，特别是前侧壁、心尖部的心肌缺血，胸痛较一般劳力性心绞痛剧烈，并且持续时间亦长，尤其是当患者于熟睡中被惊醒时，发作时需立即坐起或站立，甚至有些患者喜下床走动，同时口含硝酸甘油可加快症状缓解。

9. 梗死后心绞痛的特点

梗死后心绞痛是指急性心肌梗死后早期（1 个月内）出现的心绞痛，为一种不稳定心肌缺血状态。临床表现大多为自发性心绞痛，且发作时心电图缺血改变发作在梗死导联区为Ⅰ型，提示为梗死周围缺血，多见于非 Q 波梗死者；心电图缺血改变发生在远离梗死区为Ⅱ型，多见于 Q 波梗死者。梗死后心绞痛的发病是在梗死相关血管再通后但有严重狭窄或多支血管病变基础上因冠脉张力改变（或冠脉痉挛），使供血减少或心肌耗氧量增加而出现。

10. 不稳定型心绞痛

不稳定型心绞痛早先称为心肌梗死前状态、急性冠脉功能不全、中间综合征等。从这些名称中提示它是介于稳定型心绞痛与心肌梗死之间的一种不稳定心肌缺血症候群，易发展为急性心肌梗死或猝死。不稳定型心绞痛的发病可能是在冠状动脉粥样硬化基础上并发某些急性因素，如冠状动脉痉挛、斑块破裂出血、血小板聚积、不全堵塞的血栓形成，使冠脉狭窄在短期内迅速加重，导致了不稳定心肌缺血状态。

不稳定型心绞痛包括初发型心绞痛、恶化型心绞痛、变异型心绞痛、心肌梗死后早期心绞痛、发作频繁的卧位型心绞痛。

五、心绞痛的辅助检查

当临床上不能肯定心绞痛或已肯定心绞痛但需了解病情及确定进一步治疗措施时，可做以下检查以助确诊与提供介入治疗依据：①静息心电图；②动态心电图；③运动心电图，常用的方法有活动平板试验；④超声心动图检查；⑤运动放射性核素心肌灌注显像；⑥冠状动脉造影。

1. 典型心绞痛静息心电图的特点

（1）不发作时休息心电图正常者占 50％～83％，异常 Q 波可伴或不伴 ST-T 段改变。提示既往有过心肌梗死。

（2）发作时心电图可见 ST 段水平型或下斜型下降，ST 段抬高提示变异型心绞痛或急性心肌梗死早期。如为变异型心绞痛发作过后心电图恢复正常或有短时间 T 波倒置。部分心绞痛发作时仅表现 T 波倒置或原有 T 波倒置者发作时变直立（伪改善）。

（3）少数心绞痛发作时心电图完全正常，故不能以胸痛发作时心电图正常而排除心绞痛的诊断。

2. 动态心电图对冠心病心绞痛的诊断价值

动态心电图可观察日常活动中心肌缺血发作的频率、持续时间。评价心电图 ST 段改变对诊断冠心病心绞痛很有帮助。Holter 记录中如 ST 段呈水平型或下斜型压低≥0.1mV，连续压低持续时间≥1min，在冠心病患者可预示心肌缺血发生，在评定 ST 段改变时应注意排除继发性 ST 段改变，如患者已有 ST 段压低，则应在原有基础上进一步下移达 0.1mV，且持续 1min 以上，如两次 ST 段压低间隔≥1min 则为两次缺血发作（1×1×1 标准）。按此标准动态心电图反映心肌缺血的敏感性为 60％～80％，特异性可达 70％以上。Holter 监测中 24h ST 段压低幅度与持续时间乘积的总和称为心肌缺血总负荷，可定量反映心肌缺血的严重性。因为影响心电图 ST 段的较多，故不能单凭 ST 段移位诊断冠心病心肌缺血，这仅能提醒临床医生结合冠心病其他检查，以判定其临床意义，不可仅凭 ST 段改变诊断无症状心肌缺血。但在已确定的冠心病患者，典型的 ST 段改变可作为心肌缺血发作的证据。

3. 活动平板运动试验对冠心病的诊断价值

运动试验诊断冠心病存在假阳性和假阴性问题。

（1）假阳性问题 因年龄性别而不同，中年以上男性与老年女性其特异性约 90％，青年与中年女性仅为 60％左右。下列情况可出现假阳性。

① 药物影响：如洋地黄、雌激素等。

② 低血钾。

③ 自主神经功能紊乱。

④ 原有心电图异常如左心室肥厚、束支传导阻滞。

（2）假阴性问题　可能由于以下因素。

① 冠状动脉病变较轻。

② 运动量不够大，提前终止运动。

③ 某些药物掩盖 ST 段下降，如 β 受体阻滞药、硝酸酯类药物。

由此可见，心电图运动试验阴性不能否定冠心病的诊断，阳性不能和冠心病等同，所以运动心电图试验是冠心病中有价值的一种辅助诊断方法，结合患者年龄、性别、有无胸痛及危险因素可以做出可能是或可能不是冠心病的诊断。

4. 超声心动图检查对冠心病的诊断价值

（1）冠状动脉的检查　用二维超声心动图可查出 58%～99% 的左主冠状动脉；右前降支的检出率为 74%，亦可查出左回旋支、右冠状动脉的管壁硬化情况及管腔狭窄程度。如用食管超声心动图则更清楚、更精确，并可用于手术监测。血管内超声检查还可测量管腔、管壁情况，分辨出狭窄属偏心性还是向心性，有无夹层、破裂及裂隙，较冠状动脉造影有更强的优越性。

（2）缺血心肌病变的超声检查　常规 M 型与二维超声可显示心脏结构的形态和运动，从而显示心肌缺血的部位、范围和程度，分辨是缺血还是梗死；如采用运动或药物超声心动负荷试验则可提高隐性冠心病的检出率。较运动心电图的敏感性更高，部位范围和程度更准确并可显示心肌梗死并发的室壁瘤，间隔破裂、乳头肌出现的断裂及心室血栓形成。如用三维超声心动图则能显示病变的空间形态，病变范围并测量其大小；四维可显示活动时间的形态改变；心肌造影超声心动图可显示心内膜下心肌缺血，侧支循环功能及急性心肌梗死再灌注的治疗效果；多普勒组织成像可显示心肌的血流灌注并观察心肌梗死后心肌恢复情况等。

（3）心功能检查　用 M 型及二维超声心动图可以测出右心室容积、射血分数及心室局部功能。多普勒超声尚可评价左心室的收缩及舒张功能等。

5. 核素心肌灌注显像的适应证及判断结果

（1）适应证

① 诊断冠心病的无创性检查方法之一，其敏感性与特异性均达 95% 以上，并且能推测某支冠状动脉病变。

② 诊断心肌梗死，心电图异常 Q 波需排除冠心病心肌梗死者，本检查可确定心肌梗死及其梗死部位与范围。

③ 明确心肌梗死后有无缺血心肌存在，以此指导进一步治疗方案的测定。

④ 协助诊断左心室室壁瘤。

⑤ 评定冠心病者各种治疗的疗效。

（2）结果判断

① 正常图像：左心室显像清晰、形态完整、呈 U 形，放射性分布均匀。

② 心肌缺血图像：即刻心肌显像示某心肌节段区域放射性减淡或缺损，延迟心肌显像示上述放射性减淡或缺损区消失，恢复正常放射性分布（称再分布现象或填充），有再分布现象表示该区域心肌缺血，借此可诊断冠心病，根据缺血的室壁节段部位可推测某支冠状动脉狭窄。

③ 心肌梗死图像：即刻与延迟心肌显像均有某节段区域心肌放射缺损，无再分布现象，即呈不可逆的缺损图像。

④ 心肌梗死伴周围缺血图像：延迟心肌显像可见缺损区的范围较即刻显像有不同程度的缩小，即有部分再分布现象。此结果说明心肌梗死外尚有存活心肌，是介入性治疗适应证，应加强心肌梗死的二级预防措施。

6. 冠状动脉造影

冠状动脉造影就是从肱动脉或股动脉有选择性地向左和右冠状动脉开口逆行插入导管，注射对比剂，或通过主动脉瓣进入左心室注射对比剂，从而显示冠状动脉走行和病变及左心室腔形态和大小、室壁情况的一种心血管造影方法。冠状动脉造影是临床判断冠状动脉病变并确定其部位和程度、侧支循环建立情况的金标准。同时进行的左心室造影对显示左心室室壁运动功能，诊断心肌梗死并发的室壁瘤及机械性并发症等也可提供准确资料，并为手术适应证的选择及手术方案的制定提供了依据。

但冠状动脉造影也不是万能的，少数心肌梗死患者冠状动脉造影可以完全正常或仅有轻度狭窄，直径低于 0.6mm 的小冠状动脉，造影不能显示；冠状动脉造影与病理所见有时不完全一致；冠脉造影狭窄程度与病理变化有时并不完全相关；观察者之间及同一观察者不同次观察间对狭窄病变程度的判断也存在一定差异，因此对冠心病诊断应从多方面综合判断。

7. 冠状动脉造影的适应证

① 对确诊冠心病者了解其冠脉病变范围及程度，指导临床治疗。

② 对拟诊冠心病明确冠脉有无病变以确诊。

③ 不典型胸痛、不明原因心脏扩大、心律失常、心力衰竭者行冠状动脉造影以排除冠心病。

④ 45 岁以上拟行心外科手术的患者术前明确冠状动脉有无病变。

⑤ 冠状动脉介入性治疗或外科搭桥术后复查。

8. 冠状动脉造影结果分析

血管狭窄程度一般可目测病变处血管直径减少的速度来表示，直径减少 1/4 为 25％狭窄，直径减少一半为 50％狭窄，直径减少 3/4 为 75％狭窄，以紧邻病变两端的正常血管为标准进行判断。病变处管径很小，对比剂剂量细线状可判断为 90％狭窄，对比剂剂量若有若无的一条细线状为 95％狭窄，病变处对比剂中断但远端血管充盈不受影响为 99％狭窄，病变远端对比剂充盈明显缓慢为次全闭塞，远端无前向血流充盈为完全闭塞。狭窄≥50％为有意义的病变。左主干、三条心外膜下冠脉及其大分支中任一处有≥50％狭窄可诊断冠心病。冠脉外观僵硬、心脏收缩时冠脉折断感、冠状动脉迂曲延长呈松散的弹簧圈样、冠状动脉可见病变但狭窄程度不到50％时可诊断为冠状动脉硬化。

（1）侧支循环的分级　供血血管分支密集向受血血管分布区域延伸但受血血管主干未显影为Ⅰ级，受血血管主干显影但其对比剂密度低于供血血管Ⅱ级，受血血管主干显影密度与供血血管一致为Ⅲ级。

（2）冠脉优势类型的认定　后降支和左心室后侧支均由右冠状动脉（或左回旋支）发出为右（或左）冠优势型，由右冠状动脉和回旋支分别发出为均衡型。

六、冠心病、心绞痛的诊断依据与鉴别诊断

1. 诊断依据

冠心病、心绞痛的诊断主要依靠典型的临床症状及各种辅助检查排除其他原因引起的心绞痛（如非冠状动脉心脏病、非粥样硬化性冠状动脉病）后，冠心病、心绞痛的诊断才成立。

2. 鉴别诊断

（1）心脏神经官能症　左前胸针刺样、触电样锐痛，呈点状或线状分布，持续数秒或反复间断发作。或持续数小时以上，疼痛与劳累无关，舌下含硝酸甘油无效或10min以上见效。多见于中年女性，常伴失眠、多梦、喜长叹气。心电图可有非特异性ST-T改变，部分患者运动试验可阳性（假阳性）。

（2）反流性食管炎　胸骨后压迫或烧灼感，可放射至背部。常于饭后、平卧时发生。摄入酸性或刺激性食物加重，服用抗酸药物有效。

（3）弥漫性食管痉挛　也可伴发反流性食管炎。胸骨后收缩性痛或锐痛，放射至背部、上肢及下颌，持续数分钟或数小时，含服硝酸甘油有效。发作与劳累无关，食管镜、食管造影、食管压力监测可明确诊断。

（4）食管裂孔疝　胸骨后堵塞或压迫感，常于饱餐后弯腰或半卧位时发作。常伴胃液反流而有类似食管炎症状。上消化道造影可确诊。

（5）胆绞痛　突发剧烈右上腹痛，放射至右肩部。有时疼痛位于上腹部或心前区，放射至背部。可有巩膜黄染、发热、白细胞增高、右上腹压痛。腹部B超可明确诊断。

（6）心包炎　疼痛位于心前区或胸骨旁，可延及颈、肩部。为持续性疼痛，咳嗽、深呼吸、平卧可使其加重。如听到心包摩擦音诊断即可确立。超声心动图有助于诊断。

（7）带状疱疹　出疹前有胸痛，疼痛沿肋间神经分布，常伴有发热，4～5d后疱疹出现，诊断即明确。

（8）胸壁疾病　如肋软骨炎、肋间肌损伤、胸壁外伤、病毒感染等均可引起胸痛。但有局部压痛。

七、心绞痛的治疗

（一）稳定型心绞痛的治疗

（1）一般治疗

① 控制冠心病危险因素，如戒烟、降血压、降血脂、减轻体重和控制糖尿病。

② 去除诱因，如避免过劳或情绪激动，必要时在体力活动前含服硝酸甘油。

③ 治疗并发的其他系统疾病，如甲亢、贫血、心力衰竭、胆囊疾病等。

（2）药物治疗　用药原则以选用 β 受体阻滞药为主，并可合用硝酸酯类或钙通道阻滞药。

（3）内科介入性治疗和外科血运重建术　经皮腔内冠状动脉成形术（PTCA）和冠状动脉搭桥术（CABG）。

2. 硝酸酯类药物治疗冠心病的作用机制及常用药物

（1）作用机制

① 体静脉血管扩张的间接作用：药物扩张外周静脉血管，减少回心血量和左心室舒张末容量，从而减轻室壁张力和左心室前负荷，使心肌耗氧量减少的同时心肌血流得以重新分布，从而改善心内膜下缺血。

② 体动脉血管扩张的间接作用：药物扩张小动脉，降低外周血管阻力和改善大血管的顺应性，其共同作用可降低舒张期和收缩期血压，减轻左心室后负荷，使心肌耗氧量减少。

③ 扩张冠状动脉的直接作用：药物可消除病变狭窄部位的血管阻力，缓解血管痉挛以及扩张侧支血管，从而改善缺血心肌的供应。

另外，硝酸酯主要扩张冠脉粗大的传导血管，也可以扩张小冠状动脉及侧支血管，心肌缺血时交感活性的增加使非缺血区的血管阻力大于缺血区时，侧支血管的扩张可使血液更多地从非缺血区转移到缺血区，从而改善心肌缺血。

近年报道，硝酸酯类可促使血管内皮细胞合成及释放强效扩血管物质，如内皮松弛因子（EDRF）、前列腺素（PGI_2），可抑制血栓素（TXA_2）合成以及 ADP 和凝血酶介导的血小板聚集；但是它们在缓解心绞痛中所起的作用有待进一步研究。

（2）常用药物

① 硝酸甘油：心绞痛发作时，舌下含服 0.3～0.6mg，3min 内起效。对能引起心绞痛但又不能避免的活动或遇可使情绪强烈变化的事件，可事先舌下含服 0.3～0.6mg 硝酸甘油预防发作。

② 二硝酸异山梨酯（isosorbidedinitrate）作用时间较长，每次 10～40mg，每 6～8h 1 次，40～120mg/d。

③ 单硝酸异山梨酯（isosorbidemononitrate）作用时间长，每次 20～40mg，每 8～12h 1 次，常用剂量 40～120mg/d。

④ 硝酸甘油膜（nitroderm TTS）1 贴，每天 1 次，经皮肤吸收，作用持续 24h。每贴含硝酸甘油 25mg 或 50mg，24h 释放 5mg 或 10mg。

3. β 受体阻滞药治疗冠心病心绞痛的机制及常用药物

（1）作用机制

① 心肌缺血时，心肌局部和血中儿茶酚胺含量增加，兴奋心脏和血管平滑肌上的 β 和 α 受体，使心率加快，心肌收缩力增强及血压升高，同时由于外周血管收缩，增加心脏前、后负荷，使心肌耗氧明显增加，导致心肌的供氧和需氧平衡进一步失调。严重心肌缺血反而引起心率减慢、心肌收缩力减弱、血压降低。β 受体阻滞药防治心肌缺血和心绞痛的主要机制是通过阻滞心脏的 β_1 受体，拮抗儿茶酚胺的作用使心率减慢，心肌收缩力减弱，减缓左心室内压力升高速率，从而减轻心脏做功，降低心肌耗氧量，使缺血心肌的氧供需关系在低水平上恢复平衡。

② 其次是心率减慢，延长了心脏舒张时间，有利于心肌血液灌注。心脏负荷的降低减轻了心室内膜下层心肌的张力，从而提高内膜下与外膜下血流的比值，改善内膜下的心肌缺血，增加心肌耗氧量减少时非缺血区心肌的血管阻力，而缺血区的血管阻力尚处于代偿性低下状态，迫使血液从非缺血区通过侧支循环流向缺血区。这些心肌血液的重新分布使缺血心肌的供血得以改善。

③ β 受体被抑制，可降低缺血时儿茶酚胺增多引起的血中乳酸和游离脂肪酸水平增高并导致心肌氧耗量增加，从而改善缺血心肌对葡萄糖的摄取以供应心肌能量和保护线粒体的功能和结构，促进组织中氧合血红蛋白的解率，增加组织供氧，使组织氧利用率增高及改善心肌代谢。

（2）常用药物

① 普萘洛尔（propranolol，心得安）从每次 10mg、每天 3～4 次开始逐渐加量。常用剂量 40～240mg/d。因其对心脏无选择性，故禁用于慢性支气管炎与肺源性心脏病者。糖尿病者慎用。

② 阿替洛尔（atenolol，氨酰心安）从每次 6.25mg、每天 2 次开始，逐渐加量。常用剂量 25～100mg/d。

③ 美托洛尔（metoprolol，美多心安）从每次 25～50mg、每日 3 次开始，逐渐加量。常用剂量 150～300mg/d。后两者均为心脏选择性 β 受体阻滞药。

应当注意，β 受体阻滞药应从小剂量开始，逐渐增加剂量，直至使心率在休息状态下保持 56 次/分以上，并达到心绞痛控制满意为止。老年人用量较中年人要小。本类药不宜用于病态窦房结综合征、房室传导阻滞、低血压及心功能不良患者。

4. 钙通道阻滞药治疗冠心病的作用机制及常用药物

钙通道阻滞药是一类选择性阻滞 Ca^{2+} 经细胞膜上的慢通道进入细胞内，即减少 Ca^{2+} 内流的药。此药治疗冠心病心绞痛是通过降低心肌耗氧量和（或）改善心肌缺血区的血流灌注而实现的。其对心脏及冠状动脉与周围血管平滑肌的作用机制有以下途径。

（1）减轻心室负荷

① 通过阻滞血管平滑肌 Ca^{2+} 内流，抑制毛细血前动脉张力，扩张小动脉而降低体循环阻力，减轻左心室后负荷。

② 使全身静脉扩张，从而减轻左心室前负荷。

③ 心肌缺血时细胞膜损伤 Ca^{2+} 内流增加使心室舒张延迟，导致心室舒张末期压增高，钙通道阻滞药通过逆转心室舒张延迟及降低心室舒张末期压而减轻心室壁的负荷。

（2）降低心肌收缩力　在体外，所有钙通道阻滞药均有负性肌力作用。在体内，某些钙通道阻滞药的负性肌力作用可因全身血管阻力降低，反射性引起交感神经兴奋增强而对心脏的作用减弱或抵消，并通过降低心肌收缩力使心肌代谢的氧耗量减少。

（3）增加冠状动脉灌注

① 扩张冠状动脉、解除血管痉挛：钙通道阻滞药对冠状血管平滑肌有直接抑制作用，从而使冠状动脉阻力血管、传导血管扩张；又由于能防止冠状动脉痉挛，因而增加了冠状动脉灌注。

② 增加侧支循环：动物实验提示，某些钙通道阻滞药能增加侧支循环的建立而增加灌注。

③ 减轻心内膜下冠状微血管的灌注压力：由于钙通道阻滞药减轻前、后负荷及心室壁张力，或某些钙通道阻滞药降低静息与运动时心率而延长心室舒张期充盈时间，从而有利于心内膜下的冠状动脉灌注。

④ 防止心肌细胞钙超载：钙通道阻滞药可防止缺血区心肌细胞钙超载引起的细胞僵直，有利于缺血区冠状动脉血流的重新分布与灌注。

⑤ 抑制内源性腺苷破坏：某些钙通道阻滞药尚能抑制具有扩张冠状血管作用的内源性腺苷的破坏，从而使冠状动脉扩张，增加冠状动脉血流量。

（4）抑制血小板聚集　心肌缺血时，血小板、前列腺素系统代谢活跃，血小板聚集、释放反应增强，血小板释放的血栓素 A_2（TXA_2）促进血小板聚集和加强血管收缩，Ca^{2+} 内流参与血小板聚集，是影响血小板功能的主要介质之一。钙通道阻滞药能抑制聚集，减少血管收缩物质的释放，从而改善心肌缺血。常用药物如下。

① 维拉帕米（verapamil，异搏定）每次 40～80mg，每日 3～4 次，常用剂量 120～320mg/d。

② 地尔硫䓬（diltiazem，硫氮䓬酮）每次 30～60mg，每日 3～4 次，常用剂量 120～320mg/d。

③ 硝苯地平（nifedipine，心痛定）每次 10～20mg，每天 3～4 次，常用剂量 30～90mg/d。

应当注意，如需要 β 受体阻滞药与钙通道阻滞药联合应用时，应选用硝苯地平。因地尔硫䓬、维拉帕米减慢心率、减弱心肌收缩力的作用与 β 受体阻滞药有相加。当需要与地尔硫䓬合用时，要注意各自的剂量和心率反应。β 受体阻滞药不宜与维拉帕米合用。

（二）外科治疗

1. PTCA 的定义

PTCA 即经皮腔内冠状动脉成形术，是利用动脉插管技术，将特制球囊送至冠状动脉狭窄部位并加压充盈球囊使其对血管狭窄处进行机械性扩张，用于治疗冠心病。

2. PTCA 的适应证

（1）病例适应证

① 稳定型和不稳定型劳力性心绞痛。

② 在冠状动脉狭窄基础上发生痉挛所致变异型心绞痛。

③ 急性心肌梗死的急诊 PTCA。

④ 急性心肌梗死溶栓治疗失败后的补救性 PTCA。

⑤ 心肌梗死恢复后临床上仍有心肌缺血证据者。

⑥ 无症状心肌缺血。

⑦ 缺血性心肌病。

⑧ 冠状动脉介入性治疗后复发者。

⑨ 冠状动脉搭桥术后复发者。

（2）血管适应证

① 心外膜下三条冠状动脉（前降支、回旋支、右冠状动脉）及其主要分支，内径≥2mm，无严重弯曲，有≥70％的狭窄。

② 冠状动脉搭桥术后的血管桥和被搭桥后的冠状动脉。

③ 被保护的左主干。

（3）病变适应证

① 狭窄≥70％。

② 狭窄＜70％，但临床上有确切证据证明该病变已导致明显心肌缺血。

3. PTCA 的禁忌证

（1）绝对禁忌证

① 血管狭窄＜50％。

② 血管内径＜2mm。

③ 严重弥漫性病变。

④ 未被保护的左主干病变。

⑤ 不适合冠状动脉搭桥及置入冠状动脉内膜支架的患者，因一旦发生急性严重并发症时无法进行补救。

（2）相对禁忌证

① 虽有冠状动脉狭窄但临床上无心肌缺血证据者。

② 超过 3 个月的完全闭塞病变，预计成功可能性不大者。

③ 严重多支血管病变，任何一支发生并发症都可能造成严重后果时。

④ 严重出血倾向或高凝状态者。

⑤ 严重心、肾功能不全者。

⑥ 有严重的对比剂过敏历史者。

⑦ 急性心肌梗死患者的非梗死相关血管在急诊 PTCA 或补救性 PTCA 时属相对禁忌。

4. PTCA 成功的指标

① 病变狭窄程度较术前减轻 20 个百分点以上。

② 术终病变残余狭窄＜50％。

③ 患者存活且无引起急性 Q 波心肌梗死及需紧急行外科搭桥手术的并发症发生。

5. PTCA 的并发症

PTCA 的严重急性并发症包括死亡、急性 Q 波心肌梗死、需紧急行冠状动脉搭桥手术。

PTCA 的一般急性并发症包括冠状动脉内膜撕裂，冠状动脉内血栓形成，冠状动脉急性闭塞，冠状动脉痉挛、穿孔、分支闭塞，心律失常，对比剂过敏，股动脉或髂动脉损伤，穿刺局部出血、血肿等。

6. 冠状动脉搭桥的适应证

冠状动脉搭桥术（CABG）适宜于左主干病变，2 支或 3 支血管病变不宜做 PTCA 者。

（三）不稳定型心绞痛的治疗

1. 治疗方法

① 住院卧床休息，吸氧，予以心电监护，以便及时发现和纠正心律失常。

② 每日记录心电图，取血查血清酶，以便早期发现心肌梗死。

③ 治疗有关的发病诱因，如高血压、肺部感染、贫血、甲亢、心律失常等。

④ 药物治疗：β受体阻滞药、硝酸酯类及钙通道阻滞药的联合应用以及抗血小板、抗凝血的综合治疗。

⑤ 主动脉内球囊反搏：用于药物难以控制的心绞痛、心功能不良、血压不稳定患者作 PTCA 或 CABG 前的支持，为手术创造条件。

⑥ PTCA 和 CABG：由于不稳定型心绞痛患者 PTCA 并发症和再狭窄率较高，故应尽可能争取在病情初步稳定 2～3 周后实行。对于经过系统强化的内科治疗后，心绞痛仍难以控制者，为避免发生急性心肌梗死可在主动脉气囊反搏术支持下急诊行冠脉造影，以选择治疗方式。

2. 主动脉内球囊反搏

主动脉内球囊反搏（IABP）是以升高主动脉舒张压，从而增加冠状动脉灌注，改变心肌缺血的辅助装置，自 1967 年 Kantrawitz 首先应用于临床治疗心源性休克以来，目前已广泛应用于心外科手术前后及心内科冠心病危重患者的抢救。IABP 减轻心脏负荷的机制在于：胀大的气囊迫使主动脉内血液流向外周循环，从而减少了主动脉舒张末期容量及下一次心脏收缩时的左心室射血阻抗（后负荷），进而减少了心肌氧耗。应用 IABP 可使主动脉舒张压升高，最高达 100mmHg，平均增加 18mmHg，冠状动脉血流量平均增加 24mL/min。由于冠状动脉血流量增加及心肌氧耗量减少，使缺血心肌代谢改善，心肌摄氧可降至正常，缺血心肌得到保护，增加心肌收缩功能，提高心排血量，从而达到治疗急性心肌梗死、心源性休克、不稳定型心绞痛、心脏手术前支持、心脏手术后低心排血量等。

八、心绞痛的预后

① 心绞痛的预后取决于心绞痛的类型、程度、冠状动脉病变范围和左心室功能状态。

② 稳定型心绞痛年病死率为 4％。影响预后的因素有心绞痛发作的严重程度、并发高血压、患过心肌梗死、心脏扩大、心功能不良、休息时 ST 段下降、吸烟等。

③ 不稳定型心绞痛预后较差，住院病死率 3％～5％，发生心肌梗死者 8％～10％，年病死率为 7％～8％。影响预后因素有性别（男性预后差），心绞痛持续时间长，对药物反应差，心电图 ST 段下降程度重，持续时间长，波及导联多（有多支病变），心功能差者预后差。另一影响预后的重要因素为是否能得到及时和正确的治疗。

④ 冠状动脉病变部位、范围和心功能对预后起着更重要作用。左主干病变预后最严重，年病死率达 30％左右；其次为 3 支、2 支和单支病变；左前降支病变比

右冠、回旋支严重。

⑤ 内科治疗：PTCA、CABG 均可不同程度改善患者的预后。

第三节　心 肌 梗 死

一、急性心肌梗死的定义及心肌梗死的分类

（1）定义　急性心肌梗死（acute myocardial infarction，AMI）是由于冠状动脉急性闭塞引起部分心肌缺血性坏死。临床常表现为剧烈而持久的胸痛，血清心肌酶活力增高，以及反映心肌急性损伤、缺血和坏死的一系列特征性心电图表现。常并发心律失常及急性循环功能障碍。属冠心病的一种严重类型。

（2）分类

① 按病因分类：冠状动脉粥样硬化性心脏病和非冠状动脉粥样硬化性心脏病。

② 按病程及病变性质分：急性心肌梗死、陈旧性心肌梗死（OMI）及复发性心肌梗死。

③ 按病灶解剖部位：心房（左心房、右心房）心肌梗死及心室（左心室、右心室）心肌梗死。

④ 按病灶分布部位分：前壁心肌梗死、侧壁心肌梗死、膈面心肌梗死、室间隔心肌梗死、乳头肌梗死。

⑤ 按病灶范围分：透壁性心肌梗死（又称为 Q 波心肌梗死）、非透壁性心肌梗死、心内膜下心肌梗死及小灶性心肌梗死。

⑥ 按临床或心电图表现分：无痛性心肌梗死、无 Q 波心肌梗死。

⑦ 其他：不完全性心肌梗死、溶栓后心肌梗死、心肌梗死扩展及伸展的心肌梗死。

二、急性心肌梗死的病因

① 90％左右的心肌梗死是在冠状动脉粥样硬化基础上血栓形成所致，10％左右是在冠脉粥样硬化基础上或在正常冠状动脉发生较持久的痉挛所致。

② 精神与体力过劳，饱餐（进食多量脂肪），严重心律失常，大出血、脱水、休克以及手术麻醉等常导致血液黏稠度增加，心肌氧耗量增加，冠脉灌注锐减，从而促使粥样斑块内出血或破溃，血栓形成以及冠脉痉挛。冠状动脉内闭塞性血栓形成或持续性痉挛即可导致该动脉所供应心肌的严重持久性出血，1h 以上即致心肌坏死。

③ 偶尔有心肌梗死由冠状动脉栓塞、主动脉夹层累及冠状动脉口、冠状动脉夹层动脉瘤、冠状动脉炎、冠状动脉先天畸形和心脏挫伤等少见原因引起。

三、急性心肌梗死的病理过程和梗死部位

（1）病程过程　急性期心肌呈大片灶性凝固性坏死，心肌间质充血、水肿、伴炎症细胞浸润。病变波及心包可出现反应性心包炎，波及心内膜可引起附壁血栓。1～2周肉芽组织增生；4～6周大多数坏死心肌被清除，代之以纤维结缔组织；2～3个月后坏死部位心肌皱缩、变薄，形成灰白色坚硬化瘢痕。多数心肌梗死累及心室壁全层或大部分；部分病例累及心内膜下1/3心肌，呈灶状，有时累及整个心室内膜下层。坏死心肌范围、大小主要取决于冠状动脉闭塞部位、速度和侧支循环的情况以及冠脉痉挛的严重程度和持续时间。

心肌梗死多发生于左心室，右心室梗死和心房梗死少见，且多与左心室梗死并存，单独发生者极罕见。

（2）梗死部位

① 左冠前降支闭塞引起左心室前壁、心尖部、下侧壁、前间隔和前内乳头肌梗死。

② 左冠状动脉回旋支闭塞可引起左心室高侧壁、膈面及左心房梗死并可累及房室结。

③ 右冠状动脉闭塞可引起左心室隔面、后间隔及右心室梗死，并可累及窦房结和房室结。

四、急性心肌梗死的血流动力学改变

坏死心肌发生局限性收缩与舒张功能异常常可引起左心室收缩末期和舒张末期容量与压力增加、心搏量减少和射血分数降低。当梗死面积达左心室面积10％时，即出现左心室功能低下，达25％时临床可出现充血性心力衰竭征象，达40％时出现心源性休克。由于梗死区心肌变薄伸展、室壁瘤形成以及梗死后重构（非梗死区室壁延长），导致收缩期、舒张期室壁应力异常，最终使整个心室扩张，心肌收缩力下降，出现慢性心功能不全。

五、急性心肌梗死的前驱症状

AMI约1/3的患者突然发病并无先兆症状。2/3患者发病前有前驱症状，其中约有一半原无心绞痛，另一半有心绞痛病史，突然发作频繁和（或）程度明显加重，轻度活动可诱发或在休息时发作。但心电图和血清酶学检查无急性心肌梗死的表现。前驱症状多发生在发病前1周内，约占60％以上，发病前第2～3周内发现者约占30％。前驱症状最常见为胸骨后或心前区疼痛；其次是上腹部疼痛；少见的有胸闷憋气、颈部或左上肢发麻、头晕、心慌等。有前驱症状的患者约1/3在此症状出现之前有体力负荷过重、运动过多、精神紧张、情绪激动等因素。前驱症状的病理基础可能由于斑块突然出血，形成血肿；或斑块破溃，血小板聚集或形成不

完全堵塞性血栓，使冠状动脉管腔突然明显狭窄。前驱期症状是急性心肌梗死发生后来看这些症状为心肌梗死的前驱期症状，在发生急性心肌梗死前，这类症状属于不稳定型心绞痛，并不一定导致急性心肌梗死。

六、急性心肌梗死的临床特点

急性心肌梗死发病起始症状差异极大，有些起病急、症状严重；有些症状轻微，未引起注意而未就诊；有些无明显症状，为无症状性心肌梗死。临床上疼痛是最常见、最早出现、最为突出的起始症状。其疼痛部位、放射部位、疼痛性质与过去心绞痛相似，但程度严重，常难以忍受。主要为胸骨后或心前区，有时上腹或剑突处压榨性疼痛，或紧缩感。多伴大汗、恐惧、濒死感。持续时间大于 30min，可长达数小时或更长。休息或含硝酸甘油不能缓解。

疼痛常是心肌缺血缺氧的标志，也是溶栓治疗的重要指标之一。

但有 15%～25% 患者无疼痛症状，常见于老年人，有脑血管病或糖尿病患者。原因可能是由于脑动脉硬化，脑软化，痛觉迟钝，糖尿病伴心脏神经病变使痛觉传入受阻，冠脉闭塞极快，感觉神经末梢与心肌迅速坏死或严重并发症如心力衰竭、休克或并存病掩盖了疼痛。

除此外，尚有疼痛部位不典型。如位于头颈部、咽部、下颌、面颊、肩背、牙龈、右下腹部。无胸痛仅觉胸部不适伴头晕、心悸、无力、出汗等非特异性症状，常常被误诊。

1. 临床症状

急性心肌梗死在发病最急性期的表现：在急性期根据患者症状轻重而表现不同，疼痛不重者表情安静，剧痛者呈急性危重病容，出汗、烦躁不安，脸色苍白或发绀；并发心力衰竭者半坐位或端坐呼吸；并发休克者大汗淋漓，肢端厥冷，神志模糊甚至不清。在发病后 30min 内，患者呈自主神经失调，前壁梗死多表现为交感神经亢进，心率增快至 100 次/分，血压可升高至 160/100mmHg；心排血量明显降低者，则血压明显降低。下壁梗死多为副交感神经亢进，如心率减慢，低于 60 次/分，血压降低，收缩压低于 100mmHg。此后，心率和血压的变化主要与梗死范围和存在的并发症有关，发病早期室性心律失常最为常见，如室性期前收缩、室性心动过速和心室颤动。

2. 急性心肌梗死的心脏体征

① 超过半数的病例心脏浊音界可有轻度至中度增大，在有高血压病史或有心力衰竭者较显著。

② 疼痛、焦虑和心功能不全或血容量不足均可使心率增快，心率＞100 次/分。下壁心肌梗死常常出现窦性心动过缓，心率＜60 次/分。

③ 发病早期心律失常，常常可听到心律失常。

④ 心尖部 S1 减弱，大多数患者心尖部可听到 S4，并发心功能不全时可听到 S3，又称室性奔马律，偶可听到 S3S4 重叠性奔马律。

⑤ 急性期在心尖部或胸骨左缘可听到新出现的收缩期吹风样杂音，响度多变，突然出现又突然消失。为乳头肌功能不全引起急性二尖瓣关闭不全所致。如杂音出现在胸骨左缘第 3~4 肋间同时伴震颤常提示室间隔穿孔。

⑥ 心包摩擦音可出现在梗死后 2~3d，是由于透壁性梗死波及心包所致。如出现在 10d 左右应考虑梗死后综合征。摩擦音可持续数天或短时即消失。

七、急性心肌梗死的实验室检查

1. 急性心肌梗死的血清酶学变化

心肌细胞发生坏死时，其所含的酶类便释放入血液循环中，使血清内相应的酶活力大大增加。常用于诊断急性心肌梗死的血清酶学指标有谷草转氨酶（GOT）、乳酸脱氢酶（LDH）、α-羟丁酸脱氢酶（α-HBDH）、磷酸肌酸激酶（CK）及其同工酶（CK-MB）。急性心肌梗死发病后由于这些酶开始升高的时间、达到峰值及恢复至正常时间各具特点（表 6-1），对其诊断具有极为重要意义。另当心肌细胞损伤坏死后，存在于心肌细胞中的肌红蛋白（MB），构成心肌纤维的主要成分之一心肌肌凝蛋白轻链（CM-LC），心肌中肌钙蛋白 T（TNT）也释放入血液循环中。由于它们在发病后出现的时间、峰值以及持续时间的不同，而对入院早、中、晚的心肌梗死患者具有不同的诊断价值。

表 6-1　心肌梗死血清生化指标正常高限及时相变化

生化指标	测定方法	正常高限/(U/L)	开始升高/h	达峰值/g	恢复正常/d
LDH	酶联法	<145	8~18	24~72	4~16
CK	酶联法	110	4~12	12~36	2~4
CK-MB	酶联法	<5	3~6	12~24	1~2
GOT	酶联法	<30	6~8	12~48	3~5

2. 急性心肌梗死的心电图改变

心肌梗死后心电图常有特征性改变，且随着病情演变而有相应演变。因此，观察心电图动态演变是急性心肌梗死诊断的关键。

（1）急性 Q 波心肌梗死心电图改变　常有典型 ST 段抬高、异常 Q 波出现及 T 波倒置。

① 高尖 T 波可出现在冠状动脉阻塞早期，为 AMI 的超急性期改变，6~8h 后即出现典型 AMI 心电图改变。

② ST 段抬高：在发病数小时后 ST 段明显抬高≥0.1mV，与直立 T 波形成单

向曲线。ST 段多为弓背向上，也可斜型上升，同时伴对应导联 ST 段下降。这种镜影关系通常认为是对应性改变，有研究表明有部分患者是由于非梗死区心内膜下心肌缺血表现。如 ST 段持续抬高达 2 周以上，常提示室壁瘤形成。

③ 异常 Q 波：为坏死型心电图改变，在发病数小时内出现。呈 QS 型或 QR 型，异常 Q 波多永久存在，少数病例由于梗死心肌纤维化收缩，Q 波逐渐缩小，在数月或半年内消失。

④ T 波倒置：随着 ST 段恢复至等电位，T 波逐渐倒置并由浅变深，3～6 周倒置最深，形成冠状 T 波，以后逐渐变浅，几个月后可直立。

（2）非 Q 波心肌梗死心电图改变

① 无 Q 波心肌梗死心电图改变及演变是：非透壁心外膜下梗死，相应导联 R 波电压压低，ST 段轻抬高及 T 波演变过程。常表现为胸导联 r 波从右向左非进行性增高或增高不规律，如 V$_4$ 导联 R 波小于 V$_3$ 导联 R 波（可能为室间隔下 1/3 心外膜下梗死）。

② 心内膜下心肌梗死表现为 ST 段下降及同时伴有或随后出现 T 波倒置，较单纯心肌缺血持续时间长。开始 QRS 波改变很小或 R 波振幅降低，T 波逐渐倒置加深呈对称性，以后变浅、直立，持续数日或数周恢复。有的心内膜下梗死仅有 T 波改变及演变。

（3）再梗死心电图改变

① 如梗死发生在陈旧性心肌梗死的对应部位，原陈旧梗死部位 Q 波即消失，可出现小 r 波，ST 段下降，倒置 T 波变直立。新梗死部位出现 Q 波并有 ST-T 段动态演变。

② 如梗死发生于陈旧性梗死区时，原陈旧性梗死部位的 ST 段抬高，早期 T 波直立。如反复多次梗死由于心电向量相互影响，心电图即无特异性改变，需动态观察心肌酶协助诊断。

（4）完全性左束支传导阻滞、预激综合征可掩盖心肌梗死图形。

3. 病理性 Q 波不一定能诊断急性心肌梗死

下列疾病时心电图可有异常 Q 波。

① 急性心肌炎：如特发性或病毒性心肌炎等。

② 急性代谢性心肌损伤：如劳力性或变异型心绞痛，发作剧烈时可有短暂 Q 波，如过敏性休克、心脏手术、急性胰腺炎、高钾血症等。

③ 慢性心肌损伤：心肌淀粉样变性、硬皮病、类肉瘤病、心肌纤维化并压缩性心包炎、扩张型心肌病等。

④ 肥厚型心肌病。

⑤ 急性肺源性心脏病。

以上疾病结合特殊检查及临床表现不难与急性心肌梗死相鉴别。

4. 根据心电图确定心肌梗死的部位及范围

心脏一定部位的梗死，其心电图典型改变常在一定的导联上反映出来。常见梗死部位与典型改变出现的导联对应关系如下。

① 局限前壁：$V_3 \sim V_5$ 导联。

② 前间壁：$V_1 \sim V_3$ 导联。

③ 广泛前壁：$V_1 \sim V_5$ 导联。

④ 前侧壁：$V_5 \sim V_7$ 导联、aVL 导联、Ⅰ 导联。

⑤ 高侧壁：Ⅰ 导联、aVL 导联。

⑥ 下壁：Ⅱ 导联、Ⅲ 导联、aVF 导联。

⑦ 下间壁：$V_1 \sim V_3$ 导联、Ⅱ 导联、Ⅲ 导联、aVF 导联。

⑧ 下侧壁：$V_5 \sim V_7$ 导联、Ⅱ 导联、Ⅲ 导联、aVF 导联。

⑨ 正后壁：$V_7 \sim V_9$ 导联。

⑩ 前外乳头肌梗死：Ⅰ 导联、aVL 导联、$V_4 \sim V_5$ 导联。

⑪ 后内乳头肌梗死：Ⅱ 导联、Ⅲ 导联、aVF 导联、$V_1 \sim V_4$ 导联。

八、急性心肌梗死的诊断和鉴别诊断

1. 急性心肌梗死的诊断思路

（1）典型的急性心肌梗死诊断主要根据严重而持续的胸痛、特征性心电图演变和血清酶动态改变，三项中具备两项诊断即可成立。

（2）对突然出现上腹痛、咽痛、颈痛、下颌痛或牙痛伴胸闷或乏力者应观察心电图及血清酶改变。

（3）对原因不明的胸闷伴恶心、呕吐、出汗者突然出现左心力衰竭或严重心律失常；原有高血压未服用抗高血压药，血压突然显著下降；手术后无原因的心率快、血压低、出汗均应考虑急性心肌梗死可能。应及时查心电图、血清酶。

（4）对心电图有左束支传导阻滞或预激综合征和安装起搏器者，心电图梗死图形可被掩盖，对症状不典型者除观察血清酶动态改变外，可做同位素心肌热点扫描。

2. 急性心肌梗死与不稳定型心绞痛的鉴别

不稳定型心绞痛其疼痛性质、部位与心肌梗死相同，但发作时间一般不大于0.5h。发作时虽有 ST-T 改变，但为一过性。即使是 ST 段抬高的变异型心绞痛，发作缓解后 ST 段即回到等电位。有时 T 波倒置，如 T 波倒置大于 24h，应查血清酶排除非 Q 波心肌梗死。较严重的心肌缺血，有时亦可出现一过性异常 Q 波，有时伴有 ST-T 改变，一般应在 24h 内恢复。此种情况易与急性心肌梗死混淆，需动态观察心电图与血清酶。

3. 急性心肌梗死与主动脉夹层瘤的鉴别

① 主动脉夹层瘤起病有类似 AMI 的前胸痛，起始极为突然、剧烈，常为撕裂

样，根据夹层累及的部位不同，疼痛可放射至背部、腰部、腹部或下肢，可同时有相应的脏器受累的症状和体征。

② 发病常伴有休克症状，如大汗和肢体厥冷，但表现与血压不相符，血压可以很高。

③ 病变在腹主动脉及其大分支会影响腹部器官的供血，类似各种急腹症，腹部有压痛。

④ 若病变在升主动脉可突然出现主动脉瓣关闭不全的体征。

⑤ 主动脉夹层瘤可引起上下肢麻木感或瘫痪，两上肢血压可有明显差别。

⑥ X 线检查主动脉进行性增宽，超声心动图、CT 或 MRI 检查有助于主动脉夹层的诊断。

⑦ 无特异性心电图改变。

4. 急性心肌梗死与肺动脉栓塞的鉴别

肺动脉栓塞可突然胸痛、呼吸困难、发绀、咯血或休克。但发热与白细胞增高多在 24h 内出现。常有急性右心室负荷过重表现如右心室增大、P2 亢进分裂和右心衰体征。心电图电轴右偏，顺时针转位，肺型 P 波，S_I、Q_{III}、T_{III}，心电图改变较心肌梗死快速而短暂。乳酸脱氢酶增高，但 CK、CK-MB 不增高。放射性核素肺灌注扫描可协助诊断。

5. 急性心肌梗死与急性心包炎的鉴别

急性非特异性心包炎经常显著胸痛、发热和气短，心电图上出现与 AMI 时相似的 ST 段抬高，继之 T 波倒置。但以下要点有助于两者的鉴别。

① 急性心包炎在胸痛同时或之前有发热和白细胞增高，在发病当天甚至数小时内即可听到心包摩擦音。

② 急性心包炎疼痛常于深呼吸时加重，坐起向前倾时减轻。心肌梗死时疼痛与呼吸和体位无关。

③ 心电图上急性心包炎 ST 段抬高累及导联广泛且除 aVR 外其他导联均无 ST 段下降。ST 段升高的程度不超过 0.5mV，ST 段升高形态在 J 点保持凹面，有时也见斜型升高，偶有 ST 段升高伴有高尖 T 波类似心肌梗死超急性期，但后者 ST 段常凸面向上。心包炎 ST-T 的衍变较心肌梗死慢而不同步。在由于慢性心肌缺血所致部分导联上平时有 ST 段压低者发生急性心包炎，当其他导联上出现 ST 段抬高时，原有的 ST 段可能尚未回到基线水平，可造成不同导联上有相反的 ST 段偏移假象。心包炎不引起 Q 波。

④ 急性心包炎无血清酶升高。

⑤ 超声心动图可观察心包积液的情况，AMI 并有心包炎很少积液，可见梗死区室壁运动异常。

九、急性心肌梗死的治疗

（一）常规处理

所有急性心肌梗死或怀疑急性心肌梗死者都应立即收入冠心病监护室（CCU），使其得到最快、最准确的治疗，包括给氧、建立静脉通道、镇痛、常规取血检查、记录心电图和进行心电监护，同时采取限制梗死面积的措施并预防和治疗心肌梗死的并发症。

（1）一般处理

① 在建立心电与血压监测同时应尽快建立静脉输液通道，以便应用血管活性药物或抗心律失常药物，并且每日应适当补充液体（不大于 1500mL/d），以保持出入平衡，以防止低血容量及血液黏稠度的增加。

② 在静脉治疗开始前取血测血糖、尿素氮、血清心肌酶（CK、CK-MB、LDH 及其同工酶）。对溶栓治疗和抗凝治疗患者应测定血小板、出凝血时间、凝血酶原时间、尿常规、粪常规。

③ 饮食和活动

a. 发病第 1 天进流食，吃清淡、含纤维素饮食，少量多餐。可常规给润肠通便药物，以保持大便通畅。

b. 无并发症者卧床 48h 后可在床上坐起，每日几次，每次 5～15min。1 周后在床边活动，以不感到疲劳为限。如家庭条件好，可在 2～4 周出院。有并发症者可适当延长卧床与住院时间。完全恢复正常生活需 2～3 个月。

（2）心电监测及生命体征监测

① 入院后必须尽快持续心电监测，一般监测 48～72h。对于血流动力学不稳定、持续或间歇性缺血、心律失常、溶栓或经皮冠状动脉内成形术（PTCA）患者，监测应＞72h。

② 生命体征监测：脉搏、血压监测及出入水量监测一般为 48～72h。

（3）对症治疗

① 氧气治疗：无并发症者鼻导管给氧 2～4L/min，有并发症如严重心力衰竭、肺水肿应面罩给氧，如有条件应尽快予气管插管、机械辅助通气。

② 镇痛：a. 吗啡 5～10mg 皮下注射，也可 2～5mg 静脉注射，必要时可 5～30min 重复。吗啡可导致低血压或心动过缓，抬高下肢、补液和阿托品有助于纠正这些不良反应。吗啡可抑制呼吸，尤其慢性肺部疾病患者。若呼吸受抑制，可用纳洛酮对抗，每次 0.4mg 静注，总量＜1.2mg。b. 哌替啶一般 25～50mg 肌注，隔 4～6h 重复 1 次。

急性心肌梗死疼痛是由于损伤的心肌持续缺血，而不是完全坏死心肌所致。因此，不宜用大量或多次的麻醉镇痛药，应设法改善心肌缺血。措施包括早期溶栓治疗、硝酸甘油、β受体阻滞药和钙通道阻滞药的应用，PTCA、CABG 的应用。

（二）药物治疗

1. 硝酸酯类治疗急性心肌梗死的机制及给药方法

（1）作用机制　本类药物能直接扩张静脉、动脉和小动脉，对静脉系统最敏感，能降低心脏前、后负荷，减低双侧心室压力和容量，减低心室壁张力，减低心肌耗氧量。本药可扩张冠状动脉，改善心肌供氧量。并证明能增加心内膜下心肌氧运送和扩张侧支循环及增加血流量，使局部心肌缺血区血流再分配。因而硝酸甘油能减少心肌缺血和梗死范围。对并发左心衰竭的患者可降低左心室充盈压及动脉压，减少左心室收缩末和舒张末容积，减少左心室壁运动不协调范围。有人报道硝酸甘油对血小板功能有抑制作用。在缺血和再灌注时硝酸甘油可能降低心肌对室颤易感性。另外，研究表明，早期应用硝酸甘油可降低病死率 10%～30%。

（2）给药方法　持续性胸痛，如收缩压大于 100mmHg，除舌下含化硝酸甘油外，需静脉滴注硝酸甘油，从 5～10μg/min 开始，在仔细监测血压和临床反应条件下，每 5～10min 增加剂量 5～10μg/min。硝酸甘油用量无绝对上限，但剂量＞200μg/min 会增加低血压危险，应严密监测血压或行血流动力学监测。长期大量滴注会产生耐药性。同时用 β 受体阻滞药可提高耐受性，减少心动过速发生。

无论硝酸甘油对缩小梗死面积或降低病死率的价值如何，但对于解除心肌缺血性疼痛却有肯定性价值，尤其在并发心力衰竭或肺水肿时更有意义。

2. β 受体阻滞药治疗急性心肌梗死的适应证和禁忌证

临床研究表明，在梗死的前几小时应用 β 受体阻滞药可能减轻心肌损伤和（或）降低病死率；在梗死完成后应用 β 受体阻滞药能减少再梗死和（或）病死率。

（1）适应证

① 高动力状态患者（窦性心动过速、高血压而无心力衰竭或支气管痉挛证据）。

② 持续反复缺血性胸痛。

③ 快速型心律失常如房颤而无心力衰竭者。

④ 血清心肌酶再次升高提示有梗死延展者。

⑤ 胸痛发作 12h 以内无论接受溶栓治疗与否，无 β 受体阻滞药禁忌证者。

（2）禁忌证

① 窦性心动过缓，心率＜60 次/分。

② 收缩压低于 100mmHg。

③ 二度或完全性房室传导阻滞。

④ 充血性心力衰竭，双下肺湿啰音超过 1/3。

⑤ 周围循环低灌注。

⑥ 严重慢性阻塞性肺疾病。

（3）相对禁忌证

① 支气管哮喘史。

② 周围血管疾病。

3. 钙通道阻滞药治疗急性心肌梗死的适应证

目前认为，非 Q 波心肌梗死发病早期服用地尔硫䓬（硫氮䓬酮）对预防早期再梗死和心绞痛有效。除此之外，钙通道阻滞药不作为 AMI 治疗的常规用药。AMI 时，以下情况可应用钙通道阻滞药。

（1）非 Q 波心肌梗死无用钙通道阻滞药的禁忌证，可在发病后 48h 应用。

（2）AMI 并发室上速，特别是用其他抗心律失常药（如毛花苷 C）无效，而无心功能及传导系统受累时选用维拉帕米。

（3）梗死后心绞痛发作与冠脉痉挛有关时可选用。

（4）经皮腔内冠状动脉成形术后预防冠脉痉挛选用硝苯地平，或长效制剂苯磺酸氨氯地平（络活喜）。

（三）溶栓治疗

1. 纤维蛋白溶酶原激活药的分类及特点

纤维蛋白溶酶原激活药简称纤溶药，按其作用方式分为两类。

一类为非选择性纤溶药，如第 1 代的溶栓药链激酶及尿激酶。它们除激活和血栓关联的纤维蛋白溶酶原之外，也激活血液中的纤维蛋白溶酶原，使之能转化为纤维蛋白溶酶。并可使血液中蛋白成分降解，纤维蛋白及纤维蛋白原降解产物浓度增加，以及纤维蛋白原、纤维蛋白溶酶原、凝血因子和 α_2-抗纤维蛋白溶酶浓度降低，导致全身纤溶酶原激活状态。

另一类为选择性纤溶药，第 2 代溶栓剂，如重组组织型纤维蛋白溶酶原激活药（rt-pA）、单链尿激酶型纤维蛋白溶酶原激活药（scupA），它们主要作用于血栓局部，激活纤维蛋白-纤溶酶原复合物，使纤溶酶原激活为纤溶酶而溶解血栓，因此，血中凝血因子及纤维蛋白降解较少。

链激酶（CK）是一种蛋白质，是有抗原性，输液引起过敏反应较多，也可引起低血压等不良反应。

尿激酶（UK）是一种活性蛋白酶，无抗原性，不引起过敏反应，血中也不存在 UK 抗体，因其原料广、价格低，故是目前国内首选的纤溶药。

rt-pA 有选择性溶栓作用，效果快且好，血管再通率高，无抗原性，重复使用效果不减弱，生物半衰期短，很少激活全身纤溶系统，但价格昂贵，在国内难以推广。

2. AMI 溶栓治疗的适应证和禁忌证

（1）适应证

① Ⅱ导联、Ⅲ导联、aVF 导联中有 2 个导联或 $V_1 \sim V_6$ 导联中有相邻导联或Ⅰ导联和 aVL 导联的 ST 段抬高≥0.2mV 或出现新的病理 Q 波且含服硝酸甘油后

ST 段不回降。

② 心肌缺血性疼痛持续 20～30min 以上，含硝酸甘油后症状不缓解。

③ 心肌缺血性疼痛发病时间少于 6h。

④ 年龄小于 70 岁。若大于 70 岁，需视患者的体质情况而定。

（2）绝对禁忌证

① 有出血素质及内源性凝血功能障碍。

② 有活动性出血，如胃肠道、泌尿生殖系统等。

③ 近 10d 内做过大手术、活检、外伤或流产等。

④ 主动脉夹层或急性心包炎。

⑤ 难以控制的高血压（≥160/100mmHg）。

⑥ 半年内有脑血管病或短暂性脑缺血发作病史。

⑦ 肾、肝功能重度损害，疾病已属晚期。

⑧ 孕妇。

⑨ 大于 10min 的心肺复苏。

⑩ 扩张型心肌病或心脏瓣膜病，高度怀疑左心房室有新鲜血栓或瓣膜赘生物。

（3）相对禁忌证

① 体质瘦弱。

② ECG 显示有左心室肥厚（通常反映有长期严重高血压病）。

③ 糖尿病视网膜病变，无活动性出血。

3. AMI 溶栓治疗应监测的生化指标

① 血常规。

② 血小板计数，因纤溶剂可减少血小板数目。

③ 纤维蛋白原测定，低于 1g/L 时凝血时间延长，低于 0.6g/L 则血液不凝固。

④ 凝血酶原时间测定，主要反应凝血因子Ⅶ、Ⅹ、Ⅴ、Ⅱ及Ⅰ的活性。时间延长超过 2 倍可致混合性出血。

⑤ 激活的部分凝血活酶时间测定（PTT），此试验可筛选除Ⅶ和Ⅻ因子之外的全部凝血因子。

⑥ 凝血酶时间测定，以判断血浆的凝血酶活性。

⑦ 优球蛋白溶解时间测定（ELT），可测定体内纤溶状态。

⑧ 纤维蛋白（原）降解产物（FDP）测定，若超过正常 3 倍，出血危险性增加。

4. 溶栓疗法血管再通的判断标准

① 自溶栓开始 2h 内胸痛较溶栓前迅速缓解＞70％或完全缓解。

② 自溶栓开始 2h 内抬高的 ST 段迅速回降＞50％。

③ 血清 CK-MB 峰值前移至距发病 14h 内。

④ 自溶栓开始 2h 内出现再灌注心律失常。

以上 4 项中具备两项或两项以上者判定为血管再通，但仅有①和②两项不能判定为再通。

5. AMI 溶栓治疗的目标

AMI 溶栓治疗的目标是使闭塞的冠状动脉再通，在数分至数十分钟之内恢复血流，并保持通畅，改善左心室功能（数日内），最大限度地抢救受累的心肌，降低急性期病死率及长期改善预后。

6. 急性心肌梗死急诊 PTCA 的适应证

对 AMI 患者发病早期直接实行 PTCA 较静脉溶栓有许多优点，避免了全身出血并发症，降低了斑块内和心肌内出血发生率，梗死相关血管再通率更高。与冠脉内溶栓相比，能更好地改善左心室功能，增加血管狭窄后的直径和冠脉血流，减少心肌缺血再发生。但由于受到条件与技术的限制而缺乏临床应用价值，目前仅用于以下情况。

（1）心源性休克的 PTCA　心源性休克的患者不用介入性方法治疗，病死率大于 80%。如果早期实行 PTCA，使梗死相关血管开通而缩小了梗死面积，改善了心功能，使病死率降低至 30%～40%。

（2）溶栓后的 PTCA

① 补救性 PTCA：对溶栓失败的病例，为达到再灌注目的可考虑采用补救性 PTCA，可使血管腔重建增加 10%～20%。但在随机研究中这种方法不能改善心功能和降低病死率。并且在纤维蛋白溶解治疗中进行穿刺操作，出血并发症高，这种方法还有待进一步完善。

② 接受溶栓治疗的 AMI 患者，如在休息时或在出院前的运动试验中发生缺血，应考虑在出院前实行 PTCA，以预防再梗死发生。

7. 急性心肌梗死导致心律失常的类型

① 由于正常或异位组织兴奋性增强或折返现象引起的室性心律失常。

② 由于窦房结或房室结功能紊乱引起的缓慢型心律失常。

③ 由于房室交界区到束支及分支兴奋性传导紊乱引起的束支传导阻滞。

（四）治疗心律失常

1. 急性心肌梗死并发快速型室性心律失常的治疗原则及常用药物

（1）治疗原则　快速型室性心律失常总的治疗原则是终止发作，减少并发症，预防复发及维持窦性心律或适当的心室率。

（2）常用药物　目前认为对预防快速型室性心律失常可能有效的药物有以下几种。

① 利多卡因：虽未能降低病死率，但心室颤动发生率减少 33%，适用于小于

70 岁且无心力衰竭、发病<6h、有室颤等高危因素或不具备及时电除颤的患者。

② 硫酸镁：可提高细胞膜的电稳定性及心室颤动阈值，降低自律性与折返。每天静注或静滴 2～5g，连用 3～7d，可明显减少快速型室性心律失常的发生率。但需注意血压及测定血镁浓度。

③ β受体阻滞药：在发病后 4～28d，用普萘洛尔或索他洛尔可明显减少猝死的发生率。因其多数对心肌收缩力与传导功能具有抑制作用，使其在发病早期应用受到限制，所以其早期预防价值尚待评价。

2. AMI 患者心室纤颤的抢救

在 CCU 中有 4%～18% 的 AMI 患者发生室颤，在前壁和下壁 Q 波心肌梗死中发生率相同，在非 Q 波心肌梗死中较少见。原发性室颤常突然发生，难以预测，60% 发生在心肌梗死发病的 4h 内，80% 发生在发病的 12h 内，继发性室颤发生在左心衰竭和心源性休克进行性恶化期，一般在发病 1～6 周。原发性室颤如抢救成功不影响长期预后，而继发室颤只有 20%～25% 的患者在住院期间存活。

当室颤发生时，应即刻给予胸外按压、人工呼吸，使基础生命体征得以维持，并在 8min 内电击除颤，85% 的室颤可用 200ms 的电击一次转复成功。在无监护条件时，对突然神志丧失、脉搏消失、抽搐患者应进行盲目除颤（因 AMI 心搏骤停 90% 为室颤），不要停止心脏按压、人工呼吸等维持生命体征的抢救措施。

如果在首次电击前有长时间严重低氧血症、酸中毒、电解质紊乱，室颤既较顽固又反复发生，此时，除继续进行心肺复苏外，应迅速应用药物及机械通气纠正这些异常。碳酸氢钠 100mL 静注 2～3 次，以后根据二氧化碳结合力的 pH 值补充使用，直至酸中毒纠正。抗心律失常药物如利多卡因 100mg 静注或胺碘酮 75mg 静注后再重复电击可提高电除颤的成功率。当室颤持续存在、不能用电击终止时，可用肾上腺素 3～4mg 静注或加入注射用水 10mL 中从气管插管内滴入（不影响心脏按压或损伤心脏），有利于除颤成功。除颤成功后用利多卡因 1～2mg/min 静脉滴注，以防复发。

3. AMI 并发房室传导阻滞的临床特点及安装起搏器指征

（1）房室传导阻滞是 AMI 并发缓慢型心律失常中最常见的危险性心律失常。多出现在发病后 72h 内，总发生率约 20%，以下壁和（或）后壁梗死最为多见。易诱发心室颤动或心室停搏甚至猝死。因阻滞的程度与类型不同，其心电图与临床表现及预后也有明显差异。

（2）对于一度房室传导阻滞，若无症状，亦无低血压、窦性心动过缓者，无须处理，但要严密监护。对于二度Ⅰ型，一般不必处理，但需严密监护。二度Ⅱ型 QRS 波不宽者，心室率在 45～50 次/分，可以严密观察。心室率<40 次/分且频率不稳定或伴有低血压者，可试用异丙肾上腺素，用法用量同窦性心动过缓。QRS 波增宽者应安装临时心脏起搏器。对于三度房室传导阻滞，若心室率在 50～60

次/分且心室率恒定、QRS 波不宽者无须特殊处理，只需严密监护，如病情似有进行性发展，心室率逐渐变慢或漏搏增多或出现低血压时，可用阿托品或山莨菪碱治疗也可试用肾上腺皮质激素，有低血压时可静滴多巴胺。

（3）如出现下列情况，应安装临时心脏起搏器。

① 二度Ⅱ型或三度房室传导阻滞，QRS 波增宽者。

② 二度或三度房室传导阻滞出现过心室停搏者。

③ 三度房室传导阻滞心室率＜50 次/分，伴有明显低血压或心力衰竭，经药物治疗效果不佳者。

④ 二度或三度房室传导阻滞并发频发室性期前收缩或阵发性室性心动过速，为便于使用抗心律失常药物，可安装预防性临时心脏起搏器。

⑤ 并发阿-斯综合征反复发作者。

4. AMI 患者出现室内传导阻滞的治疗

室内传导阻滞是指发生在希-浦系统中的 1 支或 3 支阻滞（左前分支、左后分支和右束支传导阻滞）。发生率为 10%～20%。

AMI 并发 RBBB 或 LBBB 或不同形式的 3 支阻滞，常见于广泛前壁心肌梗死和老年患者，且常常有发展为三度 AVB 和心脏停搏而猝死的危险，需安装临时起搏器。如仅在急性期发生一过性三度 AVB，出院后猝死的危险性仍然很大。因此，有些心脏病专家建议出院前安装永久起搏器。

（五）并发症的治疗

1. AMI 并发心力衰竭的治疗原则

AMI 并发心力衰竭的治疗比诊断要困难得多，因此最好的治疗应该是预防。在早期有血流动力学变化，心肌供氧和耗氧的比例失调等情况时，就应采取强有力的措施来减轻心脏负荷，改善心肌供氧与耗氧之间的不平衡。其治疗原则是以血流动力学检查为指导，并与患者的临床表现和对治疗的反应相结合，正确诊断，及时治疗，一般手段包括吸氧、注射吗啡、利尿药等，其他的治疗包括正性肌力药物、血管扩张药、辅助呼吸、主动脉内球囊反搏、心导管介入等治疗。

（1）用硝普钠治疗急性心肌梗死伴心力衰竭　硝普钠对容量与阻力血管均有强的扩张作用，既可使前负荷减轻、肺淤血改善，又可使后负荷减轻、心排血量增加。一般从 10μg/min 开始静脉滴注，在严密监测血压下，每 5～10min 增加 5～10μg/min，直到发挥疗效为止。一般在 100～200μg/min 即可达到满意治疗效果。硝普钠给药后立即发挥作用，停药后数分钟作用消失。对有高血压和并发二尖瓣反流的急性肺水肿尤为适宜。硝普钠主要不良反应是，有时发生严重低血压，一般停药 10min 即可恢复。如有低血压时应用血管收缩药（如多巴胺或去甲肾上腺素）。硝普钠在肾功能不全者或大剂量长时间给药者可发生氰中毒。故此种情况应测定血清中硫氰酸盐水平，不可超过 6mg/100mL。

(2) 硝酸甘油治疗心力衰竭的方法　本药为治疗急性心肌梗死的常用药物，早期应用可保护缺血的心肌，缩小梗死范围，对潜在的心功能不全也有预防和治疗作用。硝酸甘油对血管平滑肌有直接扩张作用，对静脉系统的作用尤强。较大剂量时可降低外周阻力，使动脉压下降，心肌耗氧量减少，心排血量增加，本药作用时间短，应及时调整剂量。一般以 0.1μg/(kg·min) 开始，渐加剂量，每隔 5～10min增加 5μg，直到肺毛细管楔压降至 18mmHg、收缩压降至 90～95mmHg，对原有高血压者，宜使收缩压较原水平低 10%～15%、临床症状改善为止；但易产生耐药性，一般以加大剂量来解决耐药性，同时注意血压的稳定。

(3) 血管紧张素转化酶抑制药（ACEI）治疗心力衰竭的机制　现已证明心脏本身可以产生血管紧张素Ⅰ，并转换成血管紧张素Ⅱ，同时也具有血管紧张素Ⅱ的受体。AMI 时会导致肾-血管紧张素系统、交感神经系统和抗利尿激素的激活，其活性强度基本与梗死范围大小成比例。目前已确立了 ACEI 对急性心肌梗死心力衰竭的治疗作用：ACEI 主要通过抑制 ACE 来减少循环中的血管紧张素Ⅱ，并通过抑制各种组织器官（包括心脏）的肾素-血管紧张素-醛固酮系统来发挥作用。它可以减低外周血管阻力和肾血管阻力，增加肾血流量，促进钠排泄。它也可以减少室壁张力和儿茶酚胺水平，具有抗心律失常作用。因此，ACEI 能够减轻心力衰竭，阻止病情恶化。

(4) AMI 并发心力衰竭洋地黄类药的应用　虽然洋地黄对正常的心脏可在增强心肌收缩力的同时增加氧耗量，但对心力衰竭的心脏可在治疗后使心排血量增加和室壁张力下降，结果是获得了心肌需氧量减少的净效应。不过，在 AMI 的最初1～2d 内常看不到这样的有益作用。在 AMI 发病后数小时内，由于心肌缺氧而易发生洋地黄中毒，并会促发心律失常，特别在低钾血症存在时。此外，静脉快速给药可能会引起外周和冠状动脉收缩。因此，在 AMI 发病后最初 1～2d，特别是发病后 24h 之内，应尽量避免使用。但心力衰竭同时并发快速型室上性心律失常应首选，尤其并发快速型房颤时，一般用毛花苷 C 0.2mg 静脉注射，必要时可重复给 0.2mg。

(5) AMI 并发心源性休克的主要特征　心源性休克系指直接由心室泵功能损害而导致的休克综合征，它具有休克的一般特征，但与一般休克的不同点主要在于它的发病原因是心排血量急骤下降。

心源性休克一般发生于大面积或多次 AMI 的患者，80% 在 24h 内发生，部分患者起病后即出现休克。除具有 AMI 的胸痛等症外，可有心率明显增快、脉搏细弱、血压下降（收缩压≤80mmHg）、脉压减小、四肢皮肤湿冷、发绀、尿少（<20～30mL/h）、呼吸浅快、神志障碍、心音低弱，常可闻及奔马律及肺部啰音。

实验室检查除 AMI 表现外，血气分析可见 pH 值、PaO_2、$PaCO_2$、SB 均降低，晚期休克并发严重肺水肿或呼吸衰竭时，$PaCO_2$ 增加。肾功能减退时可有BUN、Cr、血 K^+ 增高，尿常规可出现蛋白、红细胞及管型。

2. AMI 并发心源性休克的抢救方法

处理原则为保证足够的组织灌注，尽早恢复血管再通，改善心肌供血，阻止恶性循环。抢救方法包括以下几项。

（1）一般治疗 维持适当血氧浓度；纠正电解质和酸碱平衡；有心律失常给予抗心律失常治疗；躁动不安时可给予镇静。

（2）药物治疗 正性肌力和血管扩张药联合应用以改善左心室做功，减轻肺淤血，增加心排血量，保证重要脏器灌注。常用多巴胺、多巴酚丁胺加小剂量硝普钠。多巴胺可从小剂量 $2\mu g/(kg \cdot min)$ 开始，逐渐增加剂量，使收缩压保持在 $90 \sim 100 mmHg$，如血压迅速下降时可 10mg 静注。有条件时可同时采用主动脉内球囊反搏。

（3）主动脉内球囊反搏（IABP） 适用于心源性休克患者，特别并发乳头肌功能不全、室间隔穿孔等机械并发症引起严重左心衰竭或休克者，对内科药物治疗不佳者，以改善和稳定血流动力学状态。然而，IABP 对血流动力学改善作用大多是暂时性的，特别是对大面积心肌梗死造成的心源性休克，常产生机械依赖性，造成撤机困难。所以应尽早在 IABP 支持下，行冠脉造影及血管再通疗法（PTCA），对梗死面积不大但有机械并发症患者，使用 IABP 使血流动力学改善后行冠状动脉搭桥及心脏修复术。

（4）急诊血运重建疗法 心源性休克是一种进行性的综合征。早期成功的血运重建可能打断由于冠状动脉灌注进行性下降所致的心肌进行性坏死及心功能进行性恶化的恶性循环，降低病死率。

3. 室壁瘤

（1）室壁瘤的特征 心室室壁瘤简称室壁瘤，是急性透壁性心肌梗死较常见的并发症之一，由于现代检查技术的应用，提高了心肌梗死并发室壁瘤的临床检出率。梗死区坏死的心室壁呈瘤样向外膨出，在收缩期更为明显，称为心室室壁瘤。约 80% 以上室壁瘤发生在心尖部，多数为单个，体积较小，症状很轻，可不做室壁瘤切除术；体积较大，血流动力学异常改变，症状严重者需手术治疗。可靠的检查方法有超声心动图、放射性核素、选择性冠状动脉造影和左心室造影。

（2）AMI 后发生室壁瘤的特征 急性心肌梗死后发生的室壁瘤可分为真性室壁瘤和假性室壁瘤。真性室壁瘤多见于前壁或心尖部大面积透壁性心肌梗死而无侧支循环，高血压者更易发生。由于梗死区愈合过程中坏死心肌由结缔组织取代，受心腔内压力的作用，室壁变薄向外膨出而形成室壁瘤。瘤内附壁血栓多见。充血性心力衰竭、室性心动过速和动脉栓塞为室壁瘤的主要并发症。

室壁瘤的体征有：心尖部范围较大的持续时间较长的收缩期搏动或心前区近心尖部内侧或上方全收缩期反向搏动。常可闻及 S1 奔马律。ECG 在原 Q 波梗死导联ST 段持续抬高提示室壁瘤形成（如梗死面积很大时也有 ST 持续抬高而无室壁瘤形成）。心脏透视可见矛盾性心尖搏动，超声心动图和放射性心室造影可证实室壁瘤的诊断。

一般认为，室壁瘤内血栓引起栓塞或超声心动图证实血栓凸向心腔、活动度大，易发生脱落者应常规用肝素或华法林抗凝治疗。假性室壁瘤是由于心脏破裂后，在破口周围心包血栓阻塞或心包壁层与脏层粘连，心室破裂后血液进入粘连腔内并被限制于腔内而形成假性室壁瘤。超声心动图或磁共振有助于与真性室壁瘤鉴别。假性室壁瘤经确诊，无论瘤体大小及症状有无均应尽早手术，因有再破裂的可能。

4. 梗死后综合征的特征

梗死后综合征的发生率为 3%～4%，病因不清，可能为机体对坏死心肌组织的一种自身免疫反应。多发生于 AMI 发病后 2～3 周或几个月内。

临床表现有急性心包炎、胸膜炎和肺炎，可三者同时存在，也可单一存在。常有发热、体温 38～39℃，偶尔低热，与呼吸和体位有关的心前区痛和胸痛。查体可闻及胸膜摩擦音和心包摩擦音，可有心包积液。

试验室检查有白细胞增高、血沉增快。超声心动图可检出查体未发现的心包积液。

梗死后综合征的病理过程为良性过程，一次发作可以自愈，亦可反复发作，预后良好，不增加心肌梗死的病死率，对于发热、胸痛或肺部浸润者，一般常用吲哚美辛（消炎痛）25mg、3 次/天或阿司匹林等药物治疗，能收到满意的效果。若疗效不佳或伴有中等至大量心包积液者，短期内可应用肾上腺皮质激素，如静滴氢化可的松每日 100mg 或地塞米松每日 5～10mg，3～5d 后快速减量，改口服小剂量泼尼松至症状完全消失。血沉恢复正常为止。亦可首先开始口服大剂量的泼尼松每日 40mg，待热度下降、胸痛消失、血沉逐渐趋于正常，即逐渐减量，一般不口服抗凝药，若已用抗凝药者则要停用，以免发生心包腔内出血。对胸痛剧烈者，可适当使用可待因、哌替啶或吗啡。梗死后综合征很少发生急性心脏压塞，一旦发生，要及时行心包穿刺，放出心包积液，以解除压塞症状，常不引起心包缩窄。

5. AMI 发生心脏骤停的临床表现及诊断依据

（1）临床表现

① 突然意识丧失，或伴有全身抽搐，多发生于心脏停搏后 10s 内。

② 心音消失。

③ 大动脉（颈动脉或股动脉）搏动摸不到，血压测不出。

④ 呼吸呈叹息样，随即呼吸停止，多发生于心脏停搏后 20～30s。

⑤ 瞳孔散大，多出现在心脏停搏后 30～60s。

（2）诊断依据　意识丧失（突然）及大动脉搏动消失是出现最早且最可靠的现象，可肯定心脏骤停的诊断是心电图示一条等电位线，心音消失等可作为辅助依据。

6. AMI 发生心脏骤停的抢救

心脏骤停的抢救原则是，尽快恢复循环及呼吸功能，使脑组织得到保护。抢救的成败取决于是否能争取时间和采取有效的措施。包括心肺复苏和复苏后处理。

（1）心脏停搏的发生率为 1%～4%。由于原发或继发于房室或室内传导异常的心脏停搏发生率低；而由于室颤、泵衰竭、心脏破裂等的临终状态的发病率高。心脏停搏一旦发生，猝死率达 90%。

（2）心脏停搏后应立即实行心肺复苏术，临床时非创伤性体外起搏可赢得时间，以便静脉内放置临时起搏器，有可能挽救患者生命。

如果复苏成功，那么救治还应当包括以下内容，即抗心律失常、维持有效循环和呼吸、纠正酸中毒、处理脑水肿、维持水及电解质平衡、预防急性肾功能衰竭及防治感染。

十、急性心肌梗死的预防效果及高危因素

（1）预防效果　AMI 急性期住院病死率与梗死面积大小、是否有严重并发症如严重心律失常、心源性休克、心力衰竭，以及治疗是否及时和得当有密切关系。近年来由于加强了监护和提高了治疗水平，包括早期心律失常的防治、床旁血流动力学监测的应用，特别是溶栓疗法广泛开展以及急诊 PTCA 治疗，使 AMI 住院病死率由 30%降至 8%左右。

（2）高危因素　AMI 的远期预后主要取决于心功能状态及再梗死或猝死的发生。高危因素有以下一些。

① 大面积前壁 Q 波心肌梗死，再梗死或梗死延展者，LVEF≤30%，1 年病死率明显增高。

② 发生梗死后心绞痛，特别伴心电图有明显缺血性 ST 改变；或存在大量梗死后无症状性心肌缺血者；运动试验强阳性者，再梗死和死亡危险增加。

③ 早期严重心律失常恢复后并不影响预后，而晚期的室性心律失常易引起猝死，尤其并发心力衰竭者预后更差。

④ 药物不宜控制的糖尿病、高脂血症、年龄＞70 岁者预后差。

十一、心肌梗死的预防

1. 三级预防

（1）一级预防　即原始预防，是指已有心肌梗死危险因素存在，于发病或疾病处于临床阶段时即采取预防措施，以清除冠心病、心肌梗死发生的危险因素。这一概念主要用于预防早期冠状动脉硬化，防止血栓早期形成，避免血管内皮损伤和冠状动脉痉挛发生。

（2）二级预防　指对已患有心肌梗死的个体或群体采取措施，防止急性心肌梗死复发和加重等，包括一级预防，并且进入临床药物治疗阶段及病后随访、咨询等。

（3）三级预防　主要指对心肌梗死患者的治疗。包括重症救治，预防并发症的发生，如心肌梗死后要预防心律失常、心力衰竭、心脏破裂等并发症的发生，提高存活率。此外还包括心肌梗死的康复治疗等。

2. 心肌梗死二级预防的具体措施

① 合理饮食以降低胆固醇摄入，肥胖者限制总热量并适当体力活动。积极治疗高血压、高血脂及糖尿病并戒烟。

② 服用抗血小板药物阿司匹林 $50\sim300mg/d$ 以预防再梗死和猝死。

③ β受体阻滞药是预防再梗死和猝死的有效药物。

④ 钙通道阻滞药中仅地尔硫䓬对非 Q 波心肌梗死能减少再梗死。

⑤ 抗心律失常药物：至今临床试验已肯定证实 β受体阻滞药或减少心律失常发生和能预防猝死。小剂量胺碘酮也有效果，并且特别适用于心律失常伴有心功能不全患者。

⑥ 血管紧张素转化酶抑制药：研究表明 AMI 患者应用血管紧张素转化酶抑制药，可减少 AMI 伴左心功能不全患者的病死率。

⑦ 梗死后心肌缺血的治疗：在 AMI 患者出院前如有心绞痛发生或 Holter 检查，运动心电图或运动心肌灌注显像发现有心肌缺血，应加强药物治疗，如选用硝酸盐类、β受体阻滞药，如有冠脉痉挛因素加用钙通道阻滞药，并行冠脉造影，根据冠脉病变情况选择 PTCA 或 CABC 以防止再梗死猝死，改善预后。

第四节　特殊类型的冠心病

一、无症状性心肌缺血

1. 特点

无症状性心肌缺血（asymptomatic myocardial ischemia）也称静息性心肌缺血（silent myocardial ischemia，SMI），是指在冠心病患者中，存在心肌缺血的客观证据，如 ECG 有典型的缺血性 ST-T 改变，核素心肌灌注或超声心动图示缺血性心肌灌注异常或室壁运动异常，冠脉循环血流异常等，而临床无心绞痛或心绞痛的等同症状。它是心肌缺血的表现形式之一。

SMI 发作不仅与冠状动脉痉挛有较密切关系，而且与心肌耗氧量有一定关系。故 SMI 发作有明显的生理节奏性，即发作高峰在上午 6：00～12：00、下午 5：00～21：00。能诱发 SMI 发作的有：一些能导致冠脉张力增加的因素，如运动、吸烟、寒冷、精神紧张、血管内皮损伤；一些药物，如麦角新碱、β受体阻滞药；一些自体物质如血小板因子、儿茶酚胺、组胺等。

2. 临床分型

Ⅰ型：指临床完全无症状，偶然发现有心肌缺血的患者。

Ⅱ型：指 AMI 后的患者存在无症状性心肌缺血。心肌梗死后运动试验中 SMI 发生率为 39%～58%。

Ⅲ型：指心绞痛患者同时伴有无症状心肌缺血。有人报道，心绞痛患者中 70%～80%同时存在 SMI。

3. 治疗方法

① 对于心绞痛患者，治疗不仅要消除心肌缺血引起的症状，改善活动耐力，也需积极治疗无症状性心肌缺血的发作，以防止其发生心肌梗死或猝死。防治心绞痛发作的各种方法或药物对 SMI 均有效。

② 对药物治疗效果差者应行冠脉造影以了解冠脉病变严重程度。对多支或左主干病变特别伴有心功能不全者，需采用 PTCA 或 CABG，以从根本上改善心肌缺血状态。

③ 目前认为，无论用药物或介入方法，均能减轻 SMI 发生及其严重性。

二、冠心病猝死

1. 冠心病猝死的特征

猝死是冠心病的主要死亡原因之一。在心脏性猝死中，冠心病猝死占首位。目前诊断标准尚不统一，有的规定从发生症状至未预期死亡在 0.5h 内为猝死，有的则为 1h 内、6h 内或 24h 内不等。北京阜外医院以心脏骤停为基础，出现症状后未意料到的死亡，有冠心病史或排除其他原因，尚不能证实有急性心肌梗死，作为冠心病猝死的定义。冠心病猝死常发生于急性心肌缺血（如梗死、血栓、冠状动脉痉挛等）、再灌注性损伤（如再灌注性心律失常）、陈旧性心肌梗死瘢痕组织、室壁运动障碍、室壁瘤、左心室功能不全及其他情况。

2. 冠心病猝死的预测方法

目前尚未证明能准确识别冠心病猝死个人的特异危险因素。但有研究表明，当下述情况存在时，猝死的危险性可能增大。

① 两支或三支严重冠状动脉病变（狭窄≥70%）者、三支血管狭窄者半数有猝死发生。

② 变异型心绞痛易发生室颤或心脏骤停，因此，冠状动脉痉挛可能是猝死的原因之一。

③ 显著左心功能不全与猝死之间存在相关性。

④ 心肌梗死后有频发复杂性室性期前收缩，特别是非持续性室性心动过速是

猝死增高的独立危险因素。

⑤ 冠心病患者有降低室颤阈的某些因素存在时，如突发的应激状态、过度吸烟、过度体力劳动和情绪异常激动等。

3. 心脏康复的目的

① 使患者恢复到最佳的生理、心理和职业状态。

② 防止冠心病或有高度易患因素的患者动脉粥样硬化的进展。

③ 减少冠心病猝死或再梗死的危险性，并缓解心绞痛，心脏康复的最终目的是尽量延长患者的寿命，并恢复患者的活动和工作能力。

4. 冠心病的康复分期

《在冠心病康复与二级预防中国专家共识》（2013 版）（以下简称《共识》）中将冠心病的康复分为三期，即院内康复期、院外早期康复或门诊康复期、院外长期康复期。

（1）第 I 期，院内康复期　入院 24h 内开始，如病情不稳定，可延迟至 3～7d 以后。运动康复强调循序渐进，从被动运动开始，逐步过渡到坐起、双脚悬挂在床边、床旁站立、床旁行走、病室内步行以及上 1 层楼梯或固定踏车训练。

（2）第 II 期，院外早期康复或门诊康复期　一般在出院后 1～6 个月进行，PCI（经皮冠状动脉介入治疗术）、CABG（行冠状动脉旁路移植术）后常规 2～5 周进行。II 期康复计划增加了每周 3～5 次心电和血压监护下的中等强度运动，包括有氧运动、阻抗运动及柔韧性训练等。推荐运动康复次数为 36 次，不低于 25 次。同时应排除暂缓康复治疗的患者，即不稳定型心绞痛、心功能 IV 级、未控制的严重心律失常、未控制的高血压［静息收缩压＞160mmHg 或静息舒张压＞100mmHg］。

（3）第 III 期，院外长期康复期　院外长期康复期是为心血管事件 1 年后的院外患者提供预防和康复服务，也称社区或家庭康复期。维持已形成的健康生活方式和运动习惯，继续运动康复和纠正危险因素，以及社会心理状态的恢复。III 期心脏的关键是维持已形成的健康生活方式和运动习惯。要帮助和鼓励患者坚持按运动处方的要求进行，持之以恒，维持康复效果。另外运动的指导应因人而异，低危患者的运动康复无需医学监护，中、高危患者的运动康复中仍需医学监护。

三、右心室梗死

1. 右心室梗死的解剖学基础

右心室主要由右冠状动脉供血，右冠状动脉自主动脉右冠窦发出后走行于右侧房室沟，依次发出圆锥动脉、窦房结动脉、一到数支右心室支、锐缘支，至后十字交叉处发出房室结动脉、后降支，最后延缓为后侧支。圆锥动脉、右心室支和锐缘支分别供应右心室漏斗部、右心室前壁及右心室下壁血液，而继续前行的后降支和后侧支分别供应室间隔后下 1/3 和左心室下壁、正后壁血液。这种类型占 90%，也称为右冠优势型。一般窦房结动脉 90% 起源于右冠脉；房室结动脉 60% 起自右冠脉；而后降支仅供给右心室前壁与室间隔相邻部分心肌血液，对右心室并不重要。如右冠脉于后十字交叉后闭塞则仅有左心室下壁、正后壁和后室间隔心肌梗死而无右心室梗死。当右冠脉于右心室支发出前闭塞时，则可发生大面积的右心室梗死及左心室下壁心肌梗死，临床常出现右心衰竭的表现。当闭塞发生于右心室发出后至后十字交叉前常有一定程度的右心室缺血和坏死，但本身可无临床表现。因大多数人窦房结动脉和房室结动脉起源于右冠脉，故右心室梗死易发生各种缓慢型心律失常。

2. 右心室梗死的病理生理改变

正常情况下右心室室壁厚度仅为左心室的 1/2 左右，同时由于肺循环的低压力、低阻力，故右心室做功明显低于左心室。在收缩期因右心室压力低，右冠脉仍能供血，因此右心室较左心室不易发生梗死，大面积右心室梗死将导致体循环淤血和因左心室前负荷不足出现低心排状态，其机制如下。

① 右心室心肌坏死、右心室射血减少，一方面肺循环血量减少，使回流到左心房、左心室的血流减少，左心室充盈压下降，前负荷下降，CO 下降，造成低血压、低心排。同时右心室收缩期末期残存血量增加，右心室压力升高，使体循环静脉血回流受阻，出现体循环淤血。

② 右心室梗死后扩张使心包腔压力升高，限制左心室充盈。

③ 右心室容量扩大挤压室间隔使之向左侧移位，阻碍左心室舒张期充盈。

以上因素综合作用将导致体循环淤血和低血压、低心排状态，严重者可表现为心源性休克。

3. 右心室梗死的临床表现特点

小面积右心室梗死具有一般急性心肌梗死的临床表现，本身并无特殊，较大面积右心室梗死尚有如下特点。

① 体循环淤血征象：主要为颈静脉怒张，因右心室梗死后右心房、右心室压力升高急剧。下肢水肿和肝大并不多见，Kussmaul 征即吸气时颈静脉充盈或怒张是诊断大面积右心室梗死的指标。这是因为吸气时胸腔呈负压，回心血量增加，但右心室收缩功能降低、顺应性下降使静脉回流受阻，静脉压进一步升高。

② 低血压、低心排状态：左心室前负荷不足及左心室充盈受限使心排血量下降，常出现低血压状态，其与一般左心室大面积梗死发生的心源性休克不同。右心室梗死导致的心源性休克双肺无啰音，胸部 X 线检查亦无肺淤血、肺水肿征象。

③ 常可听到右心室 S3、S4，即多在胸骨左缘 3、4 肋间听到吸气后明显增强的 S3、S4，梗死累及右心室乳头肌者可出现三尖瓣关闭不全的杂音，因右心室血容量增加和压力升高，肺动脉瓣关闭延迟，可闻及第 2 心音分裂。

④ 对硝酸甘油等扩血管药物反应异常敏感，小剂量即可使血压下降，这与血管扩张药减少回心血量，使左心室前负荷进一步降低有关。

4. 右心室梗死的辅助检查及诊断标准

（1）辅助检查

① 心电图：由于解剖关系，RVI 的心电图常以下壁或下后壁梗死的图形为基础。右胸导联 V_{3R}～V_{5R} ST 段抬高≥1mm 是诊断 RVI 的较可靠指标。其中 V_{4R} 最有诊断价值，其敏感性 70%、特异性 91%、阳性预测值 78%，若 V_{4R}～V_{5R} 有一个以上导联有类似变化则可提高其敏感性达 90%、特异性达 91%，右胸导联 ST 段抬高持续时间短，平均 10h，3d 内全部 ST 段降至正常，随着 ST 段下降，出现 T 波倒置。在前壁有缺血性 ST 段下降时（V_2 V_3）常使右胸导联 ST 段抬高的幅度降低而掩盖了 RVI 的图形。故心电图诊断 RVI 有局限性。

② 超声心动图：M 型超声心动图诊断 RVI 的价值有限。二维超声心动图可发现右心室扩大及室壁节段性运动不良。因 RVI 血流动力学变化有时酷似心脏压塞或缩窄性心包炎表现，超声心动图有重要的鉴别诊断价值。此外，超声心动图还可发现室间隔凸向右心室侧的正常弧度减小或消失，呈平直。这可解释一些 RVI 患者出现的奇脉现象。当吸气时，静脉回流增加，室间隔变平或凸向左心室，妨碍左心室充盈，使左心室射血减少，血压下降，呼气时变化相反，血压升高。

③ 放射性核素：放射性核素心室造影可发现右心室扩大，右心室射血分数降低和右心室节段性运动异常（不运动和反向运动），RVI 的诊断特异性大。

④ 血流动力学监测：血流动力学改变是右心室梗死诊断的关键。RVI 是否发生血流动力学异常和异常的严重性与右心室受损程度有关，轻者可无异常或仅在容量负荷后出现，其特征改变包括 PWP（左心室充盈压）正常或降低而 RAP（右心房充盈压）与 RVP（右心室充盈压）升高。

（2）诊断标准

① PAP≥10mmHg，MRAP/PWP＞0.65，PVSWI＜5g/（m·m^2）。

② 严重顺应性下降的 RAP 曲线呈 M 形或 W 形。右心室图形呈平方根样改变。

③ CI 下降，≤2.2L/（min·m^2）。

5. 右心室梗死的诊断依据

① 急性下壁或下后壁心肌梗死患者出现右心衰竭体征而无肺淤血证据时应高度怀疑 RVI 的可能。

② 如心电图 V_{3R}～V_{5R} 任何一导联 ST 段抬高≥1mm 或 V_1 导联 ST 段抬高，V_2 导联不抬高或降低提示 RVI。对前间壁、前壁心肌梗死 V_1～V_3 导联 ST 段明显抬高，V_{3R}～V_{5R} 导联 ST 段亦抬高时，对 RVI 无诊断价值。

③ 对诊断不能确定，特点有低血压、低心排血量，同时怀疑右心功能不全者，

应行血流动力学检查以助诊治。RAP/PWP>0.65，RVSWI<5g/（m·m²）结合PAP≥10mmHg，右心房或右心室非顺应性图形为诊断的可靠指标。

6. 右心室梗死的治疗

① 有右心衰竭，出现体循环淤血和低血压、低心排而无左心衰竭时（无呼吸困难及肺啰音，PCWP<14mmHg）应首先扩容。可选用胶体液或生理盐水。此时右心室功能减弱或丧失，反起"通道"作用，补液后增加右心室充盈压，使右心室到左心房的压力梯度增高，促进血液从右心室排入肺循环。扩容中应密切观察血压、周围灌注、心率、呼吸及双肺啰音的变化，有条件者可根据血流动力学变化指导治疗。扩容过程中如出现左心衰竭征象，PCWP>18mmHg者应停止扩容。对扩容治疗反应不佳者可给正性肌力药物，如多巴胺或多巴酚丁胺。单纯以右心衰竭为主而左心功能正常者不宜使用利尿药及扩张血管药，否则可使血容量减少，左心室前负荷进一步降低，低心排症状加重。

② 右心衰竭同时有左心衰竭时应行血流动力学监测，盲目补液会加重肺水肿。如 PCWP≥18mmHg 时则不宜首选扩容，此时应首选多巴胺、多巴酚丁胺，如无低血压可同时用硝普钠，同时小心扩容。

③ 以左心衰竭为主者的治疗参见心力衰竭和心源性休克的治疗。另如并发有缓慢型心律失常如 AVB 者对药物治疗无效时可安装临时起搏器。

四、X 综合征

1. X 综合征的定义

X 综合征是指原因不明的发作性心肌缺血，临床表现为典型劳力性心绞痛、运动心电图负荷试验阳性，而冠状动脉造影显示冠状动脉正常，且麦角新碱激发试验阴性的一组综合征。

2. X 综合征的发病机制

X 综合征的发病机制目前尚不十分清楚。X 综合征的患者可能有痛觉感知异常。这些患者所描述的胸痛程度重、持续时间长、发作可无诱因，对常规抗心绞痛治疗的反应多变。由于许多有胸痛而冠脉造影正常的患者没有令人信服的心肌缺血性疼痛的征象，一些研究者提出这些患者可能异常的痛觉感知，一般在前壁缺血、心脏电刺激、心脏内导管机械刺激、心腔内快速注射生理盐水和快于基础心率起搏心室 5 次都可见到明显的痛觉感知异常，出现胸痛。但并非所有这些诱发手段可在所有患者中引起症状，但这些方法可被用来识别疼痛感觉异常的患者。这些方法也可显示增强的内脏敏感性，例如食管压力增高或因胃酸反流所致的疼痛，使 X 综合征患者临床表现复杂化。这些敏感性增高的表现虽难以证实，但一般不见于健康人，被认为是 X 综合征患者所特有的表现。

还有人认为，X 综合征的发病机制可能是冠状动脉扩张能力或冠状动脉血流储备能力降低引起的心肌代谢异常所致。另外，冠状血流量的某些重要调节介质如腺苷释放增加也可能起了一定的作用，结果导致心肌小血管缺血而引起上述临床表现。

3. X综合征的诊断、预防及治疗

X综合征既不同于动脉粥样硬化所致的冠心病，也不同于冠状动脉痉挛，与这两种情况鉴别需要做冠状动脉造影，证实冠状动脉正常，同时做麦角新碱试验，以排除冠状动脉痉挛和变异型心绞痛。

X综合征预后较好，迄今为止国内外尚未发现该类患者发生心肌梗死、猝死报道。治疗主要对患者做解释工作，消除不必要的顾虑与恐惧，有报道用β受体阻滞药与氨茶碱可控制其发作。

4. 缺血性心肌病的特点

缺血性心肌病系冠状动脉粥样硬化狭窄、闭塞致心肌长期、慢性缺血而造成心肌损害、心脏扩大、心功能减退，多见于多支冠状动脉病变。临床上主要表现为心力衰竭与心律失常，但需排除左心室室壁瘤、室间隔穿孔、二尖瓣关闭不全所引起的上述改变。

5. 缺血性心肌病与扩张型心肌病的鉴别

缺血性心肌病与扩张型心肌病的鉴别极为困难。

① 缺血性心肌病患者可无心绞痛，而扩张型心肌病患者可感胸部不适，疑似心绞痛。

② 心电图上是否有病理Q波对于二者的鉴别意义不大。缺血性心肌病可无异常Q波，非缺血性心肌病可有异常Q波。二者心电图都可能出现束支或房室传导阻滞。

③ 二维超声心动图显示局部室壁运动异常，对缺血性心肌病的诊断有重要价值，但有时也可见于其他原因的扩张型心肌病。虽然心肌弥漫性运动减弱常见于扩张型心肌病，但不能排除严重的冠心病。

④ X线片显示冠状动脉钙化提示缺血性心肌病的可能。

⑤ ^{201}Tl灌注心肌显像在缺血心肌病多见为节段充盈缺损，并大于心肌影像的4%；而在扩张型心肌病多为均匀的摄取减少，可呈花斑样改变，当缺损为局部时，多小于影像的20%，正电子发射X线断层扫描有助于研究心肌灌注和代谢，可对梗死和缺血心肌病的鉴别以及缺血性心肌病和非缺血性心肌病的鉴别提供线索。

6. 缺血性心肌病的治疗原则

① 避免劳累，预防上呼吸道感染。

② 应用硝酸盐类药物：如异山梨酯。

③ β受体阻滞药、钙通道阻滞药在心功能不全时应谨慎应用，需与洋地黄类药

合用。

④ 心功能不全可用 ACEI 如卡托普利或依那普利，可酌情给小剂量洋地黄类药物如地高辛 0.125～0.25mg，每天 1 次，水肿时可加用利尿药。

⑤ 对于并发心房纤颤的患者应长期抗凝治疗。

⑥ 有明显症状或恶性室性心律失常者需用抗心律失常药物。

⑦ 若有 PTCA 或 CABG 的适应证，可选择性应用，对改善心肌缺血和心功能有很大益处。

⑧ 心力衰竭难以用药物控制，不可能充分血管重建或以心肌瘢痕为主要病变时，经慎重选择，可做心脏移植。

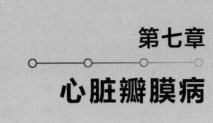

第七章
心脏瓣膜病

心脏瓣膜病是指各种原因，包括炎症粘连和纤维化、黏液瘤样变性、缺血坏死、钙质沉着或先天发育畸形，引起的心脏瓣膜（瓣叶、腱索及乳头肌）发生解剖结构或功能的异常病变或二者兼有，造成单个或多个瓣膜急性或慢性狭窄和（或）关闭不全，导致心脏血流动力学显著变化，并出现一系列的临床综合征。最常受累为二尖瓣，次为主动脉瓣。

第一节 二尖瓣狭窄

一、二尖瓣狭窄的病因和病理改变

（1）病因　引起二尖瓣狭窄的病因绝大多数是风湿热的后遗症，极少数为先天性狭窄或老年性二尖瓣环或环下钙化，约40％风湿性心脏病患者有单纯二尖瓣狭窄。

（2）病理改变　瓣叶纤维化、增厚、僵硬和钙化；交界处或瓣叶游离缘粘连融合；腱索或乳头肌融合、增厚和缩短。按病变程度分为隔膜型和漏斗型。隔膜型主瓣体无病变或病变较轻，活动尚可。漏斗型瓣叶明显增厚和纤维化，腱索和乳头肌明显粘连和缩短，整个瓣膜变硬呈漏斗状，活动明显受限。常伴有不同程度的关闭不全。长期严重二尖瓣狭窄的结果为：左心房扩大伴附壁血栓、肺血管壁增厚、右心室肥厚和扩张等病变。

二、二尖瓣狭窄的病理生理表现

正常二尖瓣质地柔软，瓣口面积为 $4\sim6cm^2$。当瓣口面积减小为 $1.5\sim2.0cm^2$ 时为轻度狭窄，$1.0\sim1.5cm^2$ 时为中度狭窄；小于 $1.0cm^2$ 时为重度狭窄。二尖瓣狭窄后的主要病理生理改变是舒张期血流由左心房流入左心室时受限，使得左心房压力异常增高，左心房与左心室之间的压力阶差增加，以保持正常的心排血量。左心房压力的升高可引起肺静脉和肺毛细血管压力的升高，继而扩张和淤血。此时患者休息时可无明显症状，但在体力活动时，因血流增快，肺静脉和肺毛细血管压力进一步升高，即刻出现呼吸困难、咳嗽、发绀，甚至急性肺水肿。肺循环血容量长期超负荷，可导致肺动脉压力上升。长期肺动脉高压，使肺小动脉痉挛而硬化，并引起右心室肥厚和扩张，继而可发生右心室衰竭，此时肺动脉压力有所降低，肺循环血流量有所减少，肺淤血得以缓解。

单纯二尖瓣狭窄时，左心室舒张末期压力和容积正常。有 20％左右的严重二尖瓣狭窄出现左心室功能障碍，表现为射血分数和其他收缩功能指数的降低，这可能是慢性前负荷减小的结果，多数二尖瓣狭窄的患者静息心排血量在正常范围，运动时心排血量应增加反而降低，其主要原因除二尖瓣狭窄外，还有左、右心室功能均已受损。此外，左心房扩大，难以维持正常的心电活动，故常发生心房颤动。心室率快的快速型房颤可使肺毛细血管压力上升，易加重肺淤血或诱发肺水肿。

三、二尖瓣狭窄的临床表现

1. 症状

通常情况下，从初次风湿性心肌炎到出现明显二尖瓣狭窄的症状可长达 10 年；此后 10～20 年逐渐丧失活动能力，一般二尖瓣瓣口小于 $1.5cm^2$ 时开始有明显临床症状。

（1）呼吸困难　为最常见的早期症状。体力活动、精神紧张、发热、阵发性心房颤动、贫血和妊娠等使心排血量或心率增加，左心房压进一步升高，肺淤血加重，故最先为劳力性呼吸困难。随着狭窄加重，出现休息时呼吸困难、端坐呼吸和夜间阵发性呼吸困难，甚至反复发生急性肺水肿。

（2）咳嗽　常见在冬季明显，多在夜间睡眠时及劳动后，多为干咳，可能与支气管黏膜淤血水肿易导致支气管炎或左心房增大压迫左主支气管有关。

（3）咯血　①痰中带血或血痰，与支气管炎、肺部感染、肺充血或毛细血管破裂有关；常伴夜间阵发性呼吸困难；二尖瓣狭窄晚期出现肺梗死时，亦可咳血痰；②大量咯血，是由于左心房压力突然增高，以致支气管静脉破裂出血造成，多见于二尖瓣狭窄早期，仅有轻度或中度肺动脉压增高的患者；③咳粉红色泡沫痰，为毛细血管破裂所致，属急性肺水肿的特征。

（4）胸痛　约有 15％的二尖瓣狭窄患者有胸痛表现，可能是由于肥大的右心室壁张力增高，同时心供血量降低致右心室缺血引起，经二尖瓣分离术或扩张术后可缓解。

（5）血栓栓塞　20％的二尖瓣狭窄患者在病程中发生血栓栓塞，其中 80％有心房颤动。栓塞可发生在脑血管、冠状动脉和肾动脉。

（6）声嘶　较少见，由于扩大的左心房和肺动脉压迫左喉返神经致其麻痹引起。

2. 体征

（1）二尖瓣狭窄的心脏体征　①心尖搏动正常或不明显；②心尖区可闻及第 1 心音亢进和开瓣音，提示前叶柔顺活动，如钙化僵硬，则第 1 心音减弱和（或）开瓣音消失，开瓣音在第 2 心音后发生越早，提示左心房压高和狭窄越严重；③心尖区有低调的隆隆样舒张中晚期杂音，常伴有舒张期震颤，窦性心律时，由于舒张晚期心房收缩促进血流加速，杂音于此期加强，心房颤动时，舒张晚期杂音消失。

（2）肺动脉高压和右心室扩大的心脏体征　肺动脉高压时，胸骨左下缘可扪及右心室收缩期抬举样搏动，第 2 心音肺动脉瓣成分亢进。由于肺动脉扩张，于胸骨左上缘闻及短的收缩期喷射性杂音和递减型高调哈气性舒张期杂音。右心室扩大伴二尖瓣关闭不全时，胸骨左缘第 4～5 肋间隙有全收缩期吹风样杂音，于吸气时增强。

（3）其他体征　二尖瓣面容见于严重二尖瓣狭窄的患者，由于心排血量减低，患者两颧呈紫红色，口唇轻度发绀，四肢末梢亦见发绀。

四、二尖瓣开瓣音产生条件

在二尖瓣狭窄的患者，大约有 80％的患者于胸骨左缘第 3、4 肋间或心尖部可闻及一个紧跟第 2 心音之后的高调、短促、响亮的拍击性声音，称为二尖瓣开瓣音。开瓣音的产生系由于左心室舒张早期，左心房压力较高，使边缘有粘连的瓣叶中心区凹向左心室，随着血流动力学的改变，心室由快速充盈期转入缓慢充盈期时，其压力也随之下降，心房与心室间的压力差减少，使得被撑紧的瓣叶迅速弹回，从而产生开瓣音。

开瓣音并非只见于二尖瓣狭窄，还可见于三尖瓣狭窄、二尖瓣关闭不全、房间隔缺损、室间隔缺损、左心房黏液瘤、甲状腺功能亢进症等。二尖瓣开瓣音的出现标志着二尖瓣瓣叶的弹性及活动度尚好，是二尖瓣分离术的指征之一。若二尖瓣狭窄患者听不到开瓣音，考虑原因为：①二尖瓣狭窄的晚期，瓣叶钙化僵硬，活动度差；②二尖瓣狭窄的程度较轻；③二尖瓣狭窄并发关闭不全，但以关闭不全为主；④二尖瓣狭窄伴有主动脉瓣狭窄或关闭不全。

五、二尖瓣狭窄的辅助检查

（1）X 线检查　典型表现为左心房增大。后前位可见右心缘变直，右心缘有双心房影，左前斜位见左心房使左主支气管上抬；右前斜位见食管下段后移。其他表现包括：右心室增大，主动脉结缩小，肺动脉干和次级肺动脉扩大、肺淤血、间质性水肿和含铁血黄素沉着等征象。

（2）心电图检查　轻度二尖瓣狭窄者心电图可正常。特征性的改变为 P 波增宽且呈双峰形，提示左心房增大。并发肺动脉高压时，显示右心室增大，心电轴右偏。病程晚期常并发心房颤动。

（3）超声心动图检查　是最敏感和特异的无创性诊断方法，对确定瓣口面积和跨瓣压力阶差、判断病变的程度、决定手术方法以及评价手术的疗效均有很大价值。二维超声心动图上可见二尖瓣前后叶反射增强、变厚、活动幅度减小，舒张期前叶体部向前膨出呈气球状，瓣尖的前后叶距离明显缩短，开口面积减小。M 型超声显示：舒张期充盈速度下降，正常的双峰消失，E 峰后曲线下降缓慢，二尖瓣前叶，后叶于舒张期呈从属于前叶的同向运动，即所谓城垛样改变。多普勒超声显示缓慢而渐减的血流通过二尖瓣。超声心动图还提供房室大小、室壁厚度和运动、心室功能、肺动脉压等。

（4）放射性核素检查 放射性核素血池显像提示左心房扩大，显像剂浓聚和通过时间延长，左心室不大、肺动脉高压时，可见肺动脉主干和右心室扩大。

（5）心导管术 如症状、体征与超声心动图测定和计算的二尖瓣口面积不一致，在考虑手术治疗时，应同步测定肺毛细血管楔压和左心室压以确定跨瓣压差和计算二尖瓣口面积，明确狭窄程度。

六、二尖瓣狭窄的诊断和鉴别诊断

中青年患者心尖区有隆隆样舒张期杂音伴 X 线或心电图示左心房增大，一般可诊断为风湿性二尖瓣狭窄，确诊有赖于超声心动图。临床上二尖瓣狭窄应与下列情况的心尖区舒张期杂音鉴别。

（1）通过二尖瓣口的血流增加 严重二尖瓣反流，大量左至右分流的先天性心脏病（如室间隔缺损、动脉导管未闭）和高动力循环（如甲状腺功能亢进症、贫血）患者，心尖区可有短促的舒张中期隆隆样杂音，常紧随于增强的第 3 心音后。

（2）Austin-Flint 杂音 见于严重主动脉瓣关闭不全。

（3）左心房黏液瘤 瘤体阻塞二尖瓣口，产生随体位而改变的舒张期杂音，其前有肿瘤扑落音。瘤体常致二尖瓣关闭不全。其他表现有发热、关节痛、贫血、血沉增快和体循环栓塞。

（4）原发性肺动脉高压 多发生于女性患者，无心尖区舒张期杂音和开瓣音。

七、二尖瓣狭窄的并发症

（1）心律失常 房性心律失常最多见，先出现房性期前收缩，以后房性心动过速、心房扑动、阵发性心房颤动直至持久性心房颤动。左心房压力增高导致的左心房扩大和风湿炎症引起的左心房壁纤维化是心房颤动持续存在的病理基础。心房颤动降低心排血量，可诱发或加重心力衰竭。出现心房颤动后，心尖区舒张期隆隆样杂音的收缩期前增强可消失。快速型房颤时，心尖区舒张期隆隆样杂音可减轻或消失，心率减慢时又明显或出现。

（2）急性肺水肿 为重度二尖瓣狭窄的严重并发症。患者突然出现重度呼吸困难和发绀，不能平卧，咳粉红色泡沫状痰，双肺布满啰音。如不及时抢救，往往致死。

（3）栓塞 以脑栓塞最常见，亦可发生于四肢、肠、肾和脾等脏器，栓子多来自扩大的左心耳伴心房颤动者，右心房来源的栓子可造成肺栓塞或肺梗死。

（4）右心室衰竭 为晚期常见并发症，此期由于右心排血量明显减少使左心房压降低，加以肺泡和肺毛细血管壁增厚，故呼吸困难减轻，发生急性肺水肿和大咯血的危险减少。临床表现为右心衰竭的症状和体征。

（5）肺部感染　本病患者常有肺静脉压力增高及肺淤血，易并发肺部感染，出现肺部感染后往往加重或诱发心力衰竭。

（6）感染性心内膜炎　较少见，特别在瓣叶明显钙化或心房颤动患者更少发生。

八、二尖瓣狭窄的治疗原则

（1）代偿期治疗　应当避免过度的体力劳动及剧烈运动，保护心功能；对风湿性心脏病患者应积极预防链球菌感染与风湿活动以及感染性心内膜炎。

（2）失代偿期治疗　出现临床症状者，宜口服利尿药，并限制钠盐摄入。右心衰竭明显或出现快速型心房颤动时，用洋地黄类制剂可缓解症状，控制心室率。对长期心力衰竭伴心房颤动者可采用抗凝治疗，以预防血栓形成和动脉栓塞的发生。

失代偿期治疗的关键是解除二尖瓣狭窄，降低跨瓣压力阶差，应用器械或外科手术方法扩大狭窄瓣口面积，缓解梗阻。

九、二尖瓣狭窄并发心房颤动的处理原则

二尖瓣狭窄患者并发快速型房颤时，首要的处理原则是减慢心室率，以防引发肺水肿。首选静脉注射毛花苷 C 0.4mg，一般可使心室率得到减缓。若效果不好，可在心电监护下小量静脉注射普萘洛尔 0.5～2mg 或维拉帕米 2.5～5mg，以减慢房室传导，从而有效降低心率。

当二尖瓣狭窄患者存在慢性房颤时，若超声心动图证实左心房内没有附壁血栓，其内径小于 60mm，且房颤发生在 1 年以内，可进行复律治疗，方法有药物复律和电复律两种。用于转复房颤的药物有普罗帕酮、胺碘酮等。电转复则采用同步直流电，一般用 50～100J。无论是哪种转复方法，都必须在转复前 2 周开始进行抗凝治疗，并持续至转复后，以减少与复律有关的栓塞的发生。由于房颤患者总是存在栓塞的危险，故无论转复与否，都应考虑长期抗凝治疗。

十、二尖瓣狭窄的外科手术

（1）经皮穿刺二尖瓣球囊分离术　这是一种介入性心导管治疗技术，其适应证为单纯二尖瓣狭窄。此方法能使二尖瓣口面积扩大至 2.0cm² 以上，明显降低二尖瓣跨瓣压力阶差和左心房压力，提高心脏指数，有效改善临床症状。经皮穿刺二尖瓣球囊分离术不损害瓣下结构，可避免并发症的发生；并且不必开胸，较为安全，患者损伤小、康复快，近期疗效已肯定。

（2）二尖瓣分离术　有闭式和直视式两种。闭式多采用经左心室进入使用扩张器方法，对隔膜型疗效最好，手术适应证为患者年龄不超过 55 岁，心功能在 2～3

级，近半年内无风湿活动或感染性心内膜炎，术前检查无心房内血栓，不伴有或仅有轻度二尖瓣关闭不全或主动脉瓣病变且左心室无扩大者。中度或重度二尖瓣关闭不全，疑有心房内血栓形成，瓣膜重度钙化或腱索明显融合缩短的患者，应行直视式分离术。

（3）人工瓣膜置换术　适应证为：①严重瓣叶和瓣下结构钙化、畸形，不宜做分离术者；②二尖瓣狭窄并发严重二尖瓣关闭不全。应在有症状而无肺动脉高压时考虑。严重肺动脉高压增加手术时危险，但非手术禁忌，术后多有缓解。人工瓣膜置换术病死率（3%～8%）和术后并发症较分离术者高。术后存活者，心功能可恢复较好。

第二节　二尖瓣关闭不全

二尖瓣包括四个部分，即瓣叶、瓣环、腱索和乳头肌，其中任何一部分病变或功能障碍造成二尖瓣口不能完全密闭致使心室在收缩时左心室血液反流入左心房，即二尖瓣关闭不全。

一、二尖瓣关闭不全的病因和发病机制

1. 病因

（1）慢性二尖瓣关闭不全　①风湿性心脏病：系风湿病慢性炎症及纤维化使瓣叶变硬、缩短、变形或腱索粘连、融合、变粗等所致。②二尖瓣脱垂：在国外常见，原因不明，可能是染色体显性遗传性疾病，表现为瓣叶黏液样变性，瓣叶和腱索均拉长。③二尖瓣环及瓣下钙化：系老年退行性改变，使瓣叶关闭不全。④结缔组织病，如系统性红斑狼疮、类风湿关节炎等均可使瓣叶增厚引起关闭不全。⑤先天性畸形，如二尖瓣裂和感染性心内膜炎致瓣叶穿孔。⑥冠心病导致乳头肌、腱索功能不全，腱索间配合失调，使瓣叶在收缩期突入左心房。⑦心肌病变，如高血压性心脏病、肥厚型心肌病、心肌炎等使左心房扩大而影响二尖瓣关闭。

（2）急性二尖瓣关闭不全　①瓣叶穿孔或撕裂，见于感染性心内膜炎；②乳头肌或腱索断裂，见于急性心肌梗死；③人工瓣膜置换术后瓣膜撕裂。

2. 发病机制

（1）慢性二尖瓣关闭不全　当反流量不大时可无症状，随着病程进展，反流量增加，使左心房容量负荷过度，引起左心房压升高，左心房扩大，左心室在舒张期的充盈血量较正常增加，引起左心室容量负荷过度，发生左心室扩大，左心室有效排血量降低。

（2）急性二尖瓣关闭不全　由于反流急性发生且反流量较大，进展快，左心房、左心室不能很快代偿扩大，因此压力急剧升高，迅速发展为肺水肿、急性左心

衰竭。

二、二尖瓣关闭不全的临床表现、并发症及辅助检查

1. 临床表现

主要表现为左心衰竭症状如气促、乏力、心悸等，并有以下特征。

（1）杂音 在心尖部可闻及全收缩期吹风样杂音，吸气时减弱，前瓣病变则杂音向左腋下、后背传导，后瓣病变则杂音向胸骨左缘第 3 肋间传导，反流量大时可出现第 3 心音。

（2）心界向左下扩大，有抬举样搏动。

2. 并发症

① 感染性心内膜炎。

② 栓塞，见于二尖瓣脱垂者。

③ 急性左心衰竭、肺水肿。

3. 辅助检查

① X 线检查：心呈左心房、左心室扩大图形。

② 心电图：可有左心房增大和左心室肥厚图形。

③ 超声心动图：可见二尖瓣关闭不全，左心房、左心室增大，二尖瓣增厚、钙化。

④ M 型超声：可见 CD 段有吊床样改变。

⑤ 彩色多普勒：在左心房内可见到收缩期反流的血流和频谱。并可估计反流量，可协助病因诊断，可见到瓣膜、乳头肌、腱索病变情况。

三、二尖瓣关闭不全的诊断及鉴别诊断

1. 诊断

二尖瓣关闭不全依据心尖部全收缩期吹风样杂音伴左心房、左心室增大，结合超声心动图可以确定病因。

2. 鉴别诊断

（1）杂音鉴别

① 生理性杂音：收缩期杂音不超过 3 级，柔和，不占全收缩期，不遮盖第 1 心音，无器质性心脏病证据。

② 三尖瓣相对关闭不全杂音：在三尖瓣区听诊清楚，若右心室明显扩大呈顺钟向转位而占据心尖部，则该杂音可在心尖部听到，但不向左腋下传导，在吸气时杂音增强，可通过超声心动图鉴别。

（2）病因鉴别 主要靠超声心动图与临床表现，如风心病者常并发二尖瓣狭窄杂音，先天性者常并发房间隔缺损，二尖瓣脱垂者有喀喇音，冠心病、感染性心内

膜炎有特异临床表现，不难鉴别。

四、二尖瓣关闭不全的治疗

1. 内科治疗

治疗病因、预防感染、限制体力活动、治疗并发症。二尖瓣脱垂者应长期小剂量口服阿司匹林以防栓塞。

2. 外科治疗

根据二尖瓣反流量大小考虑治疗方案。若反流量小，可定期随访观察；若反流量大，则应手术治疗。

（1）手术指征　①急性二尖瓣关闭不全。②心功能Ⅲ～Ⅳ级经内科积极治疗后，无明显临床症状或心功能在2级或2级以下，辅助检查表现心脏进行性增大，左心室射血分数下降。超声心动图检查左心室收缩期末内径达50mm或舒张期末内径达70mm、射血分数≤50％即应尽早手术治疗。

（2）手术种类　①瓣膜修复术：能最大限度地保存天然瓣膜，适用于二尖瓣松弛所致的脱垂，腱索过长或断裂等。②人工瓣膜置换术：置换的瓣膜有机械瓣和生物瓣两种类型。

第三节　二尖瓣脱垂

一、二尖瓣脱垂的定义

二尖瓣脱垂亦称收缩期喀喇音-杂音综合征，系指心室收缩时二尖瓣翻入左心房内，并造成二尖瓣关闭不全而引起的一组临床综合征。

二、二尖瓣脱垂的病因与发病机制

1. 病因

凡是二尖瓣叶、腱索、乳头肌发生病变均可引起二尖瓣脱垂。以二尖瓣后叶脱垂多见。主要病因如下：①心脏瓣膜黏液样变性；②冠心病；③马方综合征；④风湿性瓣膜炎；⑤心肌病；⑥先天性房间隔缺损；⑦结节性多动脉炎；⑧外伤；⑨原因不明。

2. 发病机制

（1）二尖瓣黏液样变性　瓣膜内酸性黏多糖大量聚积，破坏了瓣膜的结构。形成气球样肥大，致使腱索、乳头肌承受较大的拉力而形成二尖瓣脱垂。

（2）心肌病变　使局限性心肌收缩异常而致二尖瓣脱垂。

（3）冠心病　乳头肌供血不足致收缩力下降造成二尖瓣脱垂。

三、二尖瓣脱垂的临床表现及辅助检查

1. 临床表现

患者可无症状，仅在体检时或超声心动图检查时发现，部分患者可有胸痛、胸闷、头晕、乏力、气短等症状。心尖部或胸骨左缘第 3～4 肋间处闻及收缩期喀喇音，它在第 1 心音之后。在喀喇音之后，可闻及收缩晚期吹风样杂音。吸入亚硝酸异戊酯、立位、心动过速可使喀喇音提前、杂音增强；普萘洛尔、蹲位、心动过缓可使喀喇音延迟、杂音减弱。

2. 辅助检查

（1）心电图　约 1/3 患者有 ST 段压低，T 波低平或倒置，Q-T 间期延长，U 波较高，可伴有室性期前收缩、室性心动过速、房颤、房扑等心律失常。

（2）超声心动图　M 型示收缩中晚期脱垂 CD 段，中后部呈吊床样改变，吊床深度＞3mm，二维超声心动图可见脱垂瓣叶的体部在收缩期超过二尖瓣环的连线脱入左心房。并发二尖瓣关闭不全，可有左心房、右心房扩大。

四、二尖瓣脱垂的诊断依据及并发症

（1）诊断依据　超声心动图所见及听诊闻及喀喇音。

（2）并发症　①充血性心力衰竭；②感染性心内膜炎；③心律失常和猝死；④一过性脑缺血和栓塞。

五、二尖瓣脱垂的治疗

① 无症状者或症状轻微者，不需治疗，可正常工作，定期随访。有胸痛者，可用 β 受体阻滞药，减少心肌氧耗和室壁张力，减慢心率，减弱心肌收缩力，改善二尖瓣脱垂的程度，从而缓解胸痛。

② 对伴有二尖瓣关闭不全者，在手术、拔牙、分娩前后，应预防性应用抗生素，以防止感染性心内膜炎。

③ 对心律失常伴心悸、头晕者，可用 β 受体阻滞药，无效可用苯妥英钠，必要时可联合用药。

④ 出现一过性脑缺血者，应使用阿司匹林等抗凝药物，防止脑梗死发生。

⑤ 严重二尖瓣关闭不全并发心力衰竭者，常需手术治疗。

第四节　主动脉瓣狭窄

主动脉瓣狭窄的定义：正常主动脉口由 3 个半月瓣组成，各种原因致使主动脉瓣开放受限，即为主动脉瓣狭窄。

一、主动脉瓣狭窄的病因与发病机制

1. 病因

（1）先天性畸形　系主动脉瓣发育不全，由单叶瓣或二叶瓣或四叶瓣组成，或虽由三叶瓣组成但瓣叶大小不等。单叶瓣出生时即已狭窄，以后瓣口纤维化和钙化进行性加重，引起严重的左心室流出道梗阻，患儿多在 1 年内死亡，其他形成发育不全的瓣叶受到血流冲击，随年龄而逐渐蜕变，最终导致瓣口狭窄。

（2）风湿病　风湿病除侵犯二尖瓣外，亦可同时侵犯主动脉瓣，引起主动脉瓣狭窄。

（3）老年性主动脉瓣退行性病变　蜕变与钙化多始于主动脉瓣膜根部。

2. 发病机制

正常人主动脉瓣口面积在 $3.0cm^2$ 以上，当狭窄面积＜1/3 正常瓣口面积时（$0.7cm^2$），则引起明显的血流动力学障碍。瓣口狭窄导致左心室压力负荷增加，引起左心室肥厚，向心性肥大，左心室扩张顺应性降低，左心室舒张末压升高，导致左心房代偿性收缩增强，左心房扩大。左心室心搏出量降低，供血减少，最终导致左心衰竭。

二、主动脉瓣狭窄的临床表现及并发症

1. 症状

由于左心室代偿能力较大，即使存在较明显的主动脉瓣狭窄，相当长的时间内患者可无明显症状，直至瓣口面积小于 $0.7cm^2$ 才出现临床症状。

（1）劳力性呼吸困难　此乃因左心室顺应性降低和左心室扩大，左心室舒张期末压力和左心房压力上升，引起肺毛细血管楔压增高和肺动脉高压所致。

（2）心绞痛　约 50％ 患者有心绞痛症状，多为劳力性心绞痛。机制可能为肥厚心肌收缩时，左心室内压和收缩期末室壁张力增加，射血时间延长，导致心肌氧耗量增加；心肌收缩使增加的室内压力挤压室壁内的冠状动脉小分支，使冠脉流量下降；左心室舒张期顺应性下降，导致冠脉灌注减少；瓣口严重狭窄，心排血量下降，平均动脉压降低，导致冠脉血流量减少。

（3）劳力性晕厥　轻者为黑矇，可为首发症状，晕厥原因为脑缺血或严重心律失常。

（4）胃肠道出血　见于严重主动脉瓣狭窄者。

（5）血栓栓塞　多见于老年钙化性主动脉瓣狭窄患者。

2. 体征

（1）杂音　在主动脉瓣区有 3/6 级以上收缩期杂音，杂音粗糙，呈喷射性，向颈部传导。可伴有喷射性喀喇音，第 2 心音减弱，可有第 2 心音分裂，心尖部可闻

及第 4 心音。

（2）在主动脉瓣区约 80% 患者可触及收缩期震颤。

（3）严重狭窄者，收缩压降低，舒张压不变，所以脉压变小。

3. 并发症

（1）充血性心力衰竭 50%～70% 的患者死于充血性心力衰竭。

（2）栓塞 以脑梗死最常见，亦可发生于视网膜、四肢、肠、肾和脾等脏器。

（3）亚急性感染性心内膜炎。

三、主动脉瓣狭窄的辅助检查

（1）X 线检查 心影一般正常，晚期左心扩大，重度狭窄者可见主动脉瓣钙化。

（2）心电图检查 轻度主动脉瓣狭窄者可以正常，严重者心电图示左心室肥厚与劳损。ST 段压低和 T 波倒置的加重提示心室肥厚在进展。

（3）超声心动图检查 主动脉瓣开放幅度<18mm，或瓣口面积<$1.8cm^2$。瓣叶增厚、钙化，左心室壁与室间隔呈对称性肥厚，先天性畸形瓣叶。多普勒在主动脉内可见收缩湍流频谱，跨膜压差>30mmHg。

（4）左心导管检查 可直接测定左心房、左心室和主动脉的压力。左心室收缩压增高，主动脉收缩压降低，随着主动脉瓣狭窄病情加重，此压力阶差增大。

四、主动脉瓣狭窄的诊断与鉴别诊断

1. 诊断

依据症状及主动脉瓣区 3/6 级以上收缩期杂音和震颤。超声心动图可确定狭窄部位、程度、病因。

2. 鉴别诊断

（1）杂音鉴别 二尖瓣关闭不全由于后瓣或乳头肌、腱索断裂所致者，收缩期杂音可传至心底部，类似主动脉瓣狭窄杂音，但二尖瓣关闭不全杂音不传至颈部，无震颤，舌下含硝酸甘油杂音减弱，主动脉瓣狭窄杂音则增强。

（2）梗阻性肥厚型心肌病 其收缩期杂音在胸骨左缘第 4 肋间可闻及，不向颈部传导，无震颤，超声心动图显示左心室壁不对称性肥厚，室间隔明显增厚。

（3）先天性主动脉瓣上、下狭窄 系罕见病变，超声心动图可鉴别。

五、主动脉瓣狭窄的治疗

1. 内科治疗

适当避免过度的体力劳动及剧烈运动，预防感染性心内膜炎，定期随访和复查超声心动图。对症状与并发症进行相关治疗，如心绞痛可用硝酸盐类治疗，心力衰竭、心律失常可应用强心苷、抗心律失常药物治疗。

2. 外科治疗

（1）直视下主动脉瓣交界分离术　适用于儿童和青少年先天性主动脉狭窄且无钙化的患者，已出现症状，或虽无症状但左心室流出道狭窄明显，或瓣口面积小于 $1.0cm^2$。

（2）人工瓣膜替换术　指征为重度主动脉瓣狭窄，钙化性主动脉瓣狭窄，主动脉瓣狭窄并发关闭不全。

3. 介入性治疗

指经皮球囊扩张瓣膜成形术，适应证为：①儿童青年先天畸形，二叶瓣瓣口面积 $<0.4cm^2$，瓣膜无钙化，无主动脉瓣关闭不全者；②老年者在心电图或超声心动图示左心室肥大或导管测跨膜压差 $>50mmHg$，无并发关闭不全者；③出现症状或心力衰竭者。

第五节　主动脉瓣关闭不全

凡各种原因使主动脉瓣在左心室舒张期时关闭不严，造成血液由主动脉反流入左心室即为主动脉瓣关闭不全。

一、主动脉瓣关闭不全的病因及发病机制

1. 病因

（1）慢性主动脉瓣膜病变　①风湿病：风湿病可引起主动脉瓣炎症，瓣膜增厚、变形，致关闭不全。②先天性畸形：二叶主动脉瓣，主动脉瓣窗孔，室间隔缺损伴主动脉瓣脱垂等。③老年退行性主动脉瓣钙化。④结缔组织病：系统性红斑狼疮、类风湿关节炎等。

（2）慢性升主动脉根部病变　①梅毒性主动脉炎：梅毒螺旋体侵入主动脉中层，破坏弹力纤维，使主动脉扩张，瓣环扩大导致反流。②马方综合征。③大动脉炎、强直性脊柱炎、类风湿关节炎等均可引起升主动脉炎，主动脉中层被破坏，主动脉扩张导致反流。④主动脉夹层。⑤升主动脉粥样硬化。

（3）急性主动脉瓣关闭不全　①感染性心内膜炎导致主动脉瓣穿孔；②主动脉夹层破裂累及主动脉瓣和瓣环；③主动脉瓣分离术后或扩张术后或瓣膜置换术后裂开。

2. 发病机制

主动脉瓣关闭不全的主要病理生理改变是由于舒张期左心室内压力太大，低于主动脉，大量血液反流回左心室，使左心室舒张期负荷加重，早期舒张末期压力可正常，晚期左心室舒张末期压力升高，并导致左心室、肺静脉和肺毛细血管压力升

高，继而扩张和淤血。由于主动脉瓣反流明显时，主动脉舒张压明显下降，冠脉灌注压降低。心肌血供减少，进一步使心肌收缩力减弱，最终导致左心衰竭。

二、主动脉瓣关闭不全的临床表现

1. 症状

早期无症状。一旦发生心力衰竭，则进展迅速。

（1）心悸 心脏搏动的不适感可能是最早的主诉，是由于左心室明显增大、心尖搏动增强所致。

（2）呼吸困难 劳力性呼吸困难最早出现，表示心脏储备能力已经降低。

（3）胸痛 舒张压降低，冠状动脉灌注压降低，引起心肌缺血缺氧而致胸痛。往往在夜间发生。

（4）头晕晕厥 当体位快速改变时，可出现头晕或眩晕，晕厥较少见。

急性主动脉瓣关闭不全时，由于突然的左心室容量负荷加大，室壁张力增加，左心室扩张，可很快发生急性左心衰竭或出现肺水肿。

2. 体征

（1）杂音 在主动脉瓣区可闻及舒张早中期或全舒张期吹风样递减型杂音，在坐位、前倾身体、呼气末听诊最清楚，杂音可传至心尖部，有时在心尖部可闻及低调舒张中期杂音，即 Austin-Flint 杂音。

（2）周围血管征 可见毛细血管搏动征、枪击音、水冲脉。

（3）左心室扩大。

（4）脉压加大。

三、主动脉瓣关闭不全的辅助检查

（1）X 线检查 左心室明显增大，升主动脉和主动脉结扩张，呈"主动脉型心脏"，即靴型心。

（2）心电图表现 轻度主动脉瓣关闭不全者心电图可正常，严重者可有左心室肥大和劳损，电轴左偏。

（3）超声心动图检查 二维图像可见主动脉瓣增厚、钙化或赘生物等。升主动脉瓣环增宽。多普勒可见舒张期反流的血液频谱、二尖瓣前叶扑动征。超声心动图检查可协助检查反流量大小及病因诊断。

（4）放射性核素检查 放射性核素血池显像，示左心室扩大，舒张末期容积增加。左心房亦可扩大，可测定左心室收缩功能，用于随访有一定价值。

四、主动脉瓣关闭不全的诊断与鉴别诊断及治疗

参见主动脉瓣狭窄。

第六节 三尖瓣狭窄

一、三尖瓣狭窄的病因与血流动力学改变

三尖瓣狭窄系指三尖瓣在舒张期开放受限。引起三尖瓣狭窄的常见病因是风湿病，其他少见病因有先天性三尖瓣闭锁、右心房肿瘤及类癌综合征。右心房肿瘤的临床特征是症状进展迅速。类癌综合征常同时伴有三尖瓣反流。风湿性三尖瓣狭窄很少单独存在，多伴有二尖瓣狭窄。

三尖瓣狭窄血流动力学障碍的结果是右心室扩大和体循环淤血。

二、三尖瓣狭窄的临床表现及辅助检查

1. 临床表现

（1）症状　①乏力：系低心排血量引起。②肝大、腹水：系体静脉淤血导致。③颈部搏动感：由于颈静脉搏动的巨大 α 波引起。④并发二尖瓣狭窄，但咯血、阵发性夜间呼吸困难和急性肺水肿却很少见。

（2）体征　①杂音：胸骨左下缘低调隆隆样舒张中晚期杂音，收缩期前增强。直立位吸气时杂音增强，呼气时或 Valsalva 动作屏气期杂音减弱，可伴舒张期震颤，可有开瓣拍击音。②其他体征：三尖瓣狭窄常有明显右心淤血体征，如颈静脉充盈，有明显 α 波，呼气时增强。晚期可有肝大、脾大、黄疸等。

2. 辅助检查

（1）X 线检查　右心房明显扩大，下腔静脉和奇静脉扩张，但无肺动脉扩张。

（2）心电图检查　有右心房肥大表现，无右心室肥大表现。

（3）超声心动图检查　M 型超声显示瓣叶增厚，前叶的 EF 斜率减慢，舒张期与隔瓣呈矛盾运动，三尖瓣钙化增厚。二维超声示舒张期瓣叶呈圆顶状、增厚，瓣叶活动受限。多普勒可估测跨瓣压力阶差。

三、三尖瓣狭窄的诊断与治疗

1. 诊断

三尖瓣狭窄的诊断依据是在三尖瓣区（胸骨左缘下端）闻及舒张中晚期低调的隆隆样杂音与舒张期震颤，吸气时杂音增强。超声心动图示三尖瓣叶增厚、活动受限。

2. 治疗

严格限制钠盐摄入，应用利尿药，可改善体循环淤血的症状和体征，尤其是减轻肝脏淤血，改善肝功能。如症状明显，三尖瓣口面积小于 $1.5 \sim 2.0 cm^2$ 时，可做

三尖瓣分离术或经皮球囊扩张瓣膜成形术，亦可行人工瓣膜置换术。

第七节　三尖瓣关闭不全

一、三尖瓣关闭不全的病因和血流动力学改变

三尖瓣关闭不全罕见于瓣叶本身受累，而多由肺动脉高压及三尖瓣扩张引起。常见于显著二尖瓣病变及慢性肺源性心脏病，累及右心室的下壁心肌梗死，风湿性或先天性心脏病肺动脉高压引起的心力衰竭晚期，缺血性心脏病，心肌病，少数见于风湿病引起的三尖瓣膜增厚、变形，本病常并发二尖瓣狭窄与三尖瓣狭窄。

三尖瓣关闭不全的血流动力学障碍可导致右心房与右心室扩大，最终导致右心衰竭。

二、三尖瓣关闭不全的临床表现及辅助检查

1. 临床表现

三尖瓣关闭不全并发肺动脉高压时，可出现心排血量减少和体循环淤血的症状。三尖瓣关闭不全并发二尖瓣疾病患者，肺淤血的症状可由于三尖瓣关闭不全的发展而减轻，但乏力和其他心排血量减少的症状可更加重。主要体征如下。

① 杂音：胸骨左下缘全收缩期杂音，吸气时及压迫肝脏后杂音可增强，但如衰竭的右心室不能增加心搏量，则杂音难以增强，仅在流量很大时，有第 3 心音及三尖瓣区低调舒张中期杂音。

② 颈静脉脉波图 V 波增大，可扪及肝脏搏动。

③ 瓣膜脱垂时，在三尖瓣区可闻及非喷射性喀喇音。

④ 其淤血体征与右心衰竭相同。

2. 辅助检查

（1）X 线检查　可见右心室、右心房增大。

（2）心电图检查　可示右心室肥厚劳损，右心房肥大，并常有右束支传导阻滞。

（3）超声心动图检查　可见右心室、右心房增大，上、下腔静脉增宽及搏动；连枷样三尖瓣。二维超声心动图声学造影可证实反流，多普勒超声可判断反流程度和肺动脉高压。

三、三尖瓣关闭不全的诊断依据和鉴别诊断

1. 诊断

诊断依据是在胸骨左下缘听到收缩期吹风样杂音，吸气或压肝后杂音增强，可

见颈静脉搏动，右心室扩大。超声心动图有助于确诊。

2. 鉴别诊断

三尖瓣关闭不全杂音应与二尖瓣关闭不全杂音鉴别，后者杂音应在心尖部最响，可传导至腋下及背部，杂音吸气后减弱，前者杂音不传导至腋下，吸气后增强。超声心动图有助于鉴别。

三尖瓣关闭不全杂音还应与室间隔缺损杂音鉴别，后者可伴震颤，超声心动图有助于鉴别。

四、三尖瓣关闭不全的治疗

单纯三尖瓣关闭不全而无肺动脉高压，如继发于感染性心内膜炎或创伤者，一般不需要手术治疗，积极治疗其他原因引起的心力衰竭，可改善功能性三尖瓣反流的严重程度，病情严重的器质性三尖瓣病变者，尤其是风湿性而无严重肺动脉高压者，可施行瓣环成形术或人工心脏瓣膜置换术。

第八节 肺动脉瓣狭窄

一、肺动脉瓣狭窄的病因和血流动力学结果

肺动脉瓣狭窄是指心脏收缩时，肺动脉瓣口开放受限。它常见的病因是先天性，其次是风湿病、感染性心内膜炎、马方综合征。

肺动脉瓣狭窄血流动力学障碍的结果是右心室肥厚、扩大，最终导致右心衰竭。

二、肺动脉瓣狭窄的临床表现

1. 症状

轻中度肺动脉瓣狭窄无症状，重度狭窄者有劳力性呼吸困难、心悸、胸闷等。

2. 体征

主要体征是肺动脉瓣区响亮、粗糙、吹风样收缩期杂音，多伴有震颤，肺动脉瓣区第 2 心音减弱伴分裂，吸气后更明显。

3. 主要辅助检查

（1）X 线检查　肺血管影细小，整个肺野清亮，肺门血管搏动弱，右心室肥大。

（2）心电图　可正常或有不完全右束支传导阻滞、右心室肥厚、异常 P 波等改变。

（3）超声心动图　可提示瓣膜狭窄程度。

三、肺动脉瓣狭窄的诊断及治疗措施

1. 诊断

根据肺动脉瓣区典型收缩期杂音、震颤及肺动脉瓣区第 2 心音减弱可做出肺动脉瓣狭窄的诊断。

2. 鉴别诊断

肺动脉瓣狭窄的杂音应与房间隔缺损相鉴别，后者无震颤，肺动脉瓣区第 2 心音增强分裂，X 线检查肺野充血，肺门血管影搏动增强，超声心动图可鉴别。

3. 治疗

肺动脉瓣狭窄者，当跨瓣压力阶差达 40mmHg 以上可做直视下瓣膜分离术，或行经皮球囊扩张瓣膜成形术。

第九节　肺动脉瓣关闭不全

一、肺动脉瓣关闭不全的病因和血流动力学特点

肺动脉瓣关闭不全指心脏舒张时肺动脉关闭不严造成肺动脉血逆流入右心室，其病因多由肺动脉高压引起肺动脉总干根部扩张所致，如风湿性心脏瓣膜病、房间隔缺损等引起继发性肺动脉高压。其次见于马方综合征、感染性心内膜炎损伤瓣膜。少数情况为先天性肺动脉瓣缺如或发育不良。

血流动力学障碍的结果是右心室肥大，最终导致右心衰竭。

二、肺动脉瓣关闭不全的临床表现

肺动脉瓣关闭不全患者在未发生右心衰竭前，临床上无症状。主要体征为肺动脉瓣区舒张早期递减型哈气样杂音，可下传至第 4 肋间。伴肺动脉高压时，肺动脉瓣区第 2 心音亢进、分裂。反流量大时，三尖瓣区可闻及收缩期杂音，也可能有收缩期前低调杂音（右侧 Austin-Flint 杂音），如瓣膜活动度好，可听到肺动脉喷射音。

三、肺动脉瓣关闭不全的诊断依据和治疗

1. 诊断

肺动脉瓣关闭不全的诊断依据有肺动脉瓣区闻及舒张早期吹风样杂音，吸气增强，第 2 心音亢进伴分裂。

2. 鉴别诊断

肺动脉瓣关闭不全杂音需与主动脉瓣关闭不全杂音鉴别，后者在胸骨左缘第

3～4 肋间最响，可传导至心尖部，前者传导范围局限于胸骨左缘第 2～3 肋间，超声心动图可资鉴别。

3. 治疗

肺动脉瓣关闭不全的治疗主要是原发病因的治疗，必要时可做经皮瓣膜扩张术或瓣膜成形术。

第十节　多瓣膜病

一、多瓣膜病的定义、病因和血流动力学改变

多瓣膜病又称联合瓣膜病，是指两个或两个以上的瓣膜病变同时存在，它可由一个病因累及两个以上瓣膜如风湿性心脏病、感染性心内膜炎。也可由一个瓣膜病变通过血流动力学障碍导致另一个瓣膜功能障碍，如二尖瓣病变引起肺动脉高压致使肺动脉瓣发生相对关闭不全。少见情况下为两个病因损及不同瓣膜，如风湿病二尖瓣狭窄与梅毒性主动脉瓣关闭不全。

多瓣膜病由于各自的血流动力学改变往往使病情加重，如主动脉瓣狭窄伴二尖瓣关闭不全，因左心室自身阻抗大而加重二尖瓣反流，加重左心房负荷而提早发生功能失代偿。

二、多瓣膜病的诊断和治疗

多瓣膜病变的联合存在使单个瓣膜病变的典型体征发生改变，从而给诊断带来困难。如二尖瓣狭窄伴主动脉瓣关闭不全时可使二尖瓣狭窄的舒张晚期杂音减弱或消失。因此，诊断时必须仔细分析超声心动图检查对心脏瓣膜病具有特别的诊断价值。多瓣膜病的治疗应全面分析纠治某一瓣膜病变的利弊关系。有时纠正了某一瓣膜的异常，会明显加重另一瓣膜异常的血流动力学改变。因此，通常情况下宜同时纠正并发存在的瓣膜病变。

第十一节　风湿性心脏瓣膜病

一、风湿性心脏瓣膜病的定义

风湿性心脏瓣膜病（rheumatic valvular heart disease）是一种风湿性心肌炎遗留下来的以心瓣膜病变为主的常见的心脏病，是一种常见的心脏病。多在风湿病后2 年以上发生。病理上表现为瓣膜增厚、纤维化、钙化、瓣叶交界处粘连、融合、乳头肌腱索变粗、缩短以致瓣膜发生功能障碍，发生瓣膜狭窄和（或）关闭不全。

以二尖瓣受累最多见，其次为主动脉瓣、三尖瓣、肺动脉瓣。可以单个瓣膜受累，单纯二尖瓣狭窄占 70%～80%；也可以多个瓣膜受累，以二尖瓣并发主动脉瓣为多，占 20%～30%。患风湿性心脏病后风湿活动仍可反复发作而加重心脏瓣膜损害。约一半患者既往可无明显风湿热病史。

二、风湿性心脏瓣膜病的临床表现

1. 症状

心功能代偿期可无症状。失代偿后有劳力性呼吸困难、夜间阵发性呼吸困难、心悸、咳嗽、血痰或大咯血。伴有严重主动脉瓣狭窄和（或）关闭不全者可有心绞痛症状。

2. 体征

二尖瓣狭窄的体征即二尖瓣面容，心尖部闻及舒张中晚期低调隆隆样伴收缩期前增强的杂音，在左侧卧位、活动后清晰。可伴第 1 心音亢进和开瓣音。当肺动脉高压时，在肺动脉瓣区第 2 心音亢进和分裂。当肺动脉扩张引起相对性肺动脉瓣关闭不全时，在肺动脉瓣区可闻及舒张期吹风样杂音即 Graham-Steell 杂音。显著肺动脉高压伴右心室扩大时可引起相对性三尖瓣关闭不全，在三尖瓣区可闻及收缩期吹风样杂音，吸气时增强，可见颈静脉搏动。

若并发二尖瓣关闭不全则在心尖区听到收缩期吹风样杂音，第 1 心音不亢进。若并发主动脉瓣狭窄和（或）关闭不全则在主动脉瓣第 1、2 听诊区可听到收缩期和（或）舒张期吹风样杂音。

三、风湿性心脏瓣膜病的诊断

诊断依据心尖部舒张期隆隆样递增型杂音。超声心动图检查可确诊。

诊断风湿性心脏病时，尚应注意有无活动性风湿热存在，以下几点之一可诊断有活动性风湿：①不明原因的低热；②阴天时关节疼痛；③不明原因的窦性心动过速、多汗；④新出现的房室传导阻滞、非阵发性结性心动过速等心律失常；⑤无原因的心脏进行性扩大；⑥难以控制的心力衰竭。

风湿性心脏病的诊断应包括瓣膜病变的诊断、心脏大小、心律、心功能的诊断。例如风湿性心脏病、活动期；二尖瓣狭窄与主动脉瓣关闭不全；心脏扩大；心房纤颤、心功能Ⅲ级。

四、风湿性心脏瓣膜病的治疗

1. 内科治疗

（1）限制体力活动。

（2）预防上呼吸道感染及感染性心内膜炎，在拔牙、术前、术后用抗生素

2～3d。

（3）检查有无风湿热活动。若有应抗风湿治疗：阿司匹林 1g、1 日 3 次，可同时合用硫糖铝 1g、1 日 3 次以减轻对胃的刺激。3 个月为 1 个疗程。

（4）心力衰竭　单纯二尖瓣狭窄，左心房衰竭引起肺淤血或肺水肿，若为窦性心律者，则不宜使用洋地黄制剂与扩动脉的血管扩张药。宜使用利尿药、氨茶碱、硝酸甘油静滴。若并发心房纤颤或扑动，则可应用洋地黄制剂如地高辛。若并发关闭不全者，则治疗原则见心功能不全章节所述。

（5）心房纤颤、扑动

① 降低心室率：心室率快者可先用毛花苷 C 0.2～0.4mg＋5％葡萄糖液 20mL 缓慢静注，然后用地高辛 0.25mg/d 维持。若地高辛降低心室率不满意，又无心功能不全者，可酌情加用地尔硫䓬 15mg，每天 2 次。

② 复律：可用电复律或药物奎尼丁转复。复律的适应证：房颤发生在 1 年以内，超声心动图查左心房无血栓形成；左心房不是巨大的；无活动性风湿热。转复成窦律后可用奎尼丁 0.2g、每天 2～3 次或地高辛 0.125mg/d 维持。

③ 栓塞：扩血管药物＋抗凝治疗。

2. 介入治疗

可用经皮球囊导管瓣膜扩张成形术治疗。其适应证：单纯二尖瓣狭窄，中度狭窄，瓣口面积 0.8～1.2cm^2，无明显关闭不全，无血栓，无活动性风湿热。

3. 外科治疗

① 二尖瓣分离术。

② 瓣膜置换术：适用于联合瓣膜病变或并发二尖瓣关闭不全者，瓣膜严重钙化、粘连呈漏斗形狭窄者，二尖瓣分离术后再狭窄者。

第十二节　老年退行性心脏瓣膜病

一、老年退行性心脏瓣膜病的定义

老年退行性心脏瓣膜病是有其重要临床意义的老年心血管疾病之一。主要表现为原发性二尖瓣环钙化、纤维化和（或）主动脉瓣钙化，约 87％同时有冠状动脉外膜、内膜甚至左心室乳头肌、腱索的钙化。病理学检查显示是老年衰老的过程所致，它是老年人二尖瓣关闭不全、主动脉瓣狭窄与关闭不全及心律失常的主要病因之一。

二、老年退行性心脏瓣膜病的病因和发生机制

1. 病因

老年退行性心脏瓣膜病的发病因素除年龄因素（60 岁以上）外，尚有以下诸

因素加速其老化过程：①高血压；②高脂血症；③糖尿病；④主动脉瓣下狭窄（IHSS）；⑤马方综合征；⑥人工瓣膜等。

2. 发生机制

（1）机械压力学说　增加二尖瓣环压力的因素可加速二尖瓣环退行性变的过程，促进其钙化。临床上二尖瓣环钙化多见于造成左心室内收缩压升高的疾病如高血压病、IHSS、主动脉口狭窄等，亦见于异常的二尖瓣运动障碍者如二尖瓣脱垂、二尖瓣置换术后、黏多糖增多症，因这些异常的二尖瓣运动可使瓣环所承受的压力增高。这学说可解释二尖瓣环钙化的好发部位在二尖瓣环后叶瓣下，因该处较前叶承受的压力大。

（2）钙质异常沉着学说　这类患者常有骨质疏松。但无法解释血清钙、磷水平正常。

（3）脂质沉着障碍学说　多见于高脂血症、糖尿病患者。

（4）血栓形成学说　认为可能系血栓形成，血栓机化后钙化。

（5）衰老变性学说　多见于高龄患者，病理学检查结果支持它。

目前多数学者认为是一衰老过程，左心室内压力增高的因素可促进其发生。

三、老年退行性瓣膜病的临床表现及辅助检查

1. 临床表现

无特异性，症状与钙化的范围、部位有关。有以下几种表现。

（1）胸闷、心悸、气短、晕厥　其发生机制可能系钙化的二尖瓣环增加乳头肌机械环张力，或并发有冠状动脉钙化引起心肌缺血和冠脉痉挛、心功能不全、心律失常及精神因素所致。

（2）心律失常　约90％的患者有心律失常，较常见的心律失常有：①房性心律失常，以房性期前收缩、心房纤颤与扑动最多见，偶有室上速；②房室传导阻滞，系钙化灶伸及房室传导系统及传导系统本身的退行性变所致，亦可为束支传导阻滞；③病态窦房结综合征，表现为窦性心动过缓与阵发性室上速或心房纤颤、扑动。

（3）心功能不全　35％～50％患者有充血性心功能不全表现，一般心功能在Ⅱ～Ⅲ级。

（4）可以正常体征，约35％患者在心尖区或胸骨左缘下方有2/6级收缩期吹风样杂音，系二尖瓣反流所致；个别患者杂音可呈粗糙、乐调性，系乳头肌功能不全或腱索断裂所致；5％患者心尖部有舒张早中期杂音，系二尖瓣狭窄所致。

2. 辅助检查

（1）X线检查　可见主动脉弓有条状钙化影，心脏正常大小和稍扩大。

（2）心电图　正常，或有非特异性ST-T改变，若有心律失常可伴有各种类型

心律失常。

（3）超声心动图　可见二尖瓣膜下回声增强，二尖瓣环钙化，主动脉瓣叶增厚、钙化，左心室乳头肌反射增强、钙化。

四、老年性退行性心脏瓣膜病的诊断依据及鉴别诊断

1. 诊断依据

凡 55 岁以上患者，既往无其他心脏病史，又无典型心绞痛或心肌梗死证据，心脏扩大不明显，若近期内出现上述临床表现应作为考虑本病的线索，肯定诊断需依靠超声心动图检查。

2. 鉴别诊断

（1）继发性二尖瓣、左心室内钙化　它常继发于风湿性心脏病、陈旧性心肌梗死室壁瘤或附壁血栓钙化。风心病主要侵犯二尖瓣叶、前后叶呈同向运动，而本病侵犯二尖瓣环、前后叶呈反向运动，通过超声心动图检查可资鉴别。

（2）高血压性心脏病　高血压是本病的危险因素之一，高血压性心脏病可与本病同时存在。若以左心室扩大为主，或心电图上示有左心室肥厚、劳损，说明并发有高血压性心脏病。

（3）冠心病　本病可与冠心病并存，若临床上有心绞痛和（或）心肌梗死冠心病诊断成立。必要时可做核素运动心肌灌注显像或冠脉造影以资鉴别。

（4）扩张型心肌病　若心脏扩大显著应考虑并发心肌病，可做核素静态平面心肌显像以资鉴别。

五、老年退行性心脏瓣膜病的治疗

（1）积极治疗其易患因素　高血压、高血脂、糖尿病、主动脉瓣下狭窄。

（2）治疗与预防并发症　心功能不全、心律失常、感染性心内膜炎、血栓等。对房室传导阻滞或 2～3 支阻滞者应进行电生理评价，必要时安装人工心脏起搏器。对严重的瓣环钙化或腱索、乳头肌断裂引起急性二尖瓣关闭不全者可考虑做瓣膜置换术。

第八章

先天性心血管疾病

第一节 概 述

一、先天性心血管疾病的定义

先天性心血管疾病（先心病）是由于心脏或大血管在发育过程中某一阶段出现障碍所致的先天性心脏大血管畸形。引起先心病的原因可能是多方面的，其中以胎儿子宫内病毒感染为最重要，其他如母体因素、早产、高原环境、遗传因素均与其发生有关。目前一般将先心病分为非发绀型和发绀型两种，其中非发绀型又分无分流型和左向右分流型两种，发绀型则伴有右向左分流型，根据病理解剖学可分多种，但同时存在两种或两种以上先天性心血管病亦不少见。

二、先天性心血管疾病的病因

心血管的发生、演变和生成过程在妊娠 2~3 个月完成，尤其是妊娠第 5~8 周为心血管发育、演变最活跃的时期，母体在此期内患感染或代谢性疾病、服用某些药物、接触放射线或其他物理或化学因素以及遗传、染色体异常等均可导致心血管畸形。

（1）感染 妊娠最初 3 个月患呼吸道感染，尤其是病毒感染，子代发生先心病的危险性显著增高。病毒感染中以风疹、腮腺炎、水痘、柯萨奇病毒与先心病的关系最密切。

（2）缺氧 宫内缺氧可增加心血管畸形，因此高原地区动脉导管未闭及房间隔缺损的发病率较高。

（3）药物 服用变质的四环素、激素、苯妥英钠等药物有致心血管及其他畸形作用。

（4）放射线 高剂量的放射线不仅影响孕妇，而且对妇女以后的生育均会产生影响。

（5）母体的其他因素 孕母患糖尿病、红斑狼疮、高龄、先兆流产、妊娠呕吐和贫血等均与先心病的发生密切有关。

（6）遗传 有明显家族倾向。

三、先天性心脏病的诊断步骤

1. 病史

应着重询问母亲妊娠史及家族史，以探求导致先心病的可能病因。主要症状应注意发现心脏病的年龄，一般在 3 岁以前发现的以先心病可能性为大。先心病的主要表现是心力衰竭、发绀、反复呼吸道感染及活动耐力差。应了解这些症状出现的时间、严重程度及其与活动的关系。

2. 体格检查

有显著左向右或右向左分流的患者生长发育落后，有呼吸加快、心率加速。无分流型者生长发育大多正常。发绀日久和较严重者可有杵状指（趾）。有心力衰竭者肝脏增大，肝颈静脉回流征阳性。同时还应注意有无心外畸形，如耳聋、白内障、唇裂、腭裂、特殊面容、智能障碍等，以发现一些伴心血管畸形的综合征。

3. 专科检查

（1）心脏检查　心前区隆起多示右心室增大，日久可致胸廓畸形。触诊心前区有抬举感表示右心室肥厚；震颤常为畸形的发源地，该处常可听到 3 级或以上的杂音。听诊时除注意对鉴别先心病类型有重要意义的杂音的部位、响度、时期、性质及传导方向外，还应注意肺动脉瓣区第 2 心音的强弱及分裂情况。肺动脉瓣第 2 心音亢进提示肺动脉高压，减弱提示肺动脉狭窄，固定分裂是房间隔缺损的典型表现，而单一亢进则提示有大血管位置或结构的异常，如法洛四联症。

（2）周围血管征　怀疑先心病者应常规测量四肢血压及搏动情况，如股动脉搏动微弱或消失，上肢血压增高，提示主动脉缩窄；脉压增宽，有周围血管征，则提示动脉导管未闭。

第二节 室间隔缺损

一、室间隔缺损的分类

室间隔由纤维性、膜性和肌性间隔构成。肌性间隔包括三部分即流入道、小梁部、流出道。根据室间隔缺损的解剖位置可分为以下类型。

（1）Ⅰ型　为室上嵴上型，又称干下型、流出道型或漏斗部型。位于室上嵴前上方、三尖瓣之上、肺动脉瓣环正下方，远离传导系统。此型缺损可单独存在，但常见的是与动脉干发育异常并发。

（2）Ⅱ型　为室上嵴下型，又称膜周型，为最常见类型。位于漏斗部间隔下方，希氏束邻近缺损的后下方，右束支近端邻近缺损下缘。

（3）Ⅲ型　为隔瓣后型，又称流入道型。位于三尖瓣隔瓣后方，三尖瓣隔瓣常覆盖缺损。

（4）Ⅳ型 为肌部型，可为单发或多发。由于收缩期室间隔心肌的收缩使缺损缩小，左向右分流较小，对心功能影响亦小。

室间隔缺损引起的血流动力学改变取决于缺损的大小和肺血管床状况，与缺损部位无关。

二、室间隔缺损的病理生理

由于左心室压力高于右心室压力，有室间隔缺损时血液自左心室向右心室分流，若缺损小，则分流小，肺循环血流轻度增多，肺血管阻力正常或略高；若缺损较大，分流量大，肺血增多明显，使肺血管处于痉挛状态，部分肺小血管内膜及中层增厚，肺血管阻力增高；若缺损很大或病程较长，肺小血管内膜及中层增厚加重、加多，有的造成管腔阻塞和纤维化，肺间质也随之纤维化，使肺血管阻力严重增高，并随病情的发展，肺血管的上述器质性病变加重，肺动脉压及右心室压上升，使左向右分流量减少，当右心室压超过左心室压时即可产生双向分流甚至右向左分流，形成艾森曼格综合征，最终导致右心衰竭。

三、室间隔缺损的临床表现

室间隔缺损的临床表现取决于缺损大小、分流量多少和肺血管阻力的高低。

（1）小型缺损（<0.5cm）可无明显症状，生长发育一般不受影响。缺损较大伴分流量大者生长发育落后，有心悸、气促、乏力、多汗，易患呼吸道感染。严重者可发生心力衰竭。显著肺动脉高压发生双向分流或右向左分流者，出现活动后发绀或持续性发绀。

（2）心脏体检 心前区隆起，心界扩大，心脏搏动弥散。心脏听诊闻及典型杂音是在胸骨左缘第3、4肋间有响亮而粗糙的全收缩期杂音，伴有震颤，肺动脉瓣区第2心音增强。随着肺动脉压力的增高，收缩期杂音减弱而肺动脉瓣区第2心音亢进。巨大缺损者有时可因左心室扩大而二尖瓣环相对较小产生轻而短促的舒张期隆隆样杂音。

四、室间隔缺损的辅助检查

（1）心电图检查 小的室间隔缺损可正常，大室间隔缺损时可有不完全RBBB、左心室肥大或双心室肥大，也可有P波增宽、切迹。

（2）X线检查 缺损小者可完全正常，或仅有轻度肺动脉段突出。大的室间隔缺损有左、右心室扩大，肺动脉段突出，肺门影增大，或有肺门舞蹈，主动脉影正常或缩小。显著肺动脉高压时，除右心室大，右心房也可扩大。

（3）超声心动图检查 可见室间隔回声中断征象，左心室扩大，室间隔及左心室后壁运动幅度增大，二尖瓣开放幅度和舒张关闭斜率增大。彩色多普勒检查可见分流的存在。声学造影则可在左向右分流时示右心室内负性显影，而有右向左分流时可见对比剂进入左心室。

（4）心导管检查　右心导管右心室血氧含量高于左心房容积 0.9％以上或右心室平均血氧饱和度大于右心房 3％以上。还可见右心室及肺动脉压增高、肺毛细血管楔压增高等。

（5）左心室造影　左心室注入对比剂后，右心室和肺动脉早期显示室内有左向右分流，还可观察缺损的部位和大小。

五、室间隔缺损的诊断要点和鉴别诊断

典型病例根据临床表现胸骨左缘第 3、4 肋间响亮粗糙的杂音，心电图和 X 线检查示左心室或左、右心室并发增大，超声心动图探及缺损诊断即可确定。不典型病例应与以下疾病鉴别。

（1）特发性肥厚性主动脉瓣狭窄　可在胸骨左缘下段听到收缩期杂音，与室间隔缺损类似，但 X 线无肺充血，心电图示左心室肥大劳损。超声心动图示室间隔不对称肥厚，与左心室后壁之比＞1.3，无室缺及分流征象。

（2）肺动脉瓣狭窄　可在胸骨左缘第 2 肋间听到收缩期吹风样杂音，呈喷射样，向颈部传导，肺动脉瓣区第 2 心音减弱或消失；心电图及 X 线检查示右心室肥厚，肺野清晰；超声心动图可以明确诊断。

六、室间隔缺损的治疗

室间隔缺损的治疗分内科治疗和外科治疗。

（1）内科治疗　主要是预防呼吸道感染，控制心力衰竭以及治疗亚急性感染性心内膜炎。

（2）外科治疗　主要是施行心内直视修补术。由于室间隔缺损在 4 岁以前有自然闭合的倾向，因此无严重并发症者手术适宜年龄为 4～5 岁。若患者有药物不能满意控制的心力衰竭、频繁发生的肺炎或已开始出现肺动脉高压的征象，手术年龄应提前。当患者出现发绀或肺血管阻力＞100kPa/(s·L) 则不宜手术。

第三节　房间隔缺损

一、房间隔缺损的常见类型

房间隔缺损，根据其所在位置，可以将其分为以下几个类型。

① 次孔型房间隔缺损。

② 上腔静脉型房间隔缺损（高位房间隔缺损）。

③ 下腔静脉型房间隔缺损（低位房间隔缺损）。

④ 冠状静脉窦型房间隔缺损。

⑤ 原4孔型房间隔缺损。

二、房间隔缺损的发病机制

由于左心房压力通常高于右心房，当存在房缺时，发生左向右分流，分流量大小与缺损大小及两侧压力阶差有关。右心室不仅接收来自上、下腔静脉的回流血，而且接收由左心房向右心房的分流血，其工作量增加，肺循环血量增加，体循环血流正常或稍减少，肺动脉阻力增加，早期肺动脉压可正常或增高，严重分流可使肺动脉压显著增高，甚至使右心房压高于左心房压而发生右向左分流而引起发绀。

三、房间隔缺损的临床表现

（1）症状　随缺损大小而异，轻者可全无症状，仅在体检时发现。分流量大的可因体循环血量不足而影响生长发育，患者表现劳累后乏力、胸闷、气急、心悸、多汗，并因肺循环充血而患支气管肺炎，尤其是年幼儿。

（2）体征　分流量大的患者体格瘦小，心前区隆起，心脏搏动弥散，心浊音界扩大。在胸骨左缘第2、3肋间可听到2～3级收缩期杂音，性质柔和，传导范围不广，多数不伴震颤，系右心室排血量增多引起肺动脉瓣相对狭窄所致。左向右分流量较大时，可在胸骨左缘下方听到舒张中期隆隆样杂音，为过多的血流通过三尖瓣引起相对性狭窄所致。

肺动脉瓣区第2心音增强，并有固定分裂（分裂不受呼吸影响），系因房间隔患者在吸气时体静脉回流右心房的血流增多；呼气时由于胸腔内压增高，肺静脉回流左心房血流增多，左心房分流入右心房血量增多，因此不论是吸气或呼气时，右心室血量均增多，排空时间延长，肺动脉瓣关闭延迟，产生固定的第2心音分裂。肺动脉扩张明显或伴肺动脉高压者，可在肺动脉瓣区听到收缩早期喷射音。

四、房间隔缺损的辅助检查

（1）X线检查　右心房、右心室扩大，肺动脉圆锥突出，肺血管充血，肺门血管影粗且搏动强烈，形成"肺门舞蹈征"。伴二尖瓣狭窄时，肺动脉呈瘤样扩张。

（2）心电图检查　不全性右束支传导阻滞常见，少数完全性右束支传导阻滞，右心室扩大。右心房扩大致P波高尖。可有房扑或房颤。

（3）超声心动图　右心房、右心室扩大，肺动脉增宽，M型超声见左心室后壁与室间隔同向运动，二维超声见房间隔连续性中断，彩色多普勒显像可显示左向右分流的部位及分流量。

（4）右心导管检查　右心房、右心室血氧含量较上腔静脉高出1.9%，或血氧饱和度相差8%以上，右心导管可通过缺损部进入左心房，各部位测压及氧饱和度可了解肺动脉压力及计算分流量。

五、房间隔缺损的诊断及鉴别诊断

根据胸骨左缘第 2 肋间听到柔和的收缩期杂音，肺动脉第 2 心音固定分裂，心电图出现不完全右束支传导阻滞及 X 线和超声心动图表现，房间隔缺损即可确诊，一般无须做创伤性检查。应与下列疾病鉴别。

（1）功能性杂音　杂音不超过 2 级，无第 2 心音固定分裂，心电图、胸部 X 线片均正常。

（2）肺动脉瓣狭窄　杂音响亮，喷射性，向颈部传导，常伴震颤，第 2 心音分裂不固定，并减弱；心电图显示为右心室收缩期负荷过重图形；X 线检查显示肺野清晰；超声心动图检查可明确诊断。

（3）室间隔缺损　杂音粗糙、响亮，伴震颤，无第 2 心音固定分裂；心电图及胸部 X 线检查显示左、右心室均大；超声心动图检查可见室间隔的回声中断。

（4）原发性肺动脉高压　其体征及心电图改变与房间隔缺损相似，但 X 线除见肺门增大及右心室扩大外，肺野无充血常较清晰，右心导管检查肺动脉压增高但无分流。

六、房间隔缺损的治疗

（1）手术治疗　由于房间隔缺损在婴儿时期症状少，并发心力衰竭少，发生肺动脉高压晚，因此大部分择期在 4～5 岁时手术。当然在婴儿期发生症状，尤其是反复发生心力衰竭、肺炎时，也应及时手术。

（2）介入性治疗　对次孔型房间隔缺损中的卵圆窝型可考虑应用经皮导管闭合房间隔缺损。

第九章

心肌炎、心肌病

第一节 心 肌 炎

心肌炎是指以心肌的局限性或弥漫性的炎性病变为主要表现的疾病，根据已确定的 Dallas 标准，心肌内浸润的组织学证据为心肌炎性细胞浸润，并伴有邻近的心肌细胞变性和坏死。1991 年 Lieberman 根据心肌活检的组织学改变与临床表现，将心肌炎分为暴发性心肌炎、急性心肌炎、慢性活动性心肌炎和慢性迁延性心肌炎。心肌炎临床表现多样，可从无症状至出现严重心律失常、急性心功能不全、心源性休克甚至死亡。心内膜心肌组织活检是心肌炎确诊的"金标准"。心肌炎的治疗主要是对症辅助支持处理，主要为积极治疗休克、心力衰竭及心律失常等综合治疗，尤其是暴发性心肌炎患者的治疗。

一、病理和病理生理

心肌炎的病理生理机制不清。大鼠肠道病毒心肌炎模型显示，病毒性心肌炎分为 3 期。

病毒通过特定受体进入心肌细胞，如柯萨奇病毒 B 及腺病毒通过柯萨奇和腺病毒受体（CAR）进入心肌细胞，柯萨奇病毒以衰退加速因子（DAF）及腺病毒特殊整合蛋白（$\alpha_V \beta 3$ 及 $\alpha_V \beta 5$）作为协同受体。扩张型心肌病（DCM）行心脏移植的患者，CAR 表达增高。CAR 表达增加是否为发生心肌炎的危险因素尚不明确。

病毒进入急性损伤的心肌细胞，通过复制导致心肌坏死，细胞内抗原暴露及宿主免疫系统激活。心肌炎急性期持续数天，进入以自身免疫反应为特征的第二阶段，即亚急性期。该期持续数周至数月，以病毒特异性 T 淋巴细胞激活为特征，造成靶器官损伤。细胞因子如肿瘤坏死因子、白介素 1（IL-1）、病毒抗体及心肌蛋白激活，加速心肌及其收缩功能损伤。多数心肌炎患者通过免疫反应清除病毒而减轻心肌损害，左心室功能完全恢复。也有部分患者，自身免疫过程不依赖心肌病毒存在，导致心肌重构形成 DCM。

心肌持续性炎症引起心肌重构，最终发展为 DCM。机体免疫导致细胞因子释放，引起炎症反应。组胺增加小鼠自身免疫性心肌炎的易感性。转化生长因子等细胞因子活化，导致细胞内信号传导蛋白 SMAD 级联反应，促纤维化因子增加、病理性纤维化，心肌重构、心功能下降，发生进行性心力衰竭。

二、临床表现

心肌炎临床表现各异，主要取决于病变的广泛程度和严重程度，少数可完全无症状，轻者可表现为发热、咳嗽、腹泻等非特异性症状，重者可表现严重心律失常、心力衰竭、心源性休克甚至死亡。因而，单依靠临床症状来诊断心肌炎的可能性较低。根据临床表现，心肌炎分为轻型、亚临床型、隐匿进展型、急性扩张型心肌病型、房室传导阻滞型、酷似心肌梗死型及猝死型。

三、诊断与鉴别诊断

心肌炎在国际上无统一的诊断标准，多采用结合临床表现、实验室检查和其他相关辅助检查来确诊。2013 年欧洲心脏病年会（ESC）首次提出临床拟诊心肌炎的标准如下。

1. 临床表现
① 急性胸痛。
② 数天至 3 个月新发生的心力衰竭或心力衰竭症状。
③ 心悸，无明显诱因的心律失常、晕厥或心源性猝死。
④ 不能解释的心源性休克。

2. 辅助检查
① 心电图改变：ST-T 改变、房室传导阻滞、异常 Q 波、室上性心动过速等。
② 心肌损伤标志物：肌钙蛋白 I 或 T 升高。
③ 影像学检查（超声心动图或心脏磁共振）：示心脏结构和功能异常。
④ 心脏磁共振证实心肌组织学的特征：T2WI 示心肌水肿和（或）心肌延迟强化扫描呈强化信号。
⑤ 疑似心肌炎的诊断标准：有≥1 个临床表现并有辅助检查≥1 项异常者；若无临床症状，则需符合辅助检查≥2 项异常者；同时均应排除其他疾病。临床疑似心肌炎患者建议入院进一步观察及检查，心内膜心肌组织活检确定诊断。

3. 急性心肌炎的诊断
排除性诊断，在排除病因、诱因后，具备下列情况之一：
① 不能解释的肌钙蛋白升高。
② 心电图示急性心肌损伤。
③ 超声心动图或磁共振（MRI）示心脏功能正常。
④ 无症状患者归为亚急性心肌炎。
⑤ 符合亚急性心肌炎的标准并伴急性心力衰竭、胸痛、晕厥先兆或晕厥、心

包炎，则诊断急性心肌炎。

⑥ 组织学检查显示为心肌炎，无论是否有症状，均可确诊。

四、预后

心肌炎患者的预后取决于临床表现如左心室功能障碍、肺动脉高压、血压持续偏低、心率增快、心肌标志物变化情况。左心室射血分数正常的急性心肌炎患者，预后较好，多可自愈且无后遗症。血流动力学正常的暴发性病毒性心肌炎患者，长期预后佳，及早强化药物治疗和（或）机械循环支持患者的预后相对较好。类肉瘤病或巨细胞心肌炎患者，其预后取决于早期免疫抑制治疗或心脏移植，未行心脏移植者，5 年生存率为 39％。

心肌炎患者预后恶化的危险因素较多，包括以下几个因素：晕厥、NYHA 心功能分级增高、某些生物标志物（血清中 Fas、Fas 配体及 IL-10 的水平）、心电图示 QRS 波群时限延长≥120ms、右心室收缩功能不全、肺动脉压增高、未使用 β 受体阻滞药及心内膜心肌组织活检示免疫组织化学炎性特征改变。

临床工作中，应当对所有心肌炎患者进行长期随访，随访包括临床评估、心电图及超声心动图检查，必要时可进行心脏磁共振检查。

五、治疗

心肌炎的治疗通常为辅助支持疗法，尤其是病毒性心肌炎（自限性疾病），主要是针对本病的临床表现进行相关处理。

1. 体力活动

急性心肌炎患者应避免乏氧运动。柯萨奇 B3 病毒性心肌炎鼠模型显示，持续高强度锻炼增加死亡率，并抑制 T 淋巴细胞活性。心肌炎是年轻运动员猝死的原因之一。2005 年贝塞斯达第 36 次会议指出，疑诊心肌炎的运动员需停止各种竞技性运动 6 个月以上，待左心室结构、功能恢复正常且无心律失常时可再参加训练及比赛。对心肌炎合并稳定性心力衰竭患者，建议参加适当体育锻炼。

2. 心力衰竭的治疗

可分为药物和（或）机械辅助治疗两方面。根据现行心力衰竭药物治疗方案，需依据 NYHA 功能分级应选用以下药物：β 受体阻滞药、利尿药、ACEI、ARB 等。对于部分患者而言即使采用最佳的药物治疗但是病情仍继续恶化的，选用机械循环辅助支持或体外膜肺氧合（ECMO）治疗为患者康复或心脏移植提供桥梁。即使患者起病急骤或伴有严重的临床表现时，经积极规范治疗，仍有良好的预后，其生存率可达 60％～80％且心功能能恢复正常。

3. 心律失常的治疗

心律失常的治疗包括病因治疗、药物治疗及非药物治疗三方面。对于无自觉症状且室性心律失常发生次数不多时，应积极治疗心肌炎，可暂且不使用抗心律失常药物。依据 ACC/AHA 及 ESC 于 2006 年颁布的指南，应对有症状的或持续发生的心律失常予以治疗。有症状的或持续发生的室性心律失常应积极治疗，必要时使用胺碘酮。心肌炎患者出现严重房室传导阻滞时可选用糖皮质激素、异丙肾上腺素提高心室率，若阿-斯综合征发生，则需置入起搏器，帮助患者渡过急性期。2013年 ESC 建议急性期不考虑置入埋藏式自动复律除颤器（ICD），而对于急性期过后的心律失常治疗遵循 ESC 指南。

4. 免疫调节剂的应用

静脉注射免疫球蛋白（IVIg）可直接清除病毒，中和抗体，减轻心肌的炎性反应，抑制病毒感染后免疫损伤等作用，但在研究中，对于新发的扩张型心肌病及心肌炎成人患者，IVIg 的应用未发现有益处。对儿童患者治疗的研究显示，大剂量的免疫球蛋白应用可以使左心室功能恢复并提高生存率。

5. 免疫抑制药的应用

在心肌炎治疗中使用免疫抑制药，仍存在较大的争议。不主张常规使用免疫抑制药。近年来文献与研究显示，对重症患者合并心源性休克、致死性心律失常（三度房室传导阻滞、室性心动过速）或心肌活检证实为慢性自身免疫性心肌炎性反应者，应足量、早期应用糖皮质激素。糖皮质激素有较多的不良反应，应该短疗程应用，轻症病例不宜使用。

6. 免疫吸附疗法

免疫吸附疗法的目的是吸附血液中的炎症因子及清除抗多种心肌细胞蛋白的抗心肌抗体。有证据显示免疫吸附疗法治疗既能改善心功能，又能减少心肌炎性病变。该疗法仍在多中心前瞻性随机试验观察中。

7. 抗病毒治疗

心肌炎病因中常见的是病毒感染，但大多数心肌炎患者诊断前期感染数周，因而在实施阶段的有效性有待进一步研究。对于小鼠模型及少部分患者的抗病毒治疗效果可见，抗病毒治疗［利巴韦林（病毒唑）或干扰素］可防止心肌炎转为心肌病，减轻疾病的严重程度及降低病死率。对于慢性扩张型心肌病伴有病毒感染的患者，干扰素的应用可抑制病毒，辅助、调节免疫功能并改善左心室收缩功能。

8. 其他护心治疗

心肌炎患儿应给予低脂低盐饮食、限制体力活动以降低心脏负担，尤其是急性心肌炎及暴发性心肌炎急性期时应卧床休息或限制体力活动至少 6 个月直至左心室收缩功能恢复正常、心腔大小正常及无心律失常。同时给予磷酸肌酸钠、1,6-二磷酸果糖（FDP）、辅酶 Q10、维生素 C 等保护心肌细胞。

第二节 心 肌 病

心肌病是一组异质性心肌疾病，由不同病因引起心脏机械和电活动的异常，表现为心室不适当的肥厚或扩张。严重心肌病会引起心血管性死亡或进展性心力衰竭。心肌病通常分为原发性心肌病和继发性心肌病，其中原发性心肌病包括扩张型心肌病、肥厚型心肌病、限制型心肌病、致心律失常性右心室心肌病和未定型心肌病。继发性心肌病指心肌病是全身性疾病的一部分。

一、病因

心肌病的发生与多种因素有关。原发性心肌病的发病原因不明，继发性心肌病主要与感染、代谢疾病、内分泌疾病、缺血、过敏等因素有关。

1. 原发性心肌病

原发性心肌病的发病原因尚不十分清楚。

2. 继发性心肌病

常见的发病原因有以下几种。

（1）感染性原因 多见于严重的细菌、病毒、立克次体、原虫等感染，细菌或病毒直接侵犯心肌，或者其毒素影响心肌，引起心肌病，即所谓的心肌炎后心肌病。

（2）代谢性原因 最多见的是糖尿病引起的心肌病。其次为家族性糖原累积症、脚气性心脏病、酒精性心肌病、心脏淀粉样变等引起心肌改变。

（3）内分泌性原因 常见的有甲状腺功能亢进症、甲状腺功能减退症、肢端肥大症等导致心肌病变。

（4）结缔组织疾病 多见于红斑狼疮、类风湿关节炎、硬皮病等引起心肌损害。

（5）缺血性原因 主要是指冠状动脉粥样硬化、冠状动脉痉挛引起心肌缺血性改变，导致心肌病变。

（6）过敏性原因 多指磺胺药、青霉素以及其他药物过敏引起的心肌改变。

（7）中毒性原因 烧伤、白喉、伤寒等细菌毒素直接损害心肌引起心肌病。

二、临床表现

不同原因导致的心肌病，临床表现略有差异。

1. 扩张型心肌病

以中年人居多。起病多缓慢，有时可达 10 年以上。症状以充血性心力衰竭为主，其中以气短和水肿最为常见。最初在劳动或劳累后气短，以后在轻度活动或休息时也有气短，或有夜间阵发性呼吸困难。患者常感乏力。

体检见心率增快，心尖搏动向左下移位，可有抬举性搏动，心浊音界向左扩大，常可听得第 3 心音或第 4 心音，心率快时呈奔马律。由于心腔扩大，可有相对性二尖瓣或三尖瓣关闭不全所致的收缩期吹风样杂音，此种杂音在心功能改善后减轻。晚期病例血压降低，脉压小，出现心力衰竭时舒张压可轻度升高。交替脉的出现提示左心衰竭。脉搏常较弱。

心力衰竭时双肺可有啰音。右心衰竭时肝大，水肿的出现从下肢开始，晚期可有胸腹腔积液，出现各种心律失常如高度房室传导阻滞、心室颤动、窦房传导阻滞，可导致阿-斯综合征，成为致死原因之一。此外，尚可有脑、肾、肺等的栓塞。

2. 肥厚型心肌病

可以无症状，也可以有心悸、劳力性呼吸困难、心前区闷痛、易疲劳、晕厥甚至猝死，晚期出现左心衰竭的表现。梗阻性肥厚型心肌病患者胸骨左缘可出现粗糙的收缩中晚期喷射性杂音，可伴震颤，应用洋地黄制剂、硝酸甘油、异丙肾上腺素及 Valsalva 动作后杂音增强，反之应用 β 受体阻滞药、去甲肾上腺素、下蹲时杂音减弱。有些患者可闻及 S3、S4 及心尖区相对性二尖瓣关闭不全的收缩期杂音。

3. 限制型心肌病

乏力、呼吸困难和运动耐力下降是限制型心肌病的常见主诉，严重者还会出现水肿、端坐呼吸、肝大、少尿、腹水及消化道淤血的症状。

体格检查可见血压偏低、脉压小、颈静脉怒张、Kussmaul 征阳性（吸气时静脉压升高）、心脏浊音界扩大、心律失常，可闻第 3 心音及第 4 心音。当合并有二尖瓣、三尖瓣关闭不全时，常会听到二尖瓣、三尖瓣收缩期反流性杂音。双肺可闻湿啰音。肝大，有时会有腹水。双下肢水肿。

三、治疗

主要是针对病因治疗和对症治疗。

1. 扩张型心肌病

（1）治疗原则

① 保持正常休息，必要时使用镇静药，心力衰竭时低盐饮食。

② 防治心律失常和心功能不全。

③ 有栓塞史者应予抗凝治疗。

④ 有多量胸腔积液者，做胸腔穿刺抽液。

⑤ 严重患者可考虑人工心脏辅助装置或心脏移植，可以行心脏再同步治疗。

⑥ 对症、支持治疗。

（2）心力衰竭的治疗

① 必须十分强调休息及避免劳累，如有心脏扩大、心功能减退者更应注意，

宜长期休息，以免病情恶化。

② 有心力衰竭者采用强心药、利尿药和血管扩张药。由于心肌损坏较广泛，洋地黄类、利尿药有益；在低肾小球滤过时，氢氯噻嗪可能失效。此时，需用袢利尿药如呋塞米、血管扩张药如血管紧张素转化酶抑制药。用时需从小剂量开始，注意避免低血压。心力衰竭稳定时用β受体阻滞药有利于改善预后。

③ 有心律失常，尤其有症状者需用抗心律失常药或电学方法治疗，对快速型室性心律与高度房室传导阻滞而有猝死危险者应积极治疗。

④ 对预防栓塞性并发症可用口服抗凝药或抗血小板聚集药。

⑤ 对长期心力衰竭、内科治疗无效者应考虑心脏移植，术后积极控制感染，改善免疫抑制，纠正排斥，1年后生存率可达85%以上。

（3）用药注意事项

① 心肌病变时对洋地黄类药物敏感，应用剂量宜较小，并注意毒性反应，或使用非强心苷正性肌力药物。

② 应用利尿药期间必须注意电解质平衡。

③ 使用抑制心率的药物或电转复快速型心律失常时，应警惕同时存在病态窦房结综合征的可能。

④ 对合并慢性完全性房室传导阻滞、病态窦房结综合征者可安装永久性人工心脏起搏器。

⑤ 在应用抗心律失常药物期间，应定期复查心电图。

⑥ 使用抗凝药期间，应注意出血表现，定期复查出凝血时间、凝血酶原时间及 INR。

（4）特殊治疗　扩张型心肌病的心脏移植治疗可延长生命。心脏移植后，预后大为改观。

2. 肥厚型心肌病

（1）一般治疗

① 对无症状、室间隔肥厚不明显及心电图正常者暂行观察。

② 避免剧烈运动，特别是竞技性运动及情绪紧张。

（2）药物治疗　避免应用洋地黄制剂、硝酸甘油、异丙肾上腺素等药物。

① β受体阻滞药：普萘洛尔、阿替洛尔、美托洛尔、比索洛尔。

② 钙通道阻滞药：维拉帕米、地尔硫䓬。

③ 抗心力衰竭治疗（终末期）可用利尿药及血管扩张药。

④ 抗心律失常：胺碘酮、丙吡胺，有抗心律失常及负性肌力作用。

（3）室间隔肌切除术　适用于药物治疗无效的左心室流出道严重梗阻者。

（4）双腔起搏　预后尚难确定。

（5）经皮腔间隔心肌化学消融术　是将无水乙醇经导管注入供应室间隔心肌组

织的间隔支血管，造成人为的间隔心肌梗死，以缓解左心室流出道梗阻，是近年治疗肥厚型心肌病的一种方法。

（6）预防猝死　对于高危患者，除避免剧烈运动和药物治疗外，还应安装置入式心脏复律除颤器。

3. 限制型心肌病

（1）对因治疗　对于那些有明确原因的限制型心肌病，应首先治疗其原发病。如对嗜酸粒细胞增多综合征的患者，嗜酸粒细胞增多症是该病的始动因素，造成心内膜及心内膜下心肌细胞炎症、坏死、附壁血栓形成、栓塞等继发性改变。因此，治疗嗜酸粒细胞增多症对于控制病情的进展十分重要。糖皮质激素（泼尼松）、细胞毒药物等，能够有效地减少嗜酸粒细胞，阻止内膜心肌纤维化的进展。一些与遗传有关的酶缺乏导致的限制型心肌病，还可进行酶替代治疗及基因治疗。

（2）对症治疗

① 降低心室充盈压：硝酸酯类药物、利尿药可以有效地降低前负荷，减轻肺循环和体循环淤血，降低心室充盈压，减轻症状，改善患者生活质量和活动耐量，但不能改善患者的长期预后。但应当注意，限制型心肌病患者的心肌僵硬度增加，血压变化受心室充盈压的变化影响较大，过度的减轻前负荷会造成心排血量下降，血压下降，病情恶化，故硝酸酯类药物和利尿药应根据患者情况，酌情使用。β受体阻滞药能够减慢心率，延长心室充盈时间，降低心肌耗氧量，有利于改善心室舒张功能，可以作为辅助治疗药物，但在限制型心肌病治疗中的作用并不肯定。

② 以舒张功能受限为主洋地黄类药物无明显疗效，但房颤时，可以用来控制心室率。对于房颤亦可以使用胺碘酮转复，并口服预防。但抗心律失常药物对于预防限制型心肌病患者的猝死无效，亦可置入 ICD 治疗。

③ 抗凝治疗本病易发生附壁血栓和栓塞，可给予抗凝或抗血小板治疗。

（3）外科治疗　对于严重的心内膜心肌纤维化可行心内膜剥脱术，切除纤维性心内膜。伴有瓣膜反流者可行人工瓣膜置换术。对于有附壁血栓者行血栓切除术。手术病死率为 20%。对于特发性或家族性限制型心肌病伴有顽固性心力衰竭者可考虑行心脏移植。有研究显示儿童限制型心肌病患者即使没有明显的心力衰竭症状，仍有较大的猝死风险，所以主张对诊断明确的患儿应早期进行心脏移植，可改善预后。

4. 继发性心肌病

主要针对病因治疗。

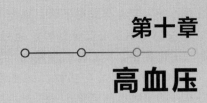

第十章

高血压

概　　述

一、血压的定义、形成及正常值

血压是指血管内流动的血液对单位面积血管壁的侧压力。血压由心排血量与外周阻力的乘积而形成，是心脏自身因动力通过搏出的血流量与血管壁构成的阻力相互作用的结果。在同一时间心排血量恒定，而各部位血管的口径、长度、管壁的弹性心脏的距离等的情况不一，各处的血管阻力也不一，各处的血压高低亦不一，为了便于测量和观察比较，临床上常以肱动脉的血压代表人体的血压。由于不同时间心排血量不同，因而血压亦不同。收缩期心脏射血，动脉血压升高到最高值，即收缩压。舒张期心脏停止射血，动脉血压降到最低值，即舒张压。收缩压与舒张压之差称为脉压。在安静状态下测定肱动脉血压，我国正常成年人的收缩压为 90～140mmHg，舒张压为 60～90mmHg，脉压为 30～40mmHg。

二、影响血压的因素

凡能影响心排血量、外周阻力以及调节二者动态平衡的神经体液因素均能影响到血压，主要有以下因素。

（1）心排血量　主要影响收缩压，心排血量增加，收缩压升高，反之降低。

（2）外周阻力　主要影响舒张压，外周阻力增加时，舒张压升高，反之降低。外周阻力又受小动脉口径的影响，小动脉口径变小时，外周阻力增加，反之则减少。

（3）大动脉弹性　主要影响脉压，老年人大动脉弹性降低时，脉压增大。

（4）心率　若搏量不变，心率加快则使收缩压升高，如果心率太快，超过 180次/分，则心室舒张不完全，可使舒张压升高更明显，致使脉压降低。

（5）血量/容量比值　比值增大则充盈压升高，血压升高，比值减少则充盈压降低，血压降低。

（6）神经体液调节功能　它是维持血压相对恒定的基本条件，包括以下几项功能。

① 心迷走中枢及心迷走神经：通过释放乙酰胆碱递质抑制心肌收缩，减慢心

率，减慢传导，使心排血量下降，血压下降。

② 心交感中枢及心交感神经：通过释放去甲肾上腺素递质增强心肌收缩，增加心率、增快传导，使心排血量增加，血压增高。

③ 血管运动中枢及交感神经缩血管纤维：兴奋则收缩血管，增加外周阻力，血压升高；抑制则血压下降。

④ 压力感受器反射调节：颈动脉窦与主动脉弓有压力感受器，能感受血管的压力，反射性调节血压。

⑤ 化学感受器反射调节：主要在机体应激状态时调节血压。

⑥ 高级神经活动调节：人类精神情绪状态常影响心率及外周阻力而影响血压。

⑦ 体液调节：体内许多激素均影响血压，如肾上腺髓质激素、内皮素、前列腺素等。

三、测量血压的正确方法

测量血压的方法有两类，一类是直接动脉内测压法，另一类是间接测压法，临床主要用台式血压计间接测量血压。

① 测压前先让被测者安静休息 5～10min，以消除劳累或精神紧张对血压的影响。

② 被测者手臂应放在与右心房同一水平（坐位时平第四肋软骨，卧位时平腋中线），并外展 45°。

③ 将橡皮气袖中部对着肱动脉，缚于上臂，气袖下缘距肘窝 2～3cm，袖带内以刚好容纳二指为度，不可过松或过紧，以免影响准确性。

④ 将听诊器胸件放在肘部肱动脉上（不要接触气袖，更不应塞在气袖下），然后打开开关向袖带内打气，待肱动脉搏动消失，再使汞柱升高 20～30mmHg，然后缓慢放出袖带中空气，汞柱下降速度以 2mm/s 为宜，听到第一个声音所示的压力值即为收缩压。

⑤ 动脉音突然消失所示的压力值为舒张压。

⑥ 一般以右上肢血压为准，连续测量 2～3 次，取其最低值。

⑦ 测量完毕，将台式血压计向水银瓶侧倾斜 45°，使水银全部回到水银瓶中，将开关关闭并将袖带卷起放于盒内即测量完毕。

临床上有时需测下肢血压，被测者取俯卧位，气袖束于腘窝上部 3～4cm 处，测量腘动脉压力，方法同上。

四、正常人血压波动的规律

在不同生理情况下，血压可发生一些变动。在兴奋、恐惧、忧虑等情绪因素以及运动时，动脉血压，尤其收缩压，可明显升高。当剧烈运动时，收缩压可高达（180～200mmHg），舒张压也可达 100mmHg 的程度。运动停止时血压急剧下降，这是由于腹肌、内脏血管舒张所致，以后又出现血压的二次上升。环境温度降低时，由于末梢血管收缩，常使血压升高，环境温度升高时，由于皮肤血管扩张散热机制而使血压降低。睡眠时血压下降，以后随着不同睡眠时相而有波动，一般在第Ⅲ或Ⅳ时相最低，在异相睡眠时，血压可有短暂升高。研究表明，人类在昼夜 24h 内血压呈现生理性、节奏性波动。处于一般正常生活节奏者在上午 9:00、10:00 时血压最高，以后逐渐下降，于晚间睡眠中血压降至最低点，差值可达 40mmHg。睡醒后比熟睡时血压可上升 20mmHg，起床后走动血压进一步升高，这可能是冠心病猝死多发生在清晨的主要原因。

五、偶测血压

我们把用水银柱间接测得的血压，称为偶测血压，又称随测血压。偶测血压简便易行，能及时、快捷地提供即时血压值，并有较高的准确性。临床上高血压的诊断、降压治疗的决定及疗效的判定均以偶测血压为准，该方法是间接测量血压的一种手段，具有不可替代的实用性，但存在一些局限性，这与个体血压在 24h 内存在波动性有关。局限性如下：①易受环境及受试者心理因素的影响；②不能反映不同状态及夜间的血压变化；③与高血压靶器官的损害相关性差；④不能合理应用抗高血压药物，无法按照血压波动的规律在其高峰期进行降压治疗。

六、白大衣高血压

大约有 20% 的人在医师诊断室测量的血压会比在家时高一些，我们把这种高血压称为白大衣高血压，一般约 10min 后可逐渐恢复，多次、反复为该患者测量即可缓解或避免白大衣高血压。

七、动态血压监测

动态血压监测是用特殊的血压测量和记录装置在一定的时间间隔，一般 20～30min 测量血压 1 次，连续观察 24h。它可反映不同生理节律和外界环境时的血压变化，无测量者偏差及白大衣高血压，可全面、详尽观察一天中血压的动态变化，它与高血压并发症的相关性良好，有助于合理进行降压治疗，疗效评价和预后判断，以及在抗高血压药物试验中无安慰药效应等，动态血压的应用，使高血压的研究以及临床诊断、治疗和预后评估进入了一个崭新的阶段。

第二节　高　血　压

一、高血压的诊断标准

高血压是以动脉血压（收缩压/舒张压）升高为特征，可伴有心、脑、肾、血管等器官的功能或器质性损害的临床综合征。所谓高血压是人为划定的一个标准，其目的在于加强高血压的预防和治疗，以减少高血压造成的心脑血管并发症和降低病死率。人群血压值呈连续的单峰分布，似钟形曲线，在所谓"正常血压"与"高血压"之间没有一个截然的分界点。1993 年世界卫生组织和国际高血压学会把高血压的诊断标准进行了修订，定义的标准为：收缩压≥140mmHg，舒张压≥90mmHg。

二、高血压的病因

高血压根据病因不同分为原发性高血压（又称高血压病）和继发性高血压两大类。前者占高血压患者的 95%，没有明确的病因可寻，后者所占比例不到高血压患者人数的 5%，往往是某一疾患的一个症状表现，故亦称症状性高血压。继发性高血压的病因如下。

1. 肾性
① 肾实质性：如肾小球肾炎、肾盂肾炎、多囊肾、肾素分泌瘤等。

② 肾血管性：如肾动脉狭窄、纤维肌性结构不良、肾梗死。

③ 外伤：肾周血肿、肾动脉血栓形成、肾动脉夹层。

2. 内分泌性
① 甲状腺性：功能亢进与功能减低。

② 肾上腺性：如嗜铬细胞痛、原醛增多症、皮质醇增多症、肾上腺性变态综合征等。

③ 甲状旁腺功能亢进症。

④ 脑垂体性肢端肥大症。

⑤ 糖尿病。

3. 神经性
① 呼吸性酸中毒。

② 脑肿瘤、颅内压增高。

③ 脑炎、脑干感染。

④ 延髓型脊髓灰质炎。

⑤ 家族性自主神经功能异常。

⑥ 急性发绀症。

⑦ 四肢麻痹。

⑧ 肾上腺外嗜铬组织肿瘤。

4. 血流机械性影响
① 动-静脉瘘。

② 主动脉瓣关闭不全。

③ 主动脉缩窄、多发性大动脉炎。

④ 动脉粥样硬化性收缩期性高血压。

5. 外源性

① 中毒：铝中毒、铊中毒。

② 药物性：避孕药、甘草、拟交感神经药、皮质激素。

③ 食物性。

④ 医源性：肾功能不全时容量过多、手术后高血压。

6. 其他

① 烫伤。

② 类癌综合征。

③ 红细胞增多症。

④ 颈椎病与睡眠呼吸暂停综合征。

三、高血压的发病机制

在高血压中，原发性高血压约占90%，继发性高血压约占10%。原发性高血压的发病机制尚未完全阐明，通过流行病学调查，发现以下因素与高血压病发病有关。

（1）遗传因素　父母双方都有高血压，其子女患高血压达45%；父母一方有高血压，其子女患高血压达28%；父母均无高血压，其子女患高血压仅3%。有人认为是多基因遗传，也有人认为是单基因遗传。

（2）体重因素　超重者比瘦者患高血压高2～3倍，是一独立危险因素。

（3）营养因素　食盐摄入量多者，血压升高。目前认为在上述各种因素影响下，使血压调节功能失调而产生的。

左心搏出量、外周血管阻力等血流动力学参数是影响动脉血压的主要因素，可用简单公式表示其间关系，即平均动脉压＝心排血量×总外周阻力。凡能使心排血量增加或增加外周阻力的因素均可使血压升高。心排血量随心肌收缩力增强、血容量增加、心率加快而增加；外周阻力随大血管弹性降低，小动脉管径变细或狭窄，血液黏稠度增加而增加。

四、原发性高血压

（一）原发性高血压者的血流动力学变化及其表现

原发性高血压者以下指标发生改变：心排血量、外周阻力、主动脉顺应性和容量因素。

依据高血压发生机制，心排血量（CO）增加可导致高血压，但在活体内 CO

增加常反射性引起血管扩张使外周阻力降低，动脉压并不升高，CO 增加本身不足以维持高血压，但在血压升高的始动机制中可能起重要作用。国内外研究表明，在年轻的原发性高血压患者，以高流量-正常阻力型为主，老年患者以低流量-高阻力型为主。高血压早期表现为 CO 增加，之后才出现外周阻力增加。长期高压力负荷下，常继发心室肥厚，当无心力衰竭时多为向心性肥厚，心室腔相对较小；相反高心排血量者则为离心性肥厚，心室腔大。外周阻力增加是多数原发性高血压血流动力学的主要改变。

长期的高压力负荷使主动脉顺应性（即外力作用下的形变能力）降低，脉压增高，多见于老年患者。血压正常者，血浆容量（PV）和间质液量（IF）之比是恒定的，在原发性高血压患者 PV/IF 比值显著下降，说明其调节细胞外液各成分的功能发生紊乱。

值得指出的是各类高血压的血流动力学并无特异性。

（二）原发性高血压的发病机制

1. "膜学说"解释原发性高血压发病机制的方法

从细胞水平探索原发性高血压的发病机制是近年来的重要进展。血管平滑肌为引起并承受高血压的直接部位。研究发现，高血压患者的平滑肌细胞膜存在特异的生化缺陷及遗传性离子转运障碍。膜的通过性及膜内外离子浓度发生改变，尤其 Na^+、K^+、Ca^{2+} 的分布异常。膜电位及其去极化过程改变，从而增加平滑肌的收缩性，增加血管对缩血管物质的敏感性，增加钙的电位依赖性而增加收缩，从而导致高血压。这是解释原发性高血压发病机制的新学说，称为"膜学说"。

2. 肾素-血管紧张素-醛固酮系统（RAAS）与高血压的关系

RAAS 是重要加压机制之一，肾素主要由肾小球旁细胞分泌，血液循环中的肾素将肝产生的血管紧张素原水解为血管紧张素 I，又在肺循环中由血管紧张素转化酶（ACE）的作用下转化为血管紧张素 II。血管紧张素 II 可致血压升高，机制如下。

① 直接使小动脉平滑肌收缩，外击阻力增加。

② 使交感神经发放冲动增加，小动脉收缩，外周阻力增加。

③ 刺激肾上腺皮质球状带，使醛固酮分泌增多，从而使肾小管远端集合管对钠重吸收增加，导致体内水钠潴留，使血容量增加。

近年的研究显示在中枢神经系统、心脏和大动脉壁均有肾素和血管紧张素 II，对血压的调节起重要作用。

3. 交感神经与高血压的关系

前已述及交感神经对调节心排血量及外周阻力，从而调节血压高低起很重要作用。

① 交感神经系统对维持和调节正常血压起决定作用。

② 抗交感系统的药物如神经节阻断药、利舍平、可乐定。α受体阻滞药和β受体阻滞药等都能有效地降低血压。临床观察表明，安静时交感神经活性增强是年轻的原发性高血压患者的特点。交感神经活性增加可能参与原发性高血压发病的始动机制，但对高血压的维持不起作用。

4. 体液因素与高血压有关系

（1）具有扩血管作用的激肽释放酶-激肽系统与前列腺素减少，它们除了扩血管外，尚能抑制钠重吸收，血容量减少，血压下降，它们缺少则导致血压上升。

（2）高胰岛素血症时促进肾小管重吸收钠，引起水钠潴留，血容量增加，致血压升高。高胰岛素血症常伴有交感神经兴奋，使血压升高。所以，胰岛素可能是高血压的发病机制之一。

5. 心钠素与原发性高血压的关系

心钠素（ANF）是一种近年来发现的利尿、利钠、扩血管及降压激素，参与机体对水盐代谢的调节，主要由哺乳动物的心肌细胞合成、贮存和释放。其前体贮存在心房的分泌颗粒中，当体内外刺激或心房张力增加时，ANF 以 28 个氨基酸组成的短肽形式释放入血。目前认为，无论在正常或疾病状态时，心房都是血液循环中 ANF 的主要来源。ANF 能降低动物和人的动脉压，其降压作用可通过利尿后的容量减少，抑制 PRA，扩张血管或降低周围血管阻力及心排血量而引起，且 ANF 的利尿、利钠及血管扩张作用也减轻了心脏的前、后负荷。实验表明，ANF 能直接抑制球旁细胞分泌肾素。

原发性高血压患者的心房对房压及心胸容量增加的反应较正常人减弱，可能是由于 ANF 释放低于正常，从而导致细胞内钠离子浓度升高、血管收缩及周围阻力增加，成为维持高血压发展的因素。ANF 用于治疗高血压及充血性心力衰竭已收到良好效果。临床实验观察到给原发性高血压及高原肺动脉高压患者一次输注 ANF $400\mu g$ 可引起动脉压迅速下降，并伴有尿量、Na^+、K^+、肌酐排泄增加及心率、心排血量、每搏量、射血分数等增加，从而，降低了心脏后负荷，使左心功能明显改善。

由于 ANF 可增加肾小球滤过率，对肾小管无毒性作用，故可用于某些肾病及肾性高血压。

五、高血压临床表现

1. 高血压病

多见于 40 岁以上中年人，80％有家族史，根据起病缓急和病情进展情况，临床上可分为缓进型高血压与急进型高血压，病情急骤变化，血压突然急剧升高，可表现为高血压危象和（或）高血压脑病。急性型高血压指舒张压＞130mmHg，高血压病程 2～10 年者，常发生在 40～60 岁，眼底检查有视网膜出血或渗出，尿有红细胞和管壁。缓进型高血压起病隐匿，仅在体检时发现高血压，部分患者有头痛、头晕、乏力等神经功能症状。恶性高血压指舒张压≥140mmHg，眼底出现视盘水肿，常有肾功能不全，心、脑功能障碍，若不积极降压，可死于肾功能衰竭、脑卒中或心力衰竭。目前认为急进型高血压和恶性高血压是高血压发病过程中的不同阶段，急进型高血压是恶性高血压的前驱，常统称为急进型恶性高血压。

2. 高血压脑病

高血压脑病是指血压突然或短期内明显升高，致脑血管自身调节障碍，脑灌注过多，液体经血-脑屏障漏出血管造成血管周围脑组织水肿和颅内压增高，患者剧烈头痛、呕吐、意识模糊，甚至昏迷、抽搐等，称为高血压脑病。眼底检查必有局限性或弥漫性视网膜小动脉痉挛，但不一定有出血、渗出或水肿，有效的降压治疗可迅速恢复，不留后遗症。

3. 高血压危象

高血压危象是指高血压患者因交感神经活性亢进和循环儿茶酚胺过多所引起的危急症候群。血压明显升高，收缩压可高达 260mmHg，舒张压达 120mmHg 以上；伴有交感神经兴奋的症状，出现头痛、烦躁、心悸、多汗、恶心、呕吐、面色苍白或潮红、视力障碍等症状。一般发病快、历时短、恢复快、易复发。眼底检查可见出血、渗出及视盘水肿。

4. 缓进型高血压病的临床表现及辅助检查

（1）症状　此型约占高血压病的 95%，起病隐匿、发展缓慢，病程可达 10～20 年，呈良性经过，又称良性高血压。早期多无症状，仅在体格检查时发现，少数甚至在发生脑血管意外，急性左心衰竭时方被发现，以下几个常见症状与高血压有关。

① 头痛：晨起明显，位于前额部、枕部、颞部。颈项部僵硬感。

② 头晕、头胀、失眠、注意力不集中、记忆力减退、耳鸣、手足发麻等大脑皮质功能紊乱症状。

③ 鼻出血。

④ 心悸、胸部不适感等。

⑤ 当高血压不认真控制时，常可造成心、脑、肾及血管等靶器官的损害。当这些靶器官发生功能不全时，可引起相应的临床症状如心力衰竭、脑血管意外、肾功能衰竭。

（2）体征　高血压病未影响其他器官损害时，临床上除血压升高外，可无阳性体征，或仅有主动脉瓣区第 2 心音亢进、分裂。当高血压影响心脏引起心脏扩大时，可有心脏左下扩大体征与第 4 心音；严重高血压引起主动脉瓣扩张时可有主动脉瓣区舒张期杂音（系主动脉瓣关闭不全所致）；当引起靶器官功能不全时可有其相应的体征，如左心衰竭、脑血管意外、肾功能不全等体征。

（3）辅助检查

① 血、尿常规化验：尿常规阴性或有少量蛋白和红细胞。肾功能减退时尿比重降低。尿浓缩和稀释功能减退。肾功能不全晚期可有贫血。

② 胸部 X 线检查：可见主动脉迂曲、延长，升主动脉弓或降部扩张。发生高血压心脏病时左心扩大，发生左心衰竭时有肺淤血或肺水肿改变。

③ 心电图：正常或左心室肥厚、劳损图形。

④ 超声心动图检查：可测量心房、心室大小，左心室壁厚度，心脏舒张与收缩功能。可及时发现高血压对心脏的影响情况。

⑤ 生化检查：肌酐、尿酸、尿素氮在肾功能不全时可升高。血糖、血脂检查有无存在冠心病的危险因素，为治疗高血压方案提供依据。

5. 急进型高血压病的临床表现及辅助检查

（1）症状　此型约占高血压病 5%，起病急，发展快，以视网膜病变和肾功能恶化迅速为特点，预后差。主要症状为头痛较著，视力障碍，失明，若伴发肾功能不全有其相应症状如少尿、食欲下降、恶心、乏力等。

（2）体征　舒张压大于 17.3kPa 或 18.7kPa（130mmHg 或 140mmHg）。眼底检查示视网膜出血或渗出。伴发心、脑、肾损害时有其相应的体征。

（3）辅助检查

① 尿常规：尿中有蛋白或红细胞，尿蛋白可达（＋＋）或（＋＋＋）。

② 血常规：肾功能不全时有贫血。

③ 心电图：左心室肥厚、劳损图形。

④ 胸 X 线检查：左心室扩大，心功能不全时有肺淤血。

⑤ 生化检查：血中肌酐、尿酸、尿素氮升高，肾素往往升高，严重者可并发酸中毒、电解质紊乱。

⑥ 超声心动图检查：了解有无伴发左心房、左心室舒张和收缩功能受损情况。

6. 高血压危象和高血压脑病的临床表现及辅助检查

（1）临床表现　高血压危象和高血压脑病是发生在高血压病过程中的一种特殊临床现象，可发生于缓进型与急进型高血压病，也可发生于症状性高血压者。高血压危象是在高血压的基础上周围小动脉发生暂时性的强烈收缩而导致血压急剧地进一步升高的结果；高血压脑病是在血压显著升高的情况下，脑细小动脉发生持久而严重的痉挛后出现被动性或强制性扩张，使脑循环的自动调节功能失调，脑循环发生急剧障碍而导致脑水肿和颅压升高的结果。

常有致使发生高血压危象和高血压脑病的诱发因素如精神创伤、情绪波动、过度疲劳、寒冷刺激、气候变化、内分泌失调、长期服用大量抗高血压药物骤停者、嗜铬细胞瘤突然释放大量儿茶酚胺者。主要症状突然发生严重头痛、头晕、出汗、气短、手足发抖、视物模糊、耳鸣、恶心、呕吐等自主神经功能紊乱症状，甚至可出现神志改变，心绞痛、急性左心衰竭和（或）肾功能衰竭症状。高血压脑病尚伴有意识模糊、嗜睡、抽搐甚至昏迷；视力障碍、一过性偏瘫、半身感觉障碍、失语等亦可发生。

体格检查见血压≥260/120mmHg，心率增快，不同程度的意识障碍表现。若伴发急性左心衰竭有急性左心衰竭的体征。

（2）辅助检查

① 眼底检查示视网膜出血、渗出，血管痉挛，高血压脑病者可见视盘水肿。

② 脑脊液检查，高血压病者可见脑脊液压力升高，其蛋白含量升高。伴发肾功能衰竭者，血尿素氮、肌酐升高，电解质改变。

六、高血压病的诊断

1. 高血压病的诊断要点

至少测量 3 次以上非同日血压均高于正常值，并达到上述标准，又可排除继发性高血压即可诊断高血压病，80％患者有高血压家族史。参照 X 线、心电图、超声心动图、尿常规、肾功能检查、眼底改变结果进行高血压病的分期诊断。

缓进型高血压病起病隐匿，仅在体检时发现高血压，部分患者有头痛、头晕、乏力等神经功能症状，累及心、脑、肾器官可出现各器官受损的相应临床表现。

（1）心脏　左心室肥厚、扩张，诊断高血压心脏病，晚期可出现左心功能不全。

（2）脑　易发生蛛网膜下腔或脑实质出血；一过性脑缺血；脑梗死、腔隙性梗死；高血压脑病。

（3）肾　肾小动脉硬化，肾小管损伤及其功能异常，继而累及肾单位，晚期部分患者可出现进行性肾功能不全，一方面是肾脏与高血压形成恶性循环，导致原来正常的小动脉损害；另一面是肾单位的代偿性血流动力学改变，促进了残余肾单位的进行性损伤的结果。肾小管损伤表现为尿 NAG 酶和 β_2-微球蛋白含量升高，尿酸排泄减少，血尿酸含量增加，进一步发展则血肌酐、尿素氮含量升高，可有电解质及酸碱平衡失调，B 超检查可见双侧肾脏呈轻度对称性缩小，肾盂与肾盏无异常。选择性肾功能造影显示肾内动脉不同程度的狭窄。

（4）血管　主动脉夹层。它是血液通过主动脉内膜的撕裂口进入中层并使中层与外层之间分开而形成夹层血肿，或是主动脉中层滋养血管破裂产生血肿。压力过高易导致内膜撕裂和促使血液经破口流入中层形成夹层血肿，所以高血压是主动脉夹层的一个重要发病因素，且高血压尚可增加血流动力对主动脉的负担，使主动脉中层营养血管长期处于痉挛收缩状态，造成中层缺血、坏死及出血形成血肿。表现为突然发作性胸痛，呈撕裂样剧痛，含硝酸甘油无效，多次检查心电图无心肌梗死图形且心肌酶谱化验正常，患者呈休克状而血压不降低，最后可通过超声心动图、胸部 X 线片、CT 扫描与磁共振检查确诊。

2. 心电图和心向量图检查对高血压病的诊断价值

（1）心电图检查 在高血压性心脏病中的地位是毫无争议的。它为高血压心脏损害提供了客观指标，如冠状动脉供血情况、心肌肥厚程度、心率的快慢、心律规整情况、有无心肌梗死及可能的预后转归等。在高血压早期，即使心电图没有异常表现，也应进行常规检查心电图，这样可作为主要鉴别依据。对已产生心脏损害的高血压病患者做心电图检查更有其重要的临床意义，它为高血压病的诊断、分期、治疗、转归提供了可靠的依据。

（2）心电向量图检查 不仅能测量出心肌在激动过程中电位的变化，而且能按心脏激动的程序先后记录出瞬时的空间向量，并且通过三个面上的图形反映出心脏电激动过程中的立体观。临床上用心电向量图对心肌梗死、心室肥大、束支传导阻滞、预激综合征以及 ST 向量、T 向量的某些变化的诊断较为确切，以补充心电图诊断上的某些不足。

3. 超声心动图检查对高血压病的诊断价值

超声心动图（UCG）与心电图（ECG）是从两个决然不同的方面来研究心脏的。超声心动图是研究心房及心室除极以后的收缩及射血功能、心壁厚度及其运动振幅、舒张顺应性、舒张充盈功能、瓣口开放血流面积、瓣口狭窄或反流量分析以及瓣口两侧压力阶差的分析。由此可知超声心动图与心电图是相辅相成的，是不能互相替代的。

超声心动图是研究心脏生理、病理学最好的工具之一，证明了高血压病患者最早出现的是左心室舒张功能的异常。从解剖形态、心室射血及充盈功能等方面，正常生理状态下主动脉瓣可以出现轻度反流，同样，三尖瓣也可反流，这是一种生理防御措施，以防止肺血管床内流入量过多。

总之，超声心动图检查在高血压病患者中是一种有重要意义的辅助检查项目。

4. 磁共振检查对高血压病的诊断价值

MRI 不用注入对比剂即可显示动脉内腔、管壁及其与周围结构的关系，能直接摄取不同层面的图像。因此，对主动脉缩窄及近心段和远心段主动脉、头臂动脉包括左锁骨下动脉的解剖变化以及某些侧支血管，几乎可与相应体位的血管造影相比。对肾肿块病变尤其实体和复杂性肿块更有确认价值。MRI 还可以显示肾和肾上腺的解剖，进一步区分两器官的皮质和髓质。可以确定引起高血压的原因，当然也能了解高血压病对靶器官的损害程度。总之，MRI 检查是一项临床价值较高的检查，尤其是对高血压病因诊断上价值更大。

5. 高血压病的鉴别诊断

高血压病因 80%～90% 为原发性高血压（高血压病），10%～20% 为症状性高血压，二者区别在于症状性高血压有病因可寻，原发病治愈，高血压也随之降至正常。以下之一者需注意排除症状性高血压。

① 年轻人，血压水平较高，没有高血压家族史。

② 出现高血压病罕见的一些临床表现，如阵发性高血压、高血压伴肌无力等。

③ 经 3 种以上抗高血压药物的联合治疗 1 个月，血压仍保持在高水平。

鉴别诊断重点考虑以下疾病：肾性高血压、嗜铬细胞瘤、原发醛固酮增多症、妊娠高血压综合征、主动脉狭窄、医源性高血压。

七、高血压的分级

1. 按血压水平分级

见表 10-1。

表 10-1　高血压分级

类别	收缩压/mmHg	舒张压/mmHg
正常血压	<120	<80
正常高值	120～139	80～89
高血压		
1 级	140～159	90～99
2 级	160～179	100～109
3 级	≥180	≥110
单纯收缩期高血压	≥140	<90

2. 按靶器官损害程度分期

(1) Ⅰ期　无器质性改变的客观体征。

(2) Ⅱ期　至少存在下列器官受累体征之一：左心室肥厚（X 线、心电图、超声心动图）；视网膜动脉普遍和局限性狭窄；蛋白尿和（或）血浆肌酐浓度升高（$88.4～176.8\mu mol/L$）；动脉粥样硬化斑块的超声或放射线证据（颈动脉、主动脉、髂动脉和股动脉）。

(3) Ⅲ期　器官损害的症状和体征如下。

① 心脏：心绞痛、心肌梗死、心力衰竭。

② 脑：短暂脑缺血发作（TIA）、脑卒中、高血压脑病。

③ 眼底：视网膜出血、渗出，伴或不伴视盘水肿。

④ 肾：血肌酐浓度大于 $176.8\mu mol/L$，肾功能衰竭。

⑤ 血管：动脉瘤破裂，有症状的动脉闭塞性疾病。

八、实验室检查

1. 辅助检查对高血压病的诊断价值

虽说高血压病一般在早期的一段相当长的时间内没有临床症状，甚至实验室检查亦无异常，但作为一般的基本检查可了解病情进展情况及预后转归情况。筛选继发性高血压的特殊检查进行鉴别诊断等都有重要意义。这些检查包括以下几种。

（1）常规检查

① 肾功能检查：包括分析尿蛋白、尿糖、血肌酐和尿素氮；尿镜检也有一定帮助。血钾的测定有助于筛选盐皮质激素诱发的高血压并可作为开始利尿药治疗前的基础值。

② 血糖测定：一方面糖尿病与动脉粥样硬化、肾血管疾病及糖尿病性肾病有关。另一方面原发性醛固酮症、库欣综合征、嗜铬细胞瘤等也都可引起高血糖，利尿药也可使血糖升高，所以测得其基础值是有意义的。

③ 检查有无高钙血症。

④ 检测尿酸水平：肾性及原发性高血压及利尿药均可导致高尿酸血症，故应先检尿酸水平。

⑤ 测血浆血脂水平，以发现冠心病的易患因素。

⑥ 查心电图：所有高血压病患者均应做心电图检查以评价心脏状况，尤其判断左心室有无肥厚。

⑦ 胸部 X 线检查：胸部 X 线片有助于发现主动脉扩张、延长及发现主动脉缩窄患者肋骨压迹。

（2）筛选继发性高血压的特殊检查

① 诊断肾血管性高血压可做下列检查，如静脉肾盂造影（IVP）、核素扫描、肾动脉造影、肾静脉取血测定肾素等。

② 诊断嗜铬细胞瘤可做下列检查，如 24h 尿儿茶酚胺及其代谢产物及肌酐、血儿茶酚胺测定。

③ 对诊断库欣综合征可做下列检查，如 24h 尿 17-酮类固醇（17-KS）、17-羟皮质类固醇（17-OHCS）和血皮质醇测定及地塞米松抑制试验。

④ 诊断原发性醛固酮增多症可做下列检查，如 24h 尿钾及血钾、血浆肾素活性及醛固酮水平的测定。

总之，辅助检查对高血压病诊治及转归有其重要意义。

2. 高血压病眼底检查的临床意义

（1）高血压病可引起视网膜及其血管病变，其病变的程度可反映高血压病的时限，严重程度及周身重要器官的关系。眼底病变的分级，对临床诊断、治疗及预后有着重要意义。按整个眼底改变分级，其中 Vagener 与 Keith 的 4 级分类法被广泛采用。

① 第 1 级：除视网膜小动脉稍窄外其他正常。

② 第 2 级：视网膜小动脉中度至重度硬化。

③ 第 3 级：第 2 级的改变加上视网膜病变。

④ 第 4 级：第 3 级的改变加上视盘水肿。

（2）若按视网膜动脉硬化程度分级，主要以检眼镜下所见为依据，可分为轻、中、重三度。

① 轻度硬化：视网膜动脉中心光反射轻度增宽，不到铜丝状程度，动静脉交叉处的两端静脉可见轻度减低、变窄。

② 中度硬化：视网膜动脉中心光反射显著增宽，呈铜丝状动脉，动静脉交叉处两端静脉变尖，几乎完全被遮断，远端有轻度肿胀。

③ 重度硬化：视网膜动脉中心光反射增宽更明显，使动脉呈银丝状，动静脉交叉处两端静脉变尖，完全被遮断，远端中度肿胀。

在同一眼底，高血压性视网膜动脉硬化，轻、中、重度可并发视网膜出血、视网膜病变或视盘视网膜病变。

临床上，视网膜动脉硬化一旦形成，永不消退，这是诊断高血压病的有力佐证，其硬化程度可以反映高血压病的时限。

第三节　继发性高血压

一、肾实质疾病伴发的高血压特点

许多肾实质疾病均伴有高血压，包括肾小球肾炎、多囊肾、慢性肾盂肾炎、尿路阻塞等，偶尔，单个肾囊肿如果足够大，压迫了局部肾组织，亦可引起血压升高。这些疾病造成血压升高的原因，大多与肾素分泌增加有关。肾实质性高血压容易造成误诊，其主要原因是忽略了尿液和肾功能的常规检查。原发性高血压如并发良性肾硬化，半数以上患者仅有轻度蛋白尿，很少出现肾病综合征范围的蛋白尿，尿沉渣镜下检查也很少见到细胞管型。高血压并发慢性肾盂肾炎者患侧肾脏切除的手术选择条件：①绝对是单侧病变；②患侧肾脏的残存肾功能所占比例不到总功能的 20％；③高血压难以控制；④反复发作的尿路感染。

二、肾血管性高血压

1. 肾血管性高血压的诊断要点

① 无高血压家族史。

② 病程短，病情进展较快，突然发生恶性高血压而无其他病因可解释者。

③ 大动脉炎及肾动脉纤维肌性结构不良均好发于年轻女性，动脉粥样硬化多见于 50 岁以上男性。

④ 一般抗高血压药疗效不佳。

⑤ 高血压：收缩压＞200mmHg 和（或）舒张压＞120mmHg 者约占 60％，以舒张压增高明显，且与肾动脉狭窄程度呈正比。

⑥ 血管杂音：约 80％患者于脐上部可闻及高调的收缩期或双期血管性杂音（但要除外动-静脉瘘）。

⑦ 上下肢收缩压差：低于 20mmHg。

⑧ 辅助检查支持或确诊本病：如 γ 照相，分侧肾静脉肾素活性测定对本病的确诊率很高。数字减影血管造影（DSA）为一种较好的筛选方法，血管紧张素阻滞药试验也有助于诊断，肾动脉造影及 MRI 可确立诊断。

2. 肾血管性高血压的病因鉴别要点

肾血管性高血压有诸多病因。

（1）大动脉炎 好发于年轻女性。单侧或双侧桡动脉减弱或消失，颈部或上腹部可闻及血管杂音。血沉增快，抗主动脉抗体阳性，具有无脉病的眼底改变。动脉造影可见多发性病变（多则可累及 9 支动脉），腹主动脉伴单侧或双侧肾动脉受累约 80％，病变累及肾动脉近端 1/3 段。

（2）肾动脉纤维肌性结构不良 好发于年轻女性，主动脉少见。病变大多累及肾动脉远端及其分支，尤以右肾动脉为明显，可呈串珠样改变，上腹部很少听到血管杂音。

（3）动脉粥样硬化 多见于 50 岁以上的男性，血脂增高，可能并发高血压或糖尿病，病变常累及肾动脉近端，多数侵犯一侧。

三、原发性醛固酮增多症致高血压与高血压病的鉴别诊断

原发性醛固酮增多症的临床特征是高血压、低钾血症、代谢性碱中毒、血清钠正常或轻度升高。原发性醛固酮增多症系肾上腺皮质球状带增生或肿瘤（多数为腺瘤，少数为癌瘤），分泌醛固酮增多，引起远端肾小管对钠再吸收增加，排钾增加，结果造成血容量增加，引起高血压与低血钾。临床上除高血压外，尚伴有低血钾症状，如乏力、肌无力、多尿，重时可波及全身，造成肌肉软弱、麻痹，甚至呼吸肌麻痹。心脏方面可表现有心律失常、心电图 U 波增高，Q-T 间期延长。血浆肾素降低，血中醛固酮增加，血钾偏低，确诊后可做腹部 B 超、CT 或磁共振、核素肾上腺扫描检查进行确诊。

四、库欣综合征所致高血压

与高血压病的鉴别诊断要点：由于肾上腺腺瘤、肾上腺癌或双侧肾上腺增生等原因致糖皮质醇分泌过多而产生的症候群称为库欣综合征。

本病的诊断要点可从临床表现、实验室检查、定位诊断等几方面体现。

① 高血压：有 80％库欣综合征患者有高血压，通常为持续性，收缩压与舒张压均有中等度以上升高。

② 向心性肥胖：为本病特征，发生率为 80％，患者常呈"满月脸""水牛背"，

垂悬腹，面部红润，多脂，四肢相对瘦小，有时呈肌肉萎缩。

③ 紫纹：典型的紫纹对库欣综合征的诊断具有一定的价值，紫纹多见于腹部、大腿内外侧、臀部等处。紫纹颜色越深、越亮，则诊断价值越大。

④ 性功能改变。

⑤ 神经精神障碍，如失眠、抑郁、狂躁及精神变态等。

⑥ 骨质疏松，表现为腰椎痛和脊椎压缩性骨折。

⑦ 皮肤色素沉着。

⑧ 感染的易感性增加。

⑨ 辅助检查：尿游离皮质醇明显升高，大于 $100\mu g/24h$；血皮质醇昼夜节律消失。低血钾性碱中毒，2mg 小剂量地塞米松不能抑制，而单纯性肥胖症可明显抑制；特殊检查如蝶鞍 X 线检查、肾上腺 CT 扫描及放射性核素碘化胆固醇扫描照相等可做出定位诊断。

五、嗜铬细胞瘤致高血压

与高血压病的鉴别要点：嗜铬细胞瘤是一种源于交感神经、神经节及嗜铬组织的肿瘤。90％肿瘤位于肾上腺髓质，10％位于肾上腺髓质外。该肿瘤持续或间断地分泌儿茶酚胺（去甲肾上腺素、肾上腺素、多巴胺）入血液中，引起阵发性或持续性高血压，常伴有交感神经兴奋的临床表现，如剧烈头痛、皮肤苍白、出汗、心慌等。发作终止后，可出现面颊部及皮肤潮红、全身发热、流涎、瞳孔缩小等迷走神经兴奋症状。常于精神刺激、弯腰、排尿、排便、按摩、触摸等诱发因素下发作高血压。嗜铬细胞瘤尚可表现有基础代谢率升高，血糖升高等代谢紊乱症候群。临床上测 24h 尿中 3-甲氧基-4-羟基苦杏仁酸（VMA）升高（正常值＜12mg/24h 尿），血中儿茶酚胺明显增高。生化检查明确诊断后，尚应做肿瘤的定位检查如腹部 B 超检查、CT、磁共振检查。

六、先天性主动脉缩窄的诊断要点

先天性主动脉缩窄是一种发育畸形，很早出现高血压，男性与女性的患病比例约为 2：1，主动脉缩窄是主动脉腔的一种纤维性狭窄，多发生在主动脉峡部。

对于单纯性主动脉缩窄的诊断一般不难，典型病例表现为高血压、下肢低血压或无血压、腹主动脉以下搏动减弱或消失、胸背部可闻及 2 级左右的血管杂音，进一步做 X 线平片，如发现下列症状可基本诊断本病：①肋骨压迹；②"3"字征；③反"3"字征。如再经血管造影便可确定诊断。对于复杂性主动脉缩窄的诊断，常较困难，除了依据症状、体征及一般检查，如 X 线片检查外，尚需借助现代影像学来诊断。血管造影可明确观察病变的位置、范围、程度等，彩色多普勒超声心动图检查能明确畸形的病理解剖，磁共振（MRI）用于主动脉系统检查，能取得清晰像，更有助明确诊断。对于轻症小儿患者症状、体征常不典型，主要靠辅助检查来明确诊断。

七、医源性高血压的定义及常用药物

因用药不当引起患者血压升高并超过正常值，称为医源性高血压或药物性高血压。

这类高血压在临床上虽不多见，但也应引起注意，因为了解医源性高血压有助于和原发性及各种继发性高血压相鉴别。对于高血压，尤其中重度高血压，临床上应避免使用这类能升高血压的药，以免影响疗效及出现高血压危象。医源性高血压患者的个体易感性存在着差异，高血压产生的机制，因药而异，确切机制尚不甚清楚，依据药物的种类可分为三大类：①口服避孕药及其他雌孕激素药物；②单胺氧化酶抑制药类，如帕吉林；③其他如激素、甘草、麦角碱、毒扁豆碱等。

八、儿童高血压的定义

儿童血压正常标准采取美国全国联合委员会的建议，表 10-2 数据为血压正常的高限值。

表 10-2　儿童各年龄段血压正常值的高限

年龄/岁	正常血压值/mmHg
14～17	130/90
10～13	125/85
6～9	120/80
<6	110/75

儿童高血压的定义为 3 次偶测平均收缩压，抑或舒张压等于或大于该年龄、性别的标准值，即为儿童高血压病。少年儿童高血压与成人高血压的主要不同之处在于少年儿童有相当一部分高血压为继发性原因引起。原发性高血压起源于儿童时期，这已为近年来的流行病学研究所证实。青少年血压水平的发展呈现年龄趋向性和"轨迹"现象，即血压水平随年龄增长而升高，那些在幼年阶段血压处于高位的儿童，血压会一直处于较高水平，很有可能发展成为成年时期的高血压。

九、口服避孕药致高血压的机制及临床表现

（1）作用机制　口服避孕药引起高血压的机制是激活肾素-血管紧张素系统，口服避孕药中一般含有雌激素、孕激素，雌激素可通过两个环节引起血压升高。

① 增加肾素底物，引起血浆血管紧张素Ⅱ（ATⅡ）浓度升高。增高的 ATⅡ 既可使血管收缩，促进钠进入细胞内，又可引起醛固酮分泌增加。

② 雌二醇具有盐皮质激素作用，可直接作用于肾小管细胞引起钠潴留。

（2）临床表现　主要表现为高血压，但多数属轻型高血压，罕见恶性高血压。有的伴有经常性头痛及体液潴留表现，有的伴有 β 受体功能亢进症候群，如情绪不稳定、心动过速等。生化检查血浆肾素底物，血浆肾素活性及 AT Ⅱ 浓度增加，亦可见葡萄糖耐量试验异常，血清胆固醇、三酰甘油也稍增高。

十、老年人高血压的特点及诊断方法

（1）老年人高血压作为高血压病的一种特殊类型，除具有一般高血压病的症状、体征外，在发病机制、临床表现、治疗及预后等方面有其特殊性。老年人高血压大多数属于轻型，恶性或急进型者罕见。在继发性病因中，比年轻者较多并发其他慢性疾病，尤其是糖尿病。其临床表现及病理生理方面有如下特点。

① 血压波动性大，尤其是收缩压。

② 直立性低血压发生率较高，尤其是降压治疗过程中。

③ 间接测压法多高于实际血压值。

④ 体液成分改变。

⑤ 心脏改变，主要是加重了左心室后负荷与心脏做功。因心肌胶原纤维增多和淀粉样变致心肌肥厚、心舒缩功能受损明显，易诱发心力衰竭。

（2）对于老年人高血压的诊断除按高血压的一般诊断程序外，还应注意以下几点。

① 确立有无高血压存在及年龄界限。

② 血压总体高度水平或严重程度如何。

③ 检查靶器官受损程度与心脑血管并发症有关的危险因素等。

④ 其检查项目：双臂及立卧位血压测量、数日内多次血压测量、必要时可做动态血压观测、常规导联心电图、M 型超声心动图，必要时可做动态心电监测、肾功能测定、血脂血糖和电解质测定、常规眼底检查等。

结合高血压的一般病史、症状、体征及辅助检查结果，不难做出老年人高血压病的诊断。

十一、妊娠高血压综合征的主要特征

妊娠高血压综合征简称为妊高征，主要特征如下。

（1）高血压　收缩压高于 130mmHg 或舒张压高于 90mmHg 或较孕前增加 30/15mmHg。

（2）水肿　包括体表水肿及隐性水肿。

（3）蛋白尿　任意一次尿中尿蛋白在 10g/L 以上或 24h 尿中高于 0.5g 为病理性，24h 尿中高于 5g 时，表示重度妊高征。

（4）自觉症状　有头晕、头痛、视物不清、恶心、上腹疼痛等，为病情严重的表现，常为子痫先兆。

（5）抽搐和（或）昏迷 即子痫。是妊高征病情严重的表现。产前、产中、产后均可发生。如出现在产后已超过 1 周则应考虑其他疾病。抽搐前先有反射亢进，抽搐时首先是面肌紧张，牙关紧闭，眼球固定而直视前方或斜视一侧，继而全身肌肉强直，剧烈抽动，呼吸停止，意识丧失。抽搐持续 1min 左右后暂停，肌肉随即松弛、呼吸亦恢复而伴鼾声，患者进入昏迷状态，醒后不能记起抽搐前后情况。发作可有反复性或持续抽搐，若不及时治疗或治疗力度不够，常可出现死亡。声、光或操作刺激可诱发抽搐。

（6）辅助检查 可见血液浓缩，尿酸增高，肝功能异常，血小板减少，管型尿，眼底视网膜动脉痉挛，视网膜水肿。严重者可有视网膜剥离、絮状渗出或散在出血。产后一般均能恢复。心电图检查可见重者有心肌损害。

第四节 高血压的并发症

原发性高血压是原因不明，以体循环动脉血压升高为主要表现的一种独立疾病。其并发症较多，主要有动脉粥样硬化、冠心病、脑卒中、肾损害、糖尿病、主动脉夹层、眼功能损害、内分泌功能失调等。

一、高血压对心脏的损害及临床表现

由于高血压造成心脏工作负荷过重，心脏呈代偿性肥厚、心室扩张，最后发生心力衰竭。临床上出现相应的症状和体征，如冠心病、心绞痛、心肌梗死、心律失常、水肿、肺水肿、休克等。研究表明，高血压是发生冠心病的重要易患因素之一。

由于血压增高，周围小动脉阻力增高，心室搏血负荷过重，久之，势必导致心脏病变。早期患者可无明显自觉症状或仅有轻度不适，如心悸、头痛等。随着病情进展，可出现脉搏洪大、心尖搏动增强、左心室扩大，呈抬举样心尖搏动，心尖部第 1 心音亢进，可有收缩期吹风样杂音，主动脉瓣区第 2 心音亢进。当左心室明显扩大、主动脉瓣亦发生粥样硬化时，主动脉瓣第 2 听诊区可闻及舒张期泼水样杂音，并可闻及第 4 心音及各种心律失常如心房纤颤、期前收缩等。如血压升高的因素不能除去，病情进一步加重，晚期心脏功能受损而导致左心衰竭。轻者仅在劳累、饱食或说话过多时发生心悸、气短、咳嗽，随着病情发展，在无明显诱因下亦呈阵发性发作，多在午夜睡眠时因呼吸困难而憋醒；病情更重时，患者在平卧休息时亦可发生呼吸困难、呈强迫体位（端坐呼吸）、咳嗽咳泡沫状痰、口唇发绀、双肺底可闻及湿啰音，心尖搏动减弱，心界向左下扩大移位，心率增快，可有心律失常、心尖区闻及奔马律、肺动脉瓣区第 2 心音亢进，脉搏细数，可有交替脉。发生左心衰竭后，如不及时纠正，最终导致全心衰竭。

二、高血压性心脏病的诊断要点

① 有 5 年以上高血压病史。

② 有劳力性呼吸困难或端坐呼吸、心源性哮喘、急性肺水肿等。

③ 可见抬举性心尖搏动，心界向左下（或向双侧）扩大，肺动脉瓣区第 2 心音亢进，主动脉瓣区第 2 心音亢进伴 2～3/4 级收缩期杂音，心律失常，皮肤黏膜发绀，颈静脉怒张，肝颈静脉回流征阳性，肝大，水肿，胸腔、腹腔积液等。

④ 心电图检查示心室肥大或劳损，P 波增宽或有切迹，V_1 导联中 P 波终末电势 (PTF-V_1) 增大，各种心律失常等。

⑤ 胸部 X 线检查示主动脉迂曲扩张，心胸比值增大，肺淤血等。

⑥ 超声心动图示单侧或双侧心室肥厚扩大，二尖瓣、主动脉瓣、三尖瓣反流，射血分数降低等。

三、高血压并发冠心病的诊断

高血压并发冠心病时其诊断同单纯冠心病。心肌梗死和心绞痛是临床较易确诊的冠心病类型，其诊断依出现典型的心肌梗死图形和（或）急性期心肌酶谱的明显增高并参考缺血性胸痛等表现而定。高血压并发心绞痛时，仍以胸痛的典型特点及发作时的缺血型 ST-T 改变为其诊断依据。至于其他类型的冠心病并发高血压时的诊断条件基本相同。

四、高血压对脑血管的损害及临床表现

（1）高血压对脑血管的损害主要为脑卒中，且是脑卒中的首要危险因素。有人报道高血压患者发生脑卒中比正常血压者高 6 倍。其脑卒中的发生及预后与高血压的程度及持续时间长短有密切关系。临床研究表明，不论出血性脑卒中或缺血性脑卒中均以混合型高血压所占比例较大。单纯收缩期高血压及收缩压升高为主的高血压较易导致缺血性脑卒中，其中老年人脑卒中病死率较其他高血压类型为高。高血压引起脑卒中的常见类型为脑内出血、腔隙性脑梗死。

（2）临床表现　血压增高时常有头痛、头晕、头胀等，但亦有无症状者。当并发脑出血时，如病变在基底节区，患者多呈嗜睡甚至深昏迷，面色红赤、鼾声呼吸，有时呈潮式呼吸、血压升高，颞动脉搏动增强，可伴中枢性高热。双眼球浮动或凝视一侧、瞳孔中等偏小、口角歪斜、肢体功能障碍；一侧或双侧病理反射阳性，若病情进一步加重，昏迷加深，可出现四肢软瘫，病理反射消失，部分生理反射亦消失，出现脑疝时，病灶侧瞳孔散大，对光反应消失。其预后凶险。小脑出血有时可伴有脑膜刺激征。当并发腔隙性梗死性，可出现运动障碍、感觉障碍、平衡障碍、言语障碍、记忆障碍、定向障碍及思维障碍等。当并发高血压脑病时，表现

为意识障碍、剧烈头痛、恶心呕吐、视力障碍、惊厥和局灶性神经系统症状。头痛、惊厥和意识障碍临床上称为高血压脑病"三联征"。

五、高血压对肾脏的损害及临床表现

肾脏与高血压的关系既密切又复杂。高血压与肾脏可互为病因，导致恶性循环，久之可导致肾实质结构及功能的改变。

一般原发性高血压持续稳定地发展，5～10年后可出现轻中度肾小动脉硬化，有约7％的病例可突然转化成恶性高血压，肾脏改变迅速且严重，出现进行性肾功能衰竭。

高血压可引起肾脏的一系列变化，如肾动脉粥样硬化、肾小球变性、肾血流量减少（高血压性心脏病并发心功能不全时）等，引起腰痛、腰酸乏力、尿异常等表现。尿异常可表现为夜尿增多或尿量减少，尿比重减低，少量蛋白、透明或颗粒管型、少量红细胞，轻度氮质血症。晚期肾功能损害严重时可出现大量尿蛋白、红细胞和管型、酚红排泄试验异常。

六、高血压对眼底的损害及临床表现

高血压病早期几乎查不到眼底改变，若血压持续增高，久之可致视网膜动脉痉挛、硬化。表现为管壁透明度减低、管腔狭窄、中心光反射增宽，出现动静脉交叉征。以上变化在不同的部位变化可不一致，即使同一分支也并不规整。此外，黄斑小分支血管迂曲度增加。随着病情加重，视网膜动脉硬化也更明显。可出现软性渗出、硬性渗出、黄斑星状图；此时患者出现视力障碍甚至失明。视盘发生水肿，称为高血压性视盘视网膜病变。

高血压病早期，可无眼部症状，久之，视网膜动脉长久痉挛，继之硬化；在晚期或严重病变，血压急剧升高使视网膜屏障破坏，血浆、血细胞等渗出，继发视网膜水肿、渗出及出血即高血压性视网膜病变。病情进一步加重，可发生视盘水肿，即高血压性视盘视网膜病变。在此过程中患者由视力减退、眼部不适渐至视物变小、变形、不清，甚至失明。

七、高血压对血管的损害

高血压是促进动脉粥样硬化（AS）发生与发展的重要危险因素之一，而肾动脉因AS所致的狭窄又可引起继发性高血压。AS病变均有局灶性细胞增生、基质合成增多及脂质沉积。其病变的特点大体如下。

① 病灶常在血管分支开口处周围。

② 病变始于内膜。

③ 病变的主要细胞为平滑肌细胞SMC，由中膜移行到内膜并增生。

④ 病灶随严重程度的不同，在细胞内外含有不同量的脂质（主要为胆固醇）。

⑤ 当某些危险因素如吸烟、高血压、高胆固醇血症并存时，AS病变既严重又广泛。当表现为血管壁肥厚、血管重塑、平滑肌舒张功能正常，但内皮功能明显失调的一类结构和功能变化的疾病，称为病态血管综合征。

<h2>第五节 高血压的治疗</h2>

一、高血压病的治疗原则

（1）降压目的　一旦确定有高血压，不管有无症状都必须进行降压治疗，否则最后可引发心、脑、肾、血管的损害及其功能衰竭以致死亡。降压目的：①逆转上述靶器官的病理改变；②预防或减少上述并发症的发生，降低病死率；③提高患者的生活质量。

（2）降压目标

① 将血压降至"安全"水平，降到患者可耐受的程度，经流行病学研究表明收缩压和舒张压降至正常范围内，发生冠心病、脑卒中的危险性降低，可降低高血压的并发症与病死率。对老年人，希望血压降至 140/90mmHg 以下；对青年人，希望血压降至 140/80mmHg 以下；对单纯收缩期高血压者，希望将收缩压降至140mmHg。

② 改善生活质量，希望治疗措施不要影响患者的生活规律，不影响其体力、记忆力、思维认知能力、工作情绪、睡眠、性功能等诸方面。

二、高血压病的非药物治疗

（1）高血压病的非药物治疗　指对高血压病者进行非药物的干预措施，即进行生活方式的调整。本措施可以达到：①降低血压。②减少抗高血压药物的用量。③治疗心血管病危险因素。④是防治高血压及有关心血管疾病的一级预防措施。

（2）本措施适用于轻型、临界高血压者；也是各型高血压的一种辅助治疗。主要包括以下方面。

① 降低体重，适量运动。但对中重度高血压者应避免竞争性体育项目。

② 限钠：正常人每日食盐 2g 即可满足生理需要，高血压者食盐＜5g/d，重度高血压者食盐 2～3g/d。

③ 增加钾、钙的摄入，限制饱和脂肪酸摄入量，使不饱和脂肪酸与饱和脂肪酸之比值大于 1，增加优质蛋白质的摄入如牛磺酸、酪氨酸。

④ 戒烟、戒酒：烟、酒可导致顽固性高血压与脑卒中的发生。

⑤ 劳逸结合，注意休息与充足的睡眠，减少精神压力，保持乐观情绪。

⑥ 生物反馈和松弛：包括各种松弛和生物反馈治疗，对轻型高血压最有效。

三、药物降压治疗的适应证

① 中度、重度高血压，即舒张压≥105mmHg。

② 轻度高血压者经上述非药物治疗措施 1 个月，血压测量多次，舒张压≥100mmHg 者，或 3 个月内舒张压≥95mmHg 者。

③ 轻度高血压伴有心血管疾病危险因素者，如高血脂、糖尿病、冠心病家族史。

④ 高血压急症。

⑤ 不能手术的继发性高血压。

四、理想抗高血压药物应具备的特点

① 能逆转高血压特征性血流动力学改变，既能降低外周阻力，增加心排血量，又不影响压力感受器的反射机制。

② 能维持主要器官的适度灌注压。

③ 延缓或逆转靶器官的损害，减少并发症与死亡。

④ 改善生活质量，不良反应轻。

⑤ 增加服药的依从性，选用半衰期长、每日服用 1 次、简便的药物。

五、抗高血压药物

（一）分类

① 利尿药：能加强肾排钠排水，降低总外周阻力。

② 阻滞交感神经系统各水平的药物：包括 α、β 受体阻滞药。

③ 血管扩张药：直接作用于小动脉平滑肌细胞的药物。

④ 钙通道阻滞药：抑制慢通道钙进入血管平滑肌细胞。

⑤ 干扰肾素系统的药物：如血管紧张素转化酶抑制药卡托普利。

⑥ 血管紧张素Ⅱ受体阻滞药。

（二）利尿药

1. 降压的机制及分类

尽管利尿药在临床上用于降压治疗已有 40 年的历史，但确切的降压机制仍不清楚，可能的机制有两个。

（1）利钠（氯化钠）的直接或间接作用。

（2）与利钠作用无关的直接或间接血管效应，依据利尿程度的强弱可分为三类。

① 强降压利尿药：包括袢利尿药、汞利尿药（现已少用）。

② 中效降压利尿药：包括噻嗪类、噻嗪类类似药。

③ 弱降压利尿药：包括碳酸酐酶抑制药、保钾利尿药、渗透性利尿药。

临床上常见药物有苄氟噻嗪、氯噻嗪、氯噻酮、氢氯噻嗪、氢氟甲噻、吲达帕胺、甲氯噻嗪、美托拉宗、泊利噻嗪、布美他尼（丁苯氨酸）、依他尼酸、呋塞米、阿米洛利、螺内酯、氨苯蝶啶。

2. 降压利尿药的不良反应

（1）低钾血症　由于排钾性利尿药的作用，远端肾小管对钠和水的负荷量增大，因而增加了对钠的再吸收，而代之以钾的排泄增加。利尿引起体液量的减少，肾素-血管紧张素-醛固酮系统的激活，醛固酮促进远端肾小管对钾的排泄均可导致低钾。低钾的症状为全身倦怠无力，肌张力低下。循环系统表现为心电图变化，U波高、T波低平或倒置、ST段下移且有期前收缩为常见。服用洋地黄的患者易引起中毒。肾脏表现为易出现低钾性肾病和尿浓缩障碍，尿氨增多而引起代谢性碱中毒。临床上应用利尿药过程中减少低血钾发生的一些具体措施如下。

① 尽可能减少剂量。

② 选用适度长效利尿药，如氢氯噻嗪或吲达帕胺等。

③ 减少每日饮食钠的摄入量，每日盐摄入量低于6g。

④ 增加饮食钾的摄入量。

⑤ 如与其他药物联合应用，尽可能选用抑制肾素-血管紧张素的药物，如ACEI或β受体阻滞药。

（2）低钠血症　排钠性利尿药引起钠排泄过多，加以摄盐的过度限制，导致血钠过低。临床表现为倦怠、食欲缺乏、血压低、血尿素氮升高。急性低钠血症还可出现痉挛等神经系统症状，如不立即处理非常危险。

（3）高尿酸血症　噻嗪类利尿药能引起血清尿酸值上升，但无症状。尿酸不超过10mg/L又无痛风史者，不必治疗，有痛风史及中重度肾功能不全者，宜将尿酸控制在8mg/L以下，以防痛风发作。

（4）高脂血症　噻嗪类利尿药与袢利尿药可引起低密度脂蛋白和三酰甘油升高，高密度脂蛋白降低，从而改变血脂组成，是不利因素。

（5）诱发糖尿病　由于低钾血症抑制胰岛素的分泌，并使靶器官对胰岛素的敏感性降低，因而血糖升高，诱发糖尿病。但糖尿病并不禁忌用利尿药，因降压作用远比这一不良反应重要。

（6）低氯血症、碱中毒　袢利尿药易引起。因亨利袢上行支抑制氯的再吸收，排氯增多。一般应用大量袢利尿药后体液量减少，出现低钾血症、低氯血症等，极易引起碱中毒。

（7）噻嗪类药还可减少肾排钙，使血钙增高；氨苯蝶啶可形成肾结石，偶可引起急性胆囊炎、胰腺炎、血小板过少、中性白细胞减少、新生儿溶血性贫血、皮疹、光过敏、过敏性肾间质炎及继发性红细胞增多；螺内酯可致阳痿、月经不调。

（三）β受体阻滞药

1. 降压的作用机制

（1）首先要了解β肾上腺素能的兴奋作用是：①肾素释放；②血管扩张；③支气管扩张；④加快心率和增加心肌排出量；⑤各种代谢效应如增加胰岛素的分泌，糖原分解作用，肝脏和骨骼肌的糖原异生作用。

（2）β受体阻滞药依其所用剂型的特性和被阻滞的β受体类型，可以不同程度地阻滞前述β肾上腺素能的作用：①血管收缩作用；②支气管收缩；③减慢心率，降低心排血量，降低心肌氧耗量，降低血压。

（3）β受体阻滞药的降压效应主要取决于对β_1受体的选择性阻滞作用，可能通过以下机制起降压作用：①减低心排血量；②抑制肾素的释放；③减少肾上腺素从交感神经元的释放；④降低血管运动中枢的兴奋性。

2. β受体阻滞药的适用范围

β受体阻滞药适用于年轻的高血压患者，有阵发性房性心动过速和安静时心率快的高血压患者，伴有心绞痛或患过心肌梗死的高血压患者，以及并发甲亢、偏头痛和术前高血压等。β受体阻滞药的降压效果与利尿药相近，单一治疗的降压有效反应率为40%～50%，对年轻人比老年人更好。β受体阻滞药如与小剂量利尿药联合，疗效会显著提高，不良反应亦相应减小。以下情况应避免应用β受体阻滞药。

① 哮喘患者和慢性阻塞性肺部疾病，此类患者即使β受体被轻微的阻滞，也会诱发哮喘发作或使症状加重。

② 有严重周围血管病者。

③ 有雷诺现象者。

④ 胰岛素依赖型糖尿病患者。

⑤ 有抑郁表现者。

⑥ 心脏有传导阻滞者。

⑦ 高脂血症者。

⑧ 心力衰竭患者。

3. β受体阻滞药的不良反应

（1）中枢性不良反应　β受体阻滞药可分为脂溶性与水溶性两类，前者在肝内代谢，血浆半衰期短，容易通过血-脑屏障产生中枢性作用（如美托洛尔和普萘洛尔）；后者主要以原型从肾脏排除，半衰期长。β受体阻滞药产生的一些中枢神经症状如多梦、睡眠障碍、乏困或幻觉等可出现于各型β受体阻滞药，但选择性、水溶性β受体阻滞药，如安替洛尔由于不容易通过血-脑屏障，引起中枢神经系统的不良反应要少一些。

（2）心血管系统的不良反应　主要是心动过缓，房室传导时间延长，由于能使心排血量减少，可能出现乏力等症状。

（3）β受体阻滞药对代谢的影响　β受体阻滞药对代谢均有一定程度的负性影响。如选择性β受体阻滞药可使胰岛素的敏感性降低 25%，β受体阻滞药的使用会使胰岛素的敏感性减低，β受体阻滞药对血脂也有影响，β受体阻滞药有可能掩盖胰岛素诱发的低血糖症状。

4. β受体阻滞药在高血压治疗中的应用

（1）并发冠心病　β受体阻滞药除降低血压外，具有抗心绞痛和抗心律失常的作用，但可使变异型心绞痛病情加重，值得注意。对于已发生过心肌梗死或有心绞痛的高血压患者，β受体阻滞药是治疗的最佳选择。大量临床试验证明，已发生过心肌梗死的患者使用β受体阻滞药可以显著降低再次心肌梗死的发生率和病死率。

（2）轻中度高血压　适宜于年轻、心率快和交感神经兴奋性较高的所谓高动力性高血压，以及那些伴有偏头痛、青光眼、焦虑和窦性心动过速的患者。与血管扩张药联合应用可以提高降压效果，抵消其不良反应。

（3）老年高血压　β受体阻滞药在老年高血压的治疗中占据着重要的地位，用其降压治疗对降低老年高血压患者的脑卒中和心肌梗死的发生率和病死率是大有好处的；利尿药和β受体阻滞药单独使用或二者联合应用均可以降低其发病率和病死率。

（4）β受体阻滞药对高血压引起的左心室肥厚有一定的逆转作用。

（四）钙通道阻滞药

1. 作用机制及常用钙通道阻滞药

钙通道阻滞药主要通过 Ca^{2+} 内流和细胞内移动的阻滞而达降低心肌收缩力与外周阻力血管的扩张，阻力降低，血压下降。20 世纪 70 年代后期开始用它降压，经过多年临床实践研究认为它降压作用稳定，不影响心、脑、肾的血流灌注，可改善左心室肥厚，解除冠状动脉、支气管的痉挛，对电解质、血脂、糖代谢无不利影响，能减少血小板聚集。

常用的钙通道阻滞药有：二氢吡啶类，主要的剂型有硝苯地平、氨氯地平（络活喜）、非洛地平（波依定）、尼卡地平、拉西地平等；苯烷基衍生物类维拉帕米和地尔硫䓬。

2. 钙通道阻滞药的降压特点和更适合的高血压人群

（1）钙通道阻滞药在降压方面的特点

① 药物可迅速并稳定地降低外周阻力及血压，维持时间较长。

② 扩张阻力血管，血压下降后不降低甚至增加脑、冠脉及肾脏灌注。

③ 短期及长期治疗均有效，尚有研究提示二氢吡啶类改善左心室肥厚。

④ 降压作用与年龄、基础血压、细胞内 Ca^{2+} 水平呈正相关，而与肾素活性（PRA）呈负相关，效果可预测；使用硝苯地平及维拉帕米不需要严格限钠。

⑤ 同时具有附加药理作用，如降低支气管平滑肌张力，抗心绞痛，保护心肌

及对血脂及电解质的影响小。

（2）钙通道阻滞药有利于患者并发症的治疗，可用于多种类型患者，尤以对下列高血压人群有良好反应。

① 老年患者。

② 收缩期高血压。

③ 对利尿药有反应者。

④ 肥胖患者。

⑤ 妊娠有关的高血压。

⑥ 伴有心、脑、肾血管并发症的患者。

（3）钙通道阻滞药可作为轻中度高血压的第一线药，其耐受性较好。一般患者年龄大、心率较慢、心功能不全疑有窦房结功能障碍时以选用硝苯地平为宜。年龄较小、心率快、有心律失常、无心功能或传导障碍者可选用维拉帕米。轻中度高血压或伴有变异型心绞痛者可选用地尔硫草。并发脑血管疾病暂时性脑缺血发作（TIA）的患者可选用尼莫地平或尼卡地平。

3. 钙通道阻滞药的不良反应

钙通道阻滞药的不良反应不同类型之间差别很大。二氢吡啶类钙通道阻滞药的常见不良反应有面部发热、头痛、体位性头晕、踝部水肿、心悸等，其中以头痛和踝部水肿最常见。维拉帕米可引起心动过缓、房室传导阻滞、窦房传导阻滞，故不适用于老年人、有房室传导阻滞、病态窦房结综合征者。

目前一般认为短效二氢吡啶类钙通道阻滞药，特别是硝苯地平的单一用药有可能诱发反复的交感神经激活，导致反应性心率加速效应和血压升高，对患冠心病的患者有害，如果对患冠心病的高血压患者服用短效硝苯地平，应与β受体阻滞药合用为佳。

（五）α 受体阻滞药

1. 降压机制

用于降压治疗的 α 受体阻滞药为 $α_1$ 受体阻滞药，是一种血管扩张药物，作用于动脉和静脉系统的血管平滑肌，$α_1$ 受体阻滞药通过阻滞效应细胞上的 $α_1$ 受体，使血管平滑肌细胞扩张，而与非选择性 α 受体阻滞药（酚妥拉明、苯氧苄胺）不同，对神经元末梢的 $α_2$ 受体无阻滞作用，不诱发儿茶酚胺从神经末梢的释放，无反射性地交感神经兴奋性增加表现。因此对各种心脏血管的应激性刺激的反应性减低，周围血管阻力下降，心排血量不变或轻度升高，心脏血管的反射-调控机制维持于良好状态。近年的研究表明，高血压患者的交感-肾上腺兴奋性增高与突触后受体对肾上腺素能刺激的敏感性改变有关，$α_1$ 受体阻滞药能抑制突触后受体对儿茶酚胺的反应性，故能通过调整高血压的发病机制达到降低血压的作用。因此，$α_1$ 受体阻滞药特别适宜于平滑肌张力增加，周围阻力增高，而小动脉的结构未发生明显改变以前的高血压患者。

2. 常用 α₁受体阻滞药、不良反应及适应证

（1）临床常用的 α₁受体阻滞药包括喹唑啉类如哌唑嗪、特拉唑嗪、多沙唑嗪，尿嘧啶类如乌拉地尔等。

（2）不良反应　①直立性低血压；②心悸、头痛、心率增快；③水肿。

（3）α₁受体阻滞药非第一线选用的抗高血压药，多与其他抗高血压药物联合应用以加强降压效应，减少不良反应，如与利尿药或 β 受体阻滞药的联用等，由于 α₁受体阻滞药有降低血浆胰岛素水平，改善糖耐量和血脂的作用，故适用于并发糖耐量降低和高胆固醇血症的高血压患者。α₁受体阻滞药也适用于舒张压比较高、用其他抗高血压药不理想的高血压，以及并发有周围血管病的高血压患者。此外，特拉唑嗪对改善前列腺增生症状很有效果，适用于并发此种疾病的老年高血压患者。

（六）ACEI

1. 降压机制

ACEI 的出现是高血压和心血管病治疗的一个重要里程碑，具有心脏-血管-肾脏保护作用，改善生活质量和不良反应小等优点，在高血压治疗中有着重要地位，它的降压机制主要如下。

① 抑制循环肾素-血管紧张素Ⅱ系统。

② 抑制组织和血管局部肾素-血管紧张素系统。

③ 减少交感神经末梢正肾素的释放。

④ 减少内皮细胞形成内皮素。

⑤ 增加缓激肽和扩血管性前列腺素的形成。

⑥ 降低醛固酮分泌和（或）增加肾血流使钠潴留减少。

2. 血管紧张素Ⅱ的主要作用

血管紧张素Ⅱ是调节液体内环境稳定和血管阻力的关键性激素，在心血管病理生理中起着非常重要的作用，表现在如下方面。

（1）血流动力学

① 升高血压。

② 收缩阻力血管和静脉。

③ 肾血流的重新分配和使出球小动脉收缩。

（2）神经系统和肾上腺

① 激活交感神经系统，包括中枢和周围。

② 加压素的释放。

③ 诱发口渴。

④ 醛固酮的合成。

（3）细胞生长、有丝分裂、移动和蛋白合成

① 心肌和血管平滑肌细胞的肥大。

② 增加肌细胞和成纤维细胞的蛋白合成。

③ 增加胶原和其他间质蛋白合成。

④ 细胞增生（有丝分裂）。

⑤ 平滑肌细胞向内膜移动。

血管紧张素Ⅱ受体（AT）至少可分为 AT_1 和 AT_2 两种亚型，AT_1 受体主要分布于人体的血管、心脏、肾脏、脑、肺和肾上腺皮质；AT_2 受体主要分布在人胚胎组织中，在成年人的脑、肾上腺髓质、子宫和卵巢也有分布。AT_2 受体的作用包括：使平滑肌收缩、醛固酮释放、精氨酸加压素释放，调节体液量和促进细胞增殖。血管紧张素Ⅱ的绝大多数功能是通过 AT_1 进行的。

3. ACEI 的适应证

ACEI 作为单一降压治疗的药物，适用于青年人轻中度原发性高血压；伴有某些特定临床状态的高血压患者。ACEI 与利尿药或钙通道阻滞药联合应用适用于对单一药物疗效不好的各类高血压患者，特别是与钙通道阻滞药的联合适用于重型高血压和急进型高血压。

ACEI 的特定适应证：高血压伴左心室肥厚；左心室功能不全或心力衰竭；心肌梗死后和重塑过程；糖尿病伴微白蛋白尿；高血压并发；周围血管病或雷诺现象；慢性阻塞性肺疾病；抑郁症；硬皮病性高血压危象；透析拮抗的肾性高血压。

4. 血管紧张素Ⅱ受体阻滞药的药理作用

目前临床上使用的血管紧张素Ⅱ受体阻滞药为 AT_1 受体的选择性阻滞药，分为三类：第 1 类是二苯四咪唑类，以芦沙坦为代表；第 2 类为非二苯四咪唑类，以依普沙坦为代表；第 3 类是非杂环类，以缬沙坦为代表。

AT_1 受体阻滞药对肾素-血管紧张素系统的阻滞与 ACEI 不同，ACEI 可造成缓激肽的聚集，但不能完全阻滞血管紧张素Ⅱ的产生；AT_1 受体阻滞药可以阻滞血管紧张素Ⅱ在 AT_1 受体水平作用的最终共同通路，而且伴随 AT_1 受体的阻滞刺激 AT_2 受体。因此，血管紧张素Ⅱ受体阻滞药不仅是血管扩张药，而且会影响细胞的增殖。

5. 应用 ACEI 的禁忌证

① 有严重钠丢失或容量不足状态。

② 心排血量固定的状态。

③ 重度主动脉瓣或二尖瓣狭窄。

④ 缩窄性心包炎。

⑤ 重度心力衰竭。

⑥ 肾血管性高血压，特别是双侧肾动脉狭窄的患者。

⑦ 妊娠期妇女。

⑧ 未明原因的肾功能不全。

⑨ 有血管杂音的老年高血压。

⑩ 服用非甾体抗炎药的肾功能不全患者。

6. ACEI 的不良反应

ACEI 的常见不良反应有刺激性干咳和血管神经性水肿。干咳发生率为 1％～14％，出现于服用初期，且有累加作用。血管神经性水肿的发生比较少见。这种不良反应可见于所有 ACEI，认为与抑制缓激肽的降解作用有关。

（七）其他常用抗高血压药的用量用法

（1）中枢作用药物　此类药物有可乐定 0.075～0.15mg，每天 2～3 次；甲基多巴 0.25mg，每天 2～3 次。

（2）外周肾上腺能神经元阻滞药　此类药物有利舍平（reserping）0.25～0.5mg，每天 1 次；胍乙啶（quanethidine）10mg，每天 1～2 次。

以上两类药主要不良反应有胃酸分泌增加，胃溃疡加重或复发，中枢抑制作用，引起精神抑郁症。水钠潴留，加重心力衰竭与肾衰竭。由于不良反应大，目前已很少应用。

（3）直接血管扩张药　肼屈嗪 10mg，每天 3 次。米诺地尔 2.5～5mg，每天 2次。因不良反应多，目前已少使用。

（4）吲达帕胺　商品名为寿比山、美利巴。该药小剂量时有使血管扩张、降压作用，大剂量时有利尿作用。对电解质影响较小，降压剂量为 2.5mg，每天 1 次。

（5）硝普钠　血管扩张药，对动脉和静脉均有舒张作用。起效快，作用时间短，静脉滴注给药时，调节滴速能使血压维持在所需水平。在开始滴注硝普钠时，冠脉、肠系膜动脉、股动脉和肾血管的流量增加，继续滴注除肾血管外，其他血管的血流趋于正常，血压过低则冠脉血流减少。由于其作用维持时间仅 1～2min，故必须静脉滴注，30s 内即出现血压下降，停止滴注 2～3min 后，血压即回升到原水平。

主要用于高血压危象，伴有急性心肌梗死和心力衰竭的高血压患者，因它能减少心脏的前、后负荷，增加左心收缩力和心排血量。应用该药，必须观察血压下降水平，若下降过快可有出汗、震颤、恶心、不安和心悸等不良反应，调整滴速后可消失。

六、抗高血压药物的应用原则

（1）可按新阶梯式方案治疗，注意坚持个体化治疗原则，即根据患者的年龄、血压水平、病程、并发症、靶器官损害程度、心血管危险因素、经济状况对抗高血压药物的反应等情况来选择用药。利尿药（包括吲达帕胺）、β 受体阻滞药、钙通道阻滞药、ACEI、α_1 受体阻滞药中任何一种药物均可作为降压治疗的第一线药物。

避免使用加重并发疾病的药物。

（2）先用单一药物治疗，降压效果不满意，则可联合用药，较理想的联合用药如下。

① 利尿药＋β受体阻滞药。

② 利尿药＋ACEI。

③ 利尿药＋钙通道阻滞药。

④ 钙通道阻滞药＋β受体阻滞药（除外维拉帕米与地尔硫䓬）。

⑤ 钙通道阻滞药＋ACEI。

⑥ ACEI＋β受体阻滞药。

以上二类药物联合应用可增加降压效果，减少各自的不良反应。若两种药物降压效果仍不满意时，可三种药物联合应用。

（3）降压速度不宜过快，避免血压降低超过脑循环自动调节限度，否则易发生脑血栓并发症，最好选用长效、每天1次、平稳降压的药物。

（4）抗高血压药物剂量增减均应逐渐进行，防止血压波动太大，当高血压患者经治疗，血压得到理想控制后，切忌突然停药。以免血压迅速增高，但可减少药物剂量，使抗高血压药物的剂量达到维持理想血压水平的剂量。

（5）坚持终身降压治疗，高血压病不能治愈，需用最小剂量、最少品种长期服用，以维持血压在理想水平。

（6）注意药物的不良反应，与药物间的配伍禁忌。

（7）药物治疗失败，需考虑选药是否正确，剂量是否充分，患者是否按时服药，烟、酒是否已戒，是否是继发性高血压。一般用3种抗高血压药物联合治疗1个月，高血压病患者血压大多都能降至较理想水平。

七、抗高血压药物的选择

高血压的治疗应本着个体化原则即根据每个患者的年龄，并存的危险因素和伴发病按下图所列流程进行选择。

也可根据并存危险因素及伴发病进行选择，见表10-3。

表 10-3　抗高血压药物的选择

并存情况	利尿药	β受体阻滞药	钙通道阻滞药	ACEI	α受体阻滞药
老年	++	+/-	++	+	+
心力衰竭	++	-	-	++	+
心绞痛	+/-	++	++	+	+
脑血管病	+	+	++	+	+/-
肾功能不全	++	+/-	++	++	+

1. 一线抗高血压药物的种类、作用及其应用宜忌

一线抗高血压药物包括利尿药、β 受体阻滞药、钙通道阻滞药、ACEI、α 受体阻滞药。多数学者主张首选利尿药作为第 1 阶梯用药，或作为上阶梯联合用药的基础药。是因为多数血管扩张药在起到降压作用的同时会导致水钠潴留，引起水肿，或"假耐药现象"，而利尿药与血管扩张药联合应用可消除上述不良反应，而且价格低廉，尤其小剂量利尿药不仅对糖、脂肪、电解质代谢不良反应少，而且降低冠心病事件的效果较大剂量时显著。故常被采用。总之，不论年龄、高血压程度及肾素活性高低，在不存在禁忌证或不宜使用的情况下，均可用利尿药作第 1 阶梯用药。

下列几种情况不宜选用利尿药为第 1 阶梯用药：①血钾低于 3.5mmol/L；②高脂血症；③糖尿病；④有直立性低血压者；⑤痛风；⑥性功能障碍；⑦药物引起的光感性皮炎。

上述禁忌证不包括吲达帕胺，因其不良反应小，作用优于氯噻嗪类利尿药，是一有前途的第 1 阶梯抗高血压药。

2. β 受体阻滞药作为第 1 阶梯用药的适应证及禁忌证

（1）适应证

① 年龄＜50 岁高肾素型或正常肾素型高血压患者。

② 任何年龄并发冠心病劳力性心绞痛，或已有过 1 次心肌梗死的高血压患者。

③ 有期前收缩或快速型心律失常或心率偏快的高血压患者。

④ 临界轻型高血压及心排血量偏高的高血压患者。

⑤ 坐位高血压已被控制而卧位血压仍未下降的高血压患者。

（2）相对禁忌证

① 伴有高脂血症的高血压。

② 伴有需用胰岛素治疗的糖尿病的高血压。

③ 伴有精神抑郁表现的高血压。

（3）绝对禁忌证

① 伴有哮喘的高血压。

② 伴有明确心力衰竭的高血压。

③ 伴有周围血管病或雷诺现象的高血压。

④ 伴有病态窦房结综合征，二度以上房室传导阻滞的高血压。

3. 第 2 阶梯用药的联合配方

在原用单药的基础上，加用或换用第 1 阶梯药物中的另 1～2 种药，即联合用药。少数患者可考虑加用甲基多巴或哌唑嗪。

（1）常见的联合用药配方

① 利尿药＋钙通道阻滞药。

② 利尿药＋β 受体阻滞药。

③ 钙通道阻滞药＋β受体阻滞药。

（2）较少用的联合配方

① 利尿药＋ACEI。

② 利尿药＋甲基多巴。

③ 利尿药＋哌唑嗪。

（3）用甲基多巴的宜忌

① 重症高血压，应用第 1 阶梯药物无效者。

② 卧位性高血压。

③ 有肾功不全者也适用，本药常需与利尿药合用，以防止水肿，出现性功能障碍时应停用或禁用。

（4）用哌唑嗪的宜忌

① 重症高血压，对第 1 阶梯用药无效者。

② 并发高血压心脏病者。

③ 心力衰竭、肾功能不全者应用也有效。

④ 对有直立性低血压倾向者禁用。

4. 阶梯用药的配方方式和选用可乐定的条件

这是在联用 3 种药物的基础上，加用或换用第 1、第 2 阶梯用药中的另一种药，一般是三药合用，少数病例可选用可乐定。

（1）常用联合用药方式

① 利尿药＋钙通道阻滞药＋β受体阻滞药。

② 利尿药＋β受体阻滞药＋甲基多巴。

③ 利尿药＋β受体阻滞药＋哌唑嗪。

（2）不常见的联合用药方式

① 利尿药＋钙通道阻滞药＋甲基多巴。

② 利尿药＋可乐定。

（3）选用可乐定的条件

① 重症高血压对第 1、第 2 阶梯用药无效者。

② 卧位高血压难以控制者。

5. 阶梯用药的联合用药方式及选药指征

对于采用阶梯治疗的高血压患者经第 1、第 2、第 3 阶梯治疗后绝大多数已降至预计的血压水平，仅少数需进入第 4 阶梯治疗。

（1）联合用药方式

① 利尿药＋胍乙啶。

② 利尿药＋β受体阻滞药＋米诺地尔。

（2）选药指征

① 胍乙啶适用于重症、顽固性高血压，对第 1、第 2、第 3 阶梯治疗效果不佳者。本药必须与利尿药合用。需测卧位血压，因该药可引起严重的直立性低血压，甚至造成恶性后果。

② 米诺地尔适用于重症、顽固性高血压，对经前 3 个阶梯治疗无效者和肾功能不全者，应与利尿药和 β 受体阻滞药同用，以减轻不良反应。

八、美国高血压委员会按高血压患者危险度分组的治疗方案（JVCN）

美国关于预防、检测、评估与治疗高血压全国联合委员会第 6 次报告按高血压的危险度分组决定治疗方案见表 10-4。

表 10-4   按高血压患者危险度分组决定治疗方案

血压分期	A 组	B 组	C 组
正常	无危险因子①及靶器官损害②	1 个以上危险因子,不包括糖尿病,无靶器官损害	有靶器官损害,糖尿病,有(无)其他危险因子
正常高限	改善生活方式	改善生活方式	药物治疗
Ⅰ 期	改善生活方式(可达 12 个月)	改善生活方式(达 6 个月)	药物治疗
Ⅱ、Ⅲ 期	药物治疗	药物治疗	药物治疗

注：①危险因子：吸烟、高血脂、糖尿病、年龄＞60 岁、男性或绝育后女性、家族中有早发（男＜55 岁，女＜65 岁）以及心血管病者。②靶器官损害：心脏损害（左心室肥厚、心绞痛或心肌梗死史、心力衰竭）、脑卒中或一过性脑缺血、肾病、周围血管病以及视网膜损害。

九、高血压的预防

1. 高血压的一级预防

一级预防即发病学预防，亦即健康人控制高血压易患因素防止患高血压的预防。大多数人认为原发性高血压是一种多源性疾病，也可能受环境的影响。因摄入过多能量所致的肥胖和高钠摄入是主要的外在因素，可能有遗传性，家族性因素的影响，也可能有社会形态、人们的知识水平、行为方式等因素参与。这种以教育形式，以改善膳食结构、个人生活方式、预防保健等构成高血压病一级预防的主要内容。

2. 改进膳食结构的内容

（1）限盐   在加强教育的同时，提倡多吃新鲜蔬菜、鱼及减少含钠腌制食品，达到世界卫生组织建议的每天每人 5g 盐以下（相当于全部食物含钠总量和不超过 2g）标准。

（2）增加钾   在我国膳食普遍低钾，钠/钾比值高，北方尤甚。在限盐的同时增加膳食钾，降低钠/钾比值是预防高血压的重要措施。我国提倡每人每月吃新鲜蔬菜 12kg（相当于每天 400g），水果每月 1kg（相当于每天 33g），在剂量上达到这个目标，对预防高血压将是有益的。

（3）增加钙 人群钙摄入量对人群平均血压的负关联，也可能是高血压病的发病因素之一。有人曾提出把增加钙列为预防高血压的措施之一，建议每人每日800mg钙的供量标准。提倡饮牛奶作为增加钙膳食的一种手段。除此以外，食用豆制品及新鲜蔬菜等也是增加钙的好方法。

（4）增加优质蛋白 是指动物蛋白和豆类蛋白质。中国营养学会建议我国成人每月每人摄入谷类14kg，薯类3kg，蛋类1kg，肉类1.5kg，鱼类0.5kg，达到这个标准，对预防高血压和脑卒中是有益的。

（5）保持脂肪酸的良好比例 防止总脂肪酸和饱和脂肪酸的过多增长，具体来说就是保持以植物油为主的食用油，减少含饱和脂肪较多的肥肉或肉类制品。

3. 提倡少饮酒或戒酒、戒烟对预防高血压的作用

酒精已被公认是高血压的发病因素。有研究表明每日饮酒32～34g以上者，其收缩压较不饮酒者高5mmHg。因此，减少饮酒或戒酒已被列为预防高血压的措施之一。提倡为预防高血压最好不饮酒，青年人不要养成嗜酒的习惯，已有饮酒习惯的中年人要限制及减少饮酒量，每天最多不应超过50g白酒。已有高血压倾向的人，如有家族史及超重肥胖者均应坚决戒酒。吸烟和高血压关系虽然尚未肯定，但它和冠心病，某些肿瘤及呼吸道疾病的关系则已得到证明。在人群中对高血压进行一级预防常是对人群中冠心病、脑卒中进行一级预防的重要部分，另外，戒烟对高血压病预防是有益的。

4. 防止超重和肥胖对预防高血压的作用

超重和肥胖不是单纯的营养问题，因除遗传因素外，它取决于机体摄入热量和消耗能量的不平衡，因此防止超重和肥胖至少应包括两个方面的内容，一是防止从膳食摄入过多的热量，一是增加体育活动。这在做静态工作缺乏体力活动的人和儿童尤其重要。这两类人在我国人群中超重的比例也较高。防止超重减少膳食总热量应减少食物中含热量多的成分，如脂肪、精制糖、糕点等，还要适当控制主食（谷类）的进食量。开展露天的体育活动也有助于减轻体重。在有高血压危险倾向的人中控制及减轻体重，常是预防高血压的有效措施。

第六节 特殊类型高血压的治疗

一、治疗老年单纯收缩期高血压（ISH）的注意事项

ISH即收缩压≥140mmHg而舒张压＜90mmHg，ISH是冠心病、脑卒中等心脑血管疾病的独立危险因素，常发生于老年人。如经改良生活方式，收缩压仍≥160mmHg（舒张压小于90mmHg）则需药物治疗。研究表明，治疗4～5年，治

疗组致命及非致命的脑卒中比对照组降低 36%，心肌梗死减少 27%。治疗目的：收缩压≥180mmHg 者降至＜160mmHg；收缩压 160～179mmHg 者，收缩压下降 20mmHg，使收缩压在 140～160mmHg。由于老年人对容量丢失和交感神经抑制更敏感，其心血管反射受损，容易发生低血压，故用药要小心，宜从小量开始，小量增加，避免急剧降压，并且测量站位、坐位、卧位血压。α_1 受体阻滞药、β_1 受体阻滞药可致直立性低血压，最好不用。利尿药、β 受体阻滞药、钙通道阻滞药及 ACEI 均可作首选。

二、妊娠期高血压的处理

妊娠期高血压一般仍可应用妊娠前所用的抗高血压药。但神经节阻滞药、利舍平及普萘洛尔对胎儿有不良影响，应停用。噻嗪类虽在妊娠 24 周后开始应用，不因血容量下降而影响胎盘灌注，但它可使胎儿血小板减少及孕妇血尿酸升高，以致失去了观察妊高征病情程度的良好指标故仍应慎用。孕期以甲基多巴与肼屈嗪合用较为合适。对有生育意愿的慢性高血压患者，最好在孕前即避免使用不宜在孕期应用的抗高血压药物，如利舍平、普萘洛尔。

三、伴有冠心病高血压的治疗

尽管降压治疗不能明显降低致命性或非致命性的心肌梗死的发病率或冠心病相关的病死率，但对降低心血管疾病及其他并发症无疑是有益的。冠心病并不是高血压治疗的禁忌证。由于 β 受体阻滞药或钙通道阻滞药（CCB）可减少心绞痛的发作，因而特别适用于冠心病者，β 受体阻滞药还可预防或推迟再次发生心肌梗死和降低猝死的危险性。实践证明，对于缺血性心脏病患者的血压升高，经小心降压不会增加心绞痛或心肌梗死的发病率，且能改善许多临床症状。戒烟、酒及控制高脂血症的措施也适用于本病的治疗。

四、伴有充血性心力衰竭高血压的治疗

充血性心力衰竭临床上以心排血量不足，组织灌注减少，肺循环和（或）体循环淤血为特征。伴有高血压时，应及时采取有效治疗措施，尽快使血压降下来，即所谓降低后负荷。治疗上首选硝普钠，剂量自 8～16μg/min 静脉滴注开始，每5～10min 增加 5～10μg/min，每 5min 测 1 次血压，直至取得满意效果，维持量为 25～150μg/min，最大量一般不超过 300μg/min，然后维持数小时或数日。重要的是要维持舒张压在 60mmHg 以上。一般认为，收缩压维持在 100～110mmHg 比较合适。如果患者症状不缓解，也就是血压下降仍未达到目标，可加用硝酸甘油静脉滴注。有时为避免血压过低，硝普钠（70μg/min）与多巴胺（6μg/kg）或多巴酚丁胺联合应用。在用硝普钠的同时，可以间断使用利尿药，慎用洋地黄制药。

经验表明，卡托普利与洋地黄、利尿药合用，可降低进行性充血性心力衰竭的

病死率。另外，肼屈嗪与硝酸异山梨醇合用，亦可明显降低不太严重的心力衰竭病死率。

五、伴糖尿病高血压治疗方案的制定

对于糖尿病患者来说，使用某些抗高血压药有时需要慎用或禁用。对于非胰岛素依赖型糖尿病伴高血压而无糖尿病肾病患者，除治疗糖尿病外，一般经过改良生活方式及配合降压治疗即可。对于有糖尿病肾病者，开始时可应用利尿药，若有氮质血症，应采取袢利尿药、血管扩张药、β受体阻滞药、ACEI 或 CCB 等均可作为第 2 阶梯治疗药。从理论上讲，ACEI 或 CCB 是较好的药物，但应谨慎选用。若高血压未获得有效控制，应增加第 3 阶梯药物治疗，如心脏选择性 β 受体阻滞药或其他抑制肾上腺素的药物。

六、伴阻塞性肺疾病或支气管哮喘高血压的治疗

本类型的患者，如用 β 受体阻滞药可引起难以预料的严重支气管痉挛，因此，应禁用。如果没有合适的选择，对一些轻度慢性阻塞性肺疾病和哮喘的患者可小心地使用 β$_1$ 受体选择性药物和兼有 α 受体、β 受体阻滞作用的拉贝洛尔。拟交感神经药物对高血压病是相对禁忌的，应谨慎使用。长期接受类固醇治疗的患者，需经常监测血压。用于治疗慢性阻塞性肺疾病和支气管哮喘的某些药物，如局部类固醇制剂和抗胆碱能喷雾药，对血压无明显的影响。因阿司匹林可加重哮喘发作，患支气管哮喘的患者应禁忌应用阿司匹林。

七、需要应急处理的高血压危症和高血压

1. 高血压急症

① 高血压脑病。

② 高血压伴发急性肺水肿。

③ 高血压并发夹层动脉瘤。

④ 子痫或先兆子痫。

⑤ 高血压并发急性心肌缺血综合征（不稳定型心绞痛、心肌梗死）。

⑥ 嗜铬细胞瘤危象。

⑦ 高血压性脑卒中。

2. 高血压

① 急进型或恶性高血压。

② 围术期高血压。

③ 儿茶酚胺过量引起的高血压，如嗜铬细胞瘤、停用可乐定、单胺氧化酶抑制药与食物或药物的交互反应。

八、恶性高血压的治疗

临床上对于恶性高血压，因其属于高血压急症，故应立即抢救治疗。利用酚妥拉明和（或）哌唑嗪试验以排除嗜铬细胞瘤。无并发症者，一般可将血压在 24h 内降至 160/110mmHg 以下。利尿药、β 受体阻滞药和肼屈嗪三药合用常常有效。如无效可改用注射剂，如甲基多巴、利舍平或肼屈嗪等。

有人主张在无肾功能衰竭的情况下使用硝普钠，但至多不超过 72h。值得注意的是，如果血压下降过快，可能出现脑供血不足而造成严重器官损伤。以下方法可避免。

① 将舒张压控制在 110mmHg 左右。

② 如血压很高但无高血压脑病或急性血管损伤的表现时，可采用口服药物在几天内将血压控制在预期的水平。

③ 静脉应用血管扩张药合用其他降低心排血量的药物时应注意发生低血压状态。

④ 患有脑血管疾病患者应注意其对体循环血压突然下降的耐受性差的特点。

⑤ 监测颅内压，警惕高血压脑病的发生。

九、高血压急症的降压原则及常用药物

1. 高血压急症降压原则

① 尽快将舒张压降至 100～110mmHg，但勿骤降，不要求将血压降至正常水平。

② 勿用会引起直立性低血压药物。

③ 慎用减少肾血流量的抗高血压药物。

④ 对高血压脑病者慎用血管扩张药，以免增加脑血流量而加重脑水肿。

⑤ 禁用能透过血-脑屏障的药物，如可乐定、甲基多巴、利舍平以免干扰对患者神志状态的判断，尤其高血压脑病者。

2. 高血压急症治疗药物

见表 10-5 及表 10-6。

表 10-5 高血压急症常用的注射药物

药物	给药途径	常用剂量	起效时间/min	主要不良反应
硝普钠	静滴	$0.2～8\mu g/(kg \cdot min)$	即刻	
硝酸甘油	静滴	10～100pg/min	2～5	心动过速,直立性低血压,支气管痉挛
二氮嗪	静注	150～300mg	1～5	
酚妥拉明	静滴	5～15mg/min	1～2	
拉贝洛尔	静滴	20～80mg/10min	5～10	低血压,嗜睡
甲基多巴	静滴	250～50mg	30～60	

表 10-6　高血压急症口服药物

药物	剂量	给药次数
卡托普利	25～50mg 口服或舌下	需要时重复给
硝苯地平	10～20mg 口服或舌下	30min 后重复
米诺地尔	2.5～5.0mg 口服	2～3h 后重复

十、高血压危象的治疗

高血压危象也是高血压急症中的一种，如不及时治疗可危及生命。因此，对于本症应争分夺秒，尽快降低血压，防止发生更严重的并发症。首先，须迅速降压。患者取半卧位，立即采用静脉注射或滴注抗高血压药的措施，将舒张压降到 100mmHg 以下，下列方案可供选用。

① 二氮甲噻嗪 0.2～0.3g 静脉注射，15～30s 内注射完毕，必要时 2h 后再重复 1 次。

② 硝普钠 30～100mg＋5％葡萄糖溶液 500mL 避光静滴，每分钟 10～30 滴，依据血压调节用量及滴速。

③ 冬眠合剂全量或半量静滴，全剂量为氯丙嗪 50mg＋异丙嗪 50mg＋哌替啶 100mg＋10％葡萄糖溶液 500mL。

④ 利舍平＋25％葡萄糖溶液 20～40mL 静脉注射或利舍平 1～2mg 肌内注射，每天 1～3 次。

⑤ 可乐定 0.15mg＋50％葡萄糖溶液 20～40mL 静脉注射。

⑥ 呋塞米 40～100mg＋50％葡萄糖溶液 20～40mL 静脉注射。

⑦ 25％硫酸镁 10mL＋25％葡萄糖溶液 20mL 缓慢静脉注射。

十一、高血压脑病的治疗

高血压脑病是高血压病发展过程中的一种紧急病情恶化状态，是较重的高血压急症，必须即刻有效救治，否则危及生命。降低血压、制止抽搐、防治脑水肿及其他并发症为治疗原则。治疗措施如下。

（1）迅速降低血压　选用静脉注射或静脉滴注的快速抗高血压药，迅速控制血压。

（2）制止抽搐，防止并发症　可选用三聚乙醛、地西泮、10％水合氯醛等药物，前两者采用静脉注射，后者采取保留灌肠。

（3）脱水、排钠、降低颅内压　可选用呋塞米静注或 20％甘露醇、25％山梨醇静脉快速滴注，可间隔 2～4h 用 1 次，迅速降低颅内压，防止脑疝或不可逆转性脑实质性损害。

（4）加强护理，对症处理　对于昏迷或抽搐的患者要加强护理，保持呼吸道通畅，持续低流量吸氧，防止唇舌咬伤、骨折、摔伤等。

十二、高血压伴发急性肺水肿的处理

1. 处理目的

处理高血压伴发的急性肺水肿应铭记其特点是左心室肥厚和左心室舒张功能受损，因此处理的目标如下。

① 减低左心室的前、后负荷。

② 改善心肌缺血状态。

③ 清理肺泡中的液体，改善通气。

2. 处理方法

① 面罩吸氧，最好是呼气末正压吸氧。

② 静脉注射吗啡和起效快的袢利尿药呋塞米。

③ 静脉滴注硝酸甘油，以减低心脏的前负荷、后负荷和改善心肌缺血，硝普钠作为动脉、静脉血管扩张药也可选用。

当心电图有急性心肌缺血表现时，应考虑到急性心肌梗死的可能，动态观察心电图改变和测定血中的心肌 CK-MB 酶和肌钙蛋白浓度，当有严重高血压存在之时，忌用抗凝药物和溶栓药，尽管有心肌梗死的可能。

急性肺水肿缓解后，应继续长期、有效地控制高血压，并进一步检查排除继发性高血压，如肾动脉狭窄等。

十三、高血压并发急性冠状动脉综合征的处理

急性心肌梗死和不稳定型心绞痛患者可能伴发高血压。高血压可能原先就有，或由疼痛和焦虑诱发引起。尽快地确立诊断有赖于仔细询问病史和心电图检查。急性心肌梗死伴有持续性高血压患者的处理，与通常的治疗方法相同。因为，在这种背景下使用溶栓药有可能诱发脑出血的危险。静脉滴注硝酸甘油和用吗啡镇痛，可以很快地降低血压。加用一种 β 受体阻滞药也会起到降压作用。对于一个高血压并发急性胸痛的患者，在没有心电图证明其为急性心肌梗死或不稳定型心绞痛以前，硝酸甘油和 β 受体阻滞药的治疗是有益处的。